U0747745

我的自述　　朱言吉

我的一生是平凡的，也仍算是顺坦的。作为一

个医生，我一直遵循先严、祖昇公，孤徒行善济

世活人的嘱咐，先师章次公先生的教导："发皇古

义，融会新知"，从医以来我尽力践行，但由于

学养肤浅，成就不多，遗憾不少。有此一番济

经验，也有不少教训，反诸回躬自省，尝欲在有

生之年有所弥补，聊尽善心。乙未正月

荣宝斋

国医大师

朱良春 全集

临证治验卷

中南大学出版社
www.csupress.com.cn

中医之生命在于学术，学术之根源本于临床，临床水平之检测在于疗效。所以临床疗效是迄今为止一切医学的核心问题，也是中医学强大生命力之所在。为此，吾侪必须在临床实践方面狠下功夫，方能取得较佳之疗效。从医以来，坚持临床，略有所得，尚需不断实践探索，以求无愧于心。

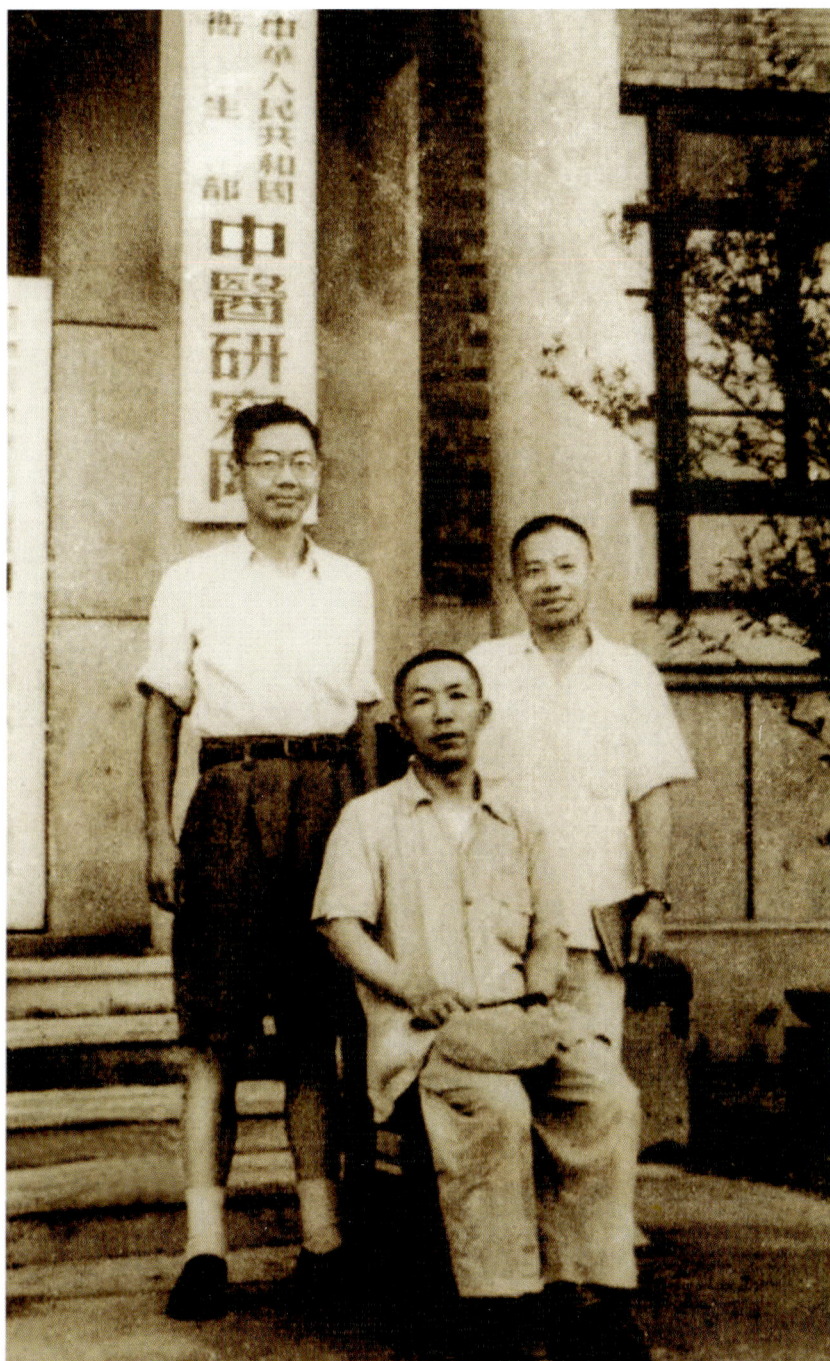

1956年7月敬侍章次公老师摄于中国中医研究院（右立者为同学萧熙，左为朱良春）

發皇古義

融會新知

良春賢弟　鑒之

章次公戊寅年

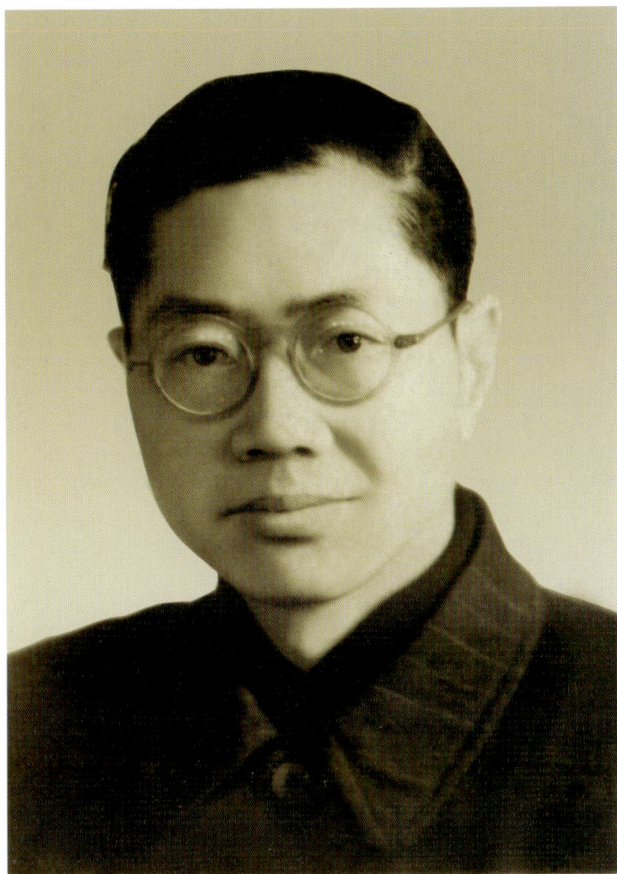

朱良春先生摄于1953年

中医之生命在于学术，学术之根底

奉于临床。临床水平之检测在于

疗效。所以临床之疗效是迄今为止一切

医学的核心问题。也是中医之强大生

命力之所在。为此，吾人必须在临床

方面多下功夫，成为一名理论功底深

系实践的临床家，而无愧于吾人

欲共勉。

九三重出于北京 己丑七月

弘扬岐黄
传承薪火

贺《朱良春全集》梓行

陈竺

二〇一五年
七月二十三日

全国人大常委会副委员长陈竺院士题词

發揮朱氏學術淵源之基礎，為造就一代名醫以顯示中醫藥學的治病優勢屹立于世界

祝賀朱良春中醫藥研究所創建

壬申年菊月 呂炳奎

原国家卫生部中医司司长吕炳奎题词

祝

朱良春春医学全集出版

良医良师传新火

春风春雨育英才

二〇一五年春春

邓铁涛敬贺

国医大师邓铁涛教授题词

朱老以九十九高龄尚勤指导著之整

青囊济世七十载
仁术泽被万家春
百岁寿星勤著述
安度天年福临门

理祝其养生有术为国家多作贡献

广州邓毅路志正
二〇一五年中秋
宏度九十五岁

国医大师路志正教授题词

發皇古義憑底氣

融會新知不染塵

薪火相續明艷麗

章門立雪到朱門

為朱良春醫學全集出版題

諸國本

原国家中医药管理局诸国本副局长题词

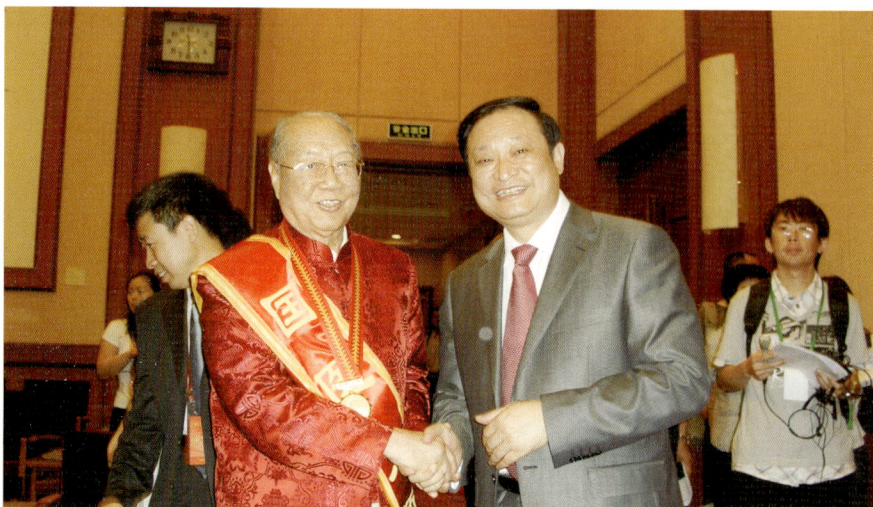

2009年6月，荣获人力资源和社会保障部、卫生部、国家中医药管理局首届"国医大师"称号，卫生部副部长、国家中医药管理局局长王国强在表彰会后亲切会见朱老并表示祝贺

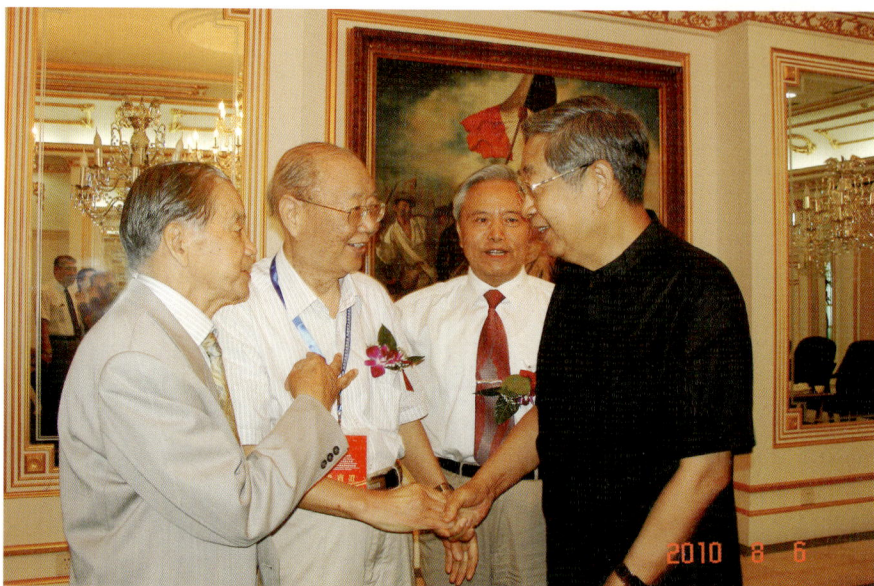

2010年8月世界中医药大会期间，原人大副委员长许嘉璐亲切会见朱老。（右2为褚国本老局长、左1为国医大师路志正）

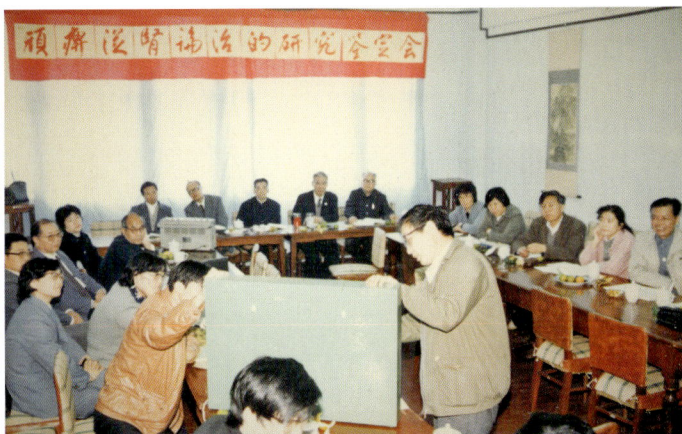

1989年朱良春"顽痹从肾论治"科研课题通过科技成果鉴定。参与鉴定的专家有：焦树德、路志正、李济仁、程达人等教授

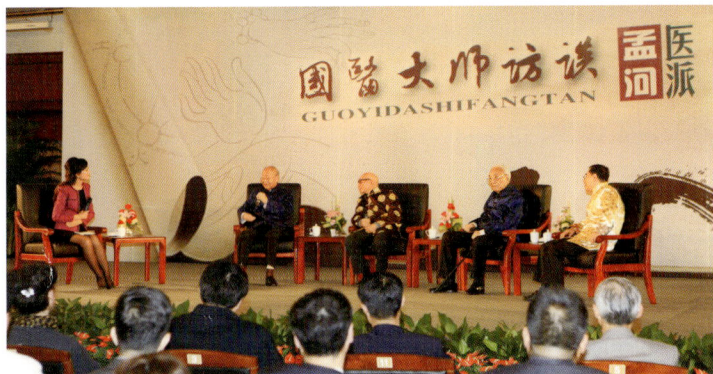

2011年在孟河医学国际高层论坛上，孟河医派传人朱良春、颜正华、颜德馨、陆广莘四位国医大师接受访谈

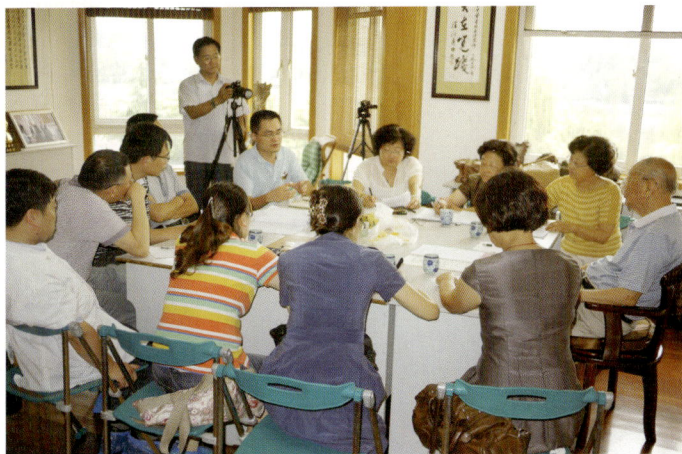

2011年8月，国医大师朱良春学术经验传承研究室在研讨工作

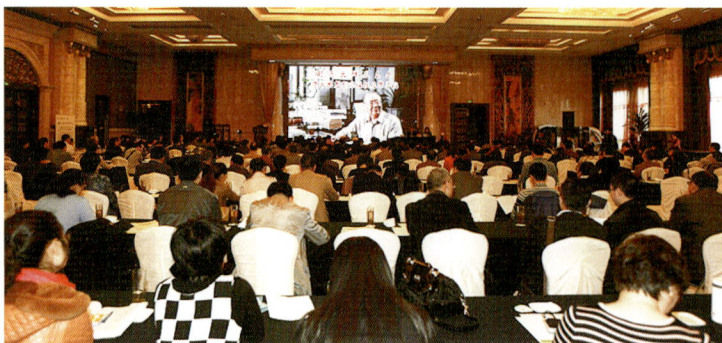

2013年，来自全国的200多位学员在南通参加了"国医大师朱良春学术思想暨临证经验学习班"，朱老及传人22位教授、专家授课，讲者倾囊而出，听者全神贯注

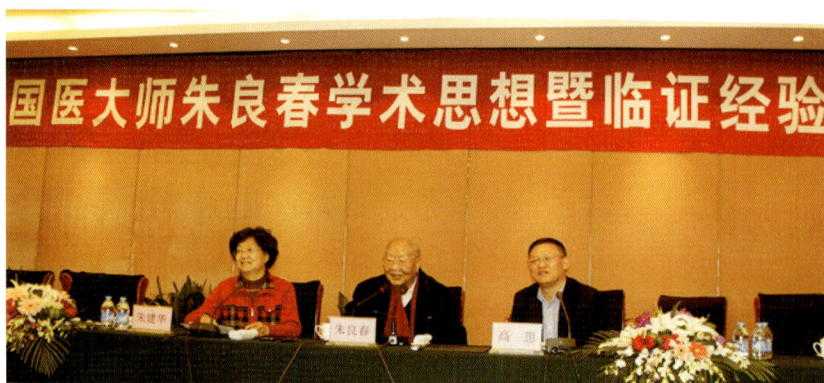

在学习班上，96岁的朱老当场亲自为学员答疑解惑

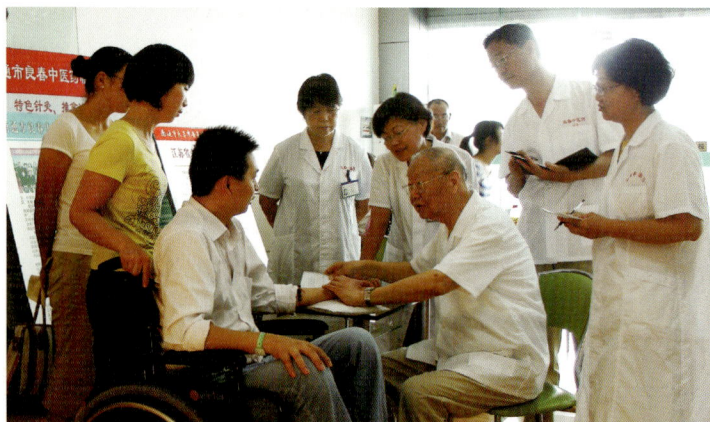

在门诊中，93岁的朱老亲自下楼为行动不便的肿瘤患者诊治

出版说明

　　在党和政府的高度重视下，中医药事业已步入全新的发展阶段。传播其优秀的传统文化内涵、总结整理著名中医药专家的学术思想及独特的、行之有效的经验，成为该阶段重要的工作之一。朱良春教授是我国著名的中医药学专家，首届30名"国医大师"之一，也是首批全国继承名老中医药专家学术经验导师。朱老为医精勤，著作等身，但因其作品分散于上海、江苏、山西、湖南、北京等地出版，不便后学者完整系统地研习。我社也曾在2006年出版了《朱良春医集》，但只整合了朱老的部分心得集验，大量关于医理医论治验方面的作品因篇幅所限未予收入，另由于出版时间仓促，全书在结构、规范等方面都留下些许遗憾。时逾10年，朱老在临证中又积累了相当的经验并结集成新的文章及著述，也因时有新感悟和新启发而对旧作提出了修订、增补的需求。尤其是对中医临证有很大借鉴及指导意义的有关朱老的医案类文献还从未整理出版过，遂议出版《国医大师朱良春全集》（以下简称《全集》）一事，将新作旧文汇成一部，以飨读者。

　　《全集》共十卷分册出版，依次为《医理感悟卷》《临证治验卷》《用药心悟卷》《常用虫药卷》《医案选按卷》《杏林贤达卷》《薪火传承卷》《养生益寿卷》《良春小传卷（附年谱）》《访谈选录卷》。其中《医案选按卷》《养生益寿卷》为朱老新作，其他各卷收录自《朱良春医集》（中南大学出版社）、《朱良春虫类药的应用》（人民卫生出版社）、《走近中医大家朱良春》（中国中医药出版社）以及部分报刊杂志新发表的论文和采访报道。对中医药事业赤诚对学术认真对读者负责一以贯之的朱老，不仅逐字逐句地修订旧文，还夜以继日地撰写新稿，年近百岁高龄的老人就是这样以"知识不带走，经验不保守"的高尚情怀为《全集》而殚精竭虑。责任编辑则按现行学术规范对其进行全面梳理并统稿完善。总体来说，《全集》齐集了朱良春教授从医80年的重要著作，对其学术思想、治学理念、临证经验、科研成果以及医德医风等作了全面系统的总结提炼，较《朱良春医集》而言收录更完整、内容更广泛、编排也更合理，堪称集朱老学术之大成。

此外，《全集》也是首次从侧面悉数展现了一代名医的成长轨迹和心路历程。朱老是目前学界唯一一位僻居地市一隅却名闻天下的中医大家，被誉为"朱良春现象"。而探究这一"现象"背后的成因，恰是践行了当今提倡的"读经典、做临床、跟名师"名医培养模式的结果。朱老一生勤求古训，师古不泥，博采众长，济世活人，孜孜不倦，为中医药事业的传承与发展作出了巨大的贡献。因此，《全集》不仅对繁荣中医学术、积累中医文化有重大的意义，更是一部研究与探求中医药人才培养方式的文献通鉴，对中医药人才的储备与建设提供了实例，这对指导青中年中医的成长有一定的现实意义。由此，我们不仅希望藉由《全集》的出版保存名老中医的宝贵财富以丰富中医药宝库，更祈盼能为探索中医药学的前进方向和人才的培育模式提供借鉴，贡献绵力。

然而，正值《全集》中的《医理感悟卷》《临证治验卷》准备付梓，《用药心悟卷》《常用虫药卷》清样也经朱老亲自审订，《杏林贤达卷》《薪火传承卷》《良春小传卷（附年谱）》《访谈选录卷》各卷书稿修改、撰编工作业已完成正待配图之际，于2015年12月13日，朱老不幸因病仙逝。为此，我们感到十分痛心和惋惜！对朱老不能亲自见证这一巨著的面世深表遗憾和歉疚！好在，老先生辞世前已见到《医理感悟卷》《临证治验卷》两卷的打样书，这恐怕是目前唯一的一丝安慰。先生在病榻前分秒必争，不仅审定完样书并增订补遗，对其余六卷《用药心悟卷》《常用虫药卷》《薪火传承卷》《杏林贤达卷》《良春小传卷（附年谱）》《访谈选录卷》也已定稿完成，这份敬业精进的精神无不让人动容与钦佩！在此，中南大学出版社全体参与《全集》出版的工作人员谨向朱老致以最崇高的敬意！他老对中医药事业的这份执着付出与初心是吾辈后学之典范！我们更要衷心地感谢朱老及其门人子女对《全集》出版工作的理解和大力支持，他们为此付出了辛勤的劳动和大量心血。朱老辞世后，其子女门人承受着巨大的悲痛接过重任，细致耐心地全力完成后续工作，实现先生遗志，可敬可佩！而今，请允准我们藉《全集》以寄托哀思，附此志念，告慰朱老！

同时，还要感谢人民卫生出版社、中国中医药出版社等中央级出版单位的配合与帮助，使《全集》收录的作品更为完整。我们虽竭尽全力保证《全集》的学术品质，但仍可能有疏漏、遗误之处，祈望读者斧正，在此一并致谢！

中南大学出版社

2016年5月

目　录

1

皇古融新，卓然自立

——从章朱学派看《朱良春全集》

（序一）

孟庆云

在近现代中医学术史上，朱良春教授可谓是最享师承之福的大师。他是名师之徒，又是名师之师。他的老师，就是那位倡"发皇古义，融会新知"的章次公先生。他的弟子很多，其中的何绍奇、朱步先、史载祥教授等人，已是行医海内外，医名隆盛的临床家了。是他们以精诚的仁心仁术，自辟户牖创立了以皇古融新为旗帜的章朱学派。

人生就是经历与感恩。今年已经九十九虚岁的朱良春教授，最令人击节敬佩的，就是他在经历、品德、学识几方面都推至臻备。近日阅读朱良春教授颐年集篇隽献的《章次公医术经验集增补本》和《朱良春全集》，读后心向阳光催律动，令人敬仰不止。

章次公先生是近现代中医的一座高山，德艺高乘。弟子朱良春大师尊许勉学，笔底含情，悉心整理完成了乃师名山大业。而良春教授不唯垂绍，弥重推出，在辉煌中自己也耸立为一座峻丽的奇峰。我们看到，由良春教授整理的这部经验集，章次公先生之超越及其临床之卓绝尽在书中，主要有以下几点。

一是终结了千余年来的伤寒温病之争，做出了历史性的提升并

1

具有方法论的意义。宋以前一直循《内经》"今夫热病者，皆伤寒之类也"，指认仲景六经辨证系以寒为病因统概外感。金之刘完素有所突破，言"伤寒是热病"，把热性病全归于火热之邪。元明之交的王履则寒温分立，言"伤寒自是伤寒，温病自是温病"，主张寒温分治。明末大疫流行，吴又可创"戾气"说，撰《温疫论》。清初叶天士以"温邪上受，首先犯肺"立论，创卫气营血辨证，后吴鞠通又针对温热病创三焦辨证。由是而从宋代以降，外感热病就有伤寒派、温病派、温疫派，特别是围绕寒和温，既有病因病性之争，也有治法之争，不曾消歇。甚至伤寒学派中尚有陆九芝的伤寒统温病派，温病学派中又有杨栗山等人的温病统伤寒派。章次公先生伤寒师从曹颖甫，温病师从丁甘仁，又博览群籍，对《伤寒论》《千金方》《外台秘要》《普济本事方》《世补斋医书·广温热论》等用力尤勤。他在自己的临证实践中积累了许多以伤寒经方和温病时方论治传染病的经验，并指出"叶天士等总结前人的理论与经验，阐发温病学正是对《伤寒论》的发展"，慧识寒温一体。伤寒六经、温病卫气营血和三焦是三种不同的辨证方法，其病种和病因以辨证为要务，脱却了历代以来的门户之争，冶寒温于一炉。他在总结三种辨证纲领的共性时，尤其重视病期（各阶段发病时间及病程）和维护心力。次公先生的这一炯鉴，已为当代外感热病病证论治之理则，也载入了现代医学《传染病学》中。

二是开创了中药临床实用药理学。先秦以还，中药循《墨子·贵义》"药然草之本"之论，中药概称"本草"，以其气立和神机同为元气，借药物之偏以调病盛衰为治。从《神农本草经》至清末民初，遗存的本草著作的目录就近900部，载药味9000余种。其中有综论药性、药源、用法、组方者；有注疏《神农本草经》者，如陶弘景《本草经集注》、缪希雍《本草经疏》；有颁行为药典者如唐代苏敬等人的《新修本草》；有百科全书式的《本草纲目》；也有侧重植物基源考辨的清吴其濬的《植物名实图考》，以及释义药性、取向简要的《本草备要》《本草从新》，等等。至清末，在药肆中，"本草"始称"国药"，后称"中药"，以有别于西药、东药，精进了"本草"。当时对中药的功效，又从临床和实验方面积累了很多新知识。章次公先生首开病机论药性之先河，并以明晰精减、适应教学之需，在20世纪20年代就编著了《中国药物学》(简称《药物学》)4卷，后来不断补充为6卷，在他执教的上海中医专门学校、中国医学院、新中国医学院和苏州中医专科学校讲授。他的《药物学》突破了《本草纲目》的概念模式和分类，又大异于李东垣的《用药法象》，是以临床为主旨，在对每一种药物的原植物、产地、入药部分、性味、主治、近世应用、炮制、用量、著名方剂、前代记载、近人研究，以及东洋学说等详细介绍之后，他突破了四气五味，以病机药性为重点，突出最佳主治。例如石菖蒲涤痰开窍，夜交藤引阳入阴，龙骨潜阳入阴，每种药之后都有编者按，着重说明该药的应用方法和自己的使用经验。论述简要，有裨实用，诚如他在自叙中所概言："撷其精华，汰其浮辞，旁取日本，远采欧西，剪辟宋元以来肤廓之论，发扬古医学之学效研究生药，以广种植，苦心孤诣，另辟蹊径。"此书发前人之未发，补古人之未逮，他以此勾勒出现代中药学的框架，时至今日，也以其理论和实用价值堪为中药学之佳构。

三是对辨证论治的理论突破与演进。辨证论治的提高与突破，是中医学者们的事业性永恒课题。就思维方式而言，他主张运用逻辑，晰清因果以突破"医者意也"。国学大师章太炎先生曾指引他

3

学习印度的因明学。因明学是古代印度哲学，后来被纳为佛家通学的科目"五明"之一。五明即内明、因明、工巧明、医方明、声明。因明学是关于推理、论证、辨识之学，即逻辑学。章次公先生用因明学的方法研究仲景的辨证方药体系，结合自己对辨证论治的理解，认为因明与辨证论治思维多有契合之处，称赞道："学问极则在舍似存真，因明一学，乃印度教人以辨真似之学也。"他将因明运用于临证，每一病人必索出主证主因，按此逻辑推理而用药，他医案的按语都是按因明的轨式来书写的。这实际上是对张仲景《伤寒论》及辨证论治奥妙的一大破解：辨证论治之所以能够理法方药一线贯穿，原因在于有其内在的逻辑。次公先生在20世纪30年代即倡导"双重诊断，一重治疗"，可谓孤明先发。他主张运用中医之八纲及六经、卫气营血、三焦等各种辨证纲领，兼采西医诊断方法，既有中医诊断，也有西医诊断。正因于此，其辨证论治，才戒"有是证用是药"之偏。一重治疗就是作为中医，一定要采用中医的中药、针灸等治疗手段以施治。他强调疗效，要求一般病证必须3剂见效，这是他在实践中的体悟和选择。他是从中西医学的特点和互补性而有此认识的，这使中医学在临床上见之明而治之勇，是辨证论治规范的一大发展。

四是超然胆艺、智圆行方的医案。中医学重视医案，形成了传统、具有教学承传的特质。章太炎先生曾说："中医之成绩，医案最著。"医案有如《易》之验辞，"医有按据，尤事有征符"。对于学术体系而言，医案是传递经验、启迪思维的读本。案主的学术胆识、品德、心态皆历历在目。但也有负面者，如纪晓岚在《四库全书总目提要》中，曾批评"率多依托"的假医案，所以医案是案主品德的遗存写照。

4

章次公医案在行业中传播已久，其案例很多被援用于学人的论文之中及课堂讲述。1955年中央人民政府秘书长林伯渠，前列腺手术后呃逆连续10日不止，每日多至20余次，最长延续时间达90分钟，既不能进食，也无法休息和睡眠。经中国与苏联医学专家多法治疗无效，已下达病危通知书，经次公先生奇药奇法竟然转危为安，睡了一天一夜，进食稀饭后逐渐康复。这个故事曾有几位教授在课堂讲授过，听者皆"未尝不慨然叹其才秀也"。

医生司命，重在胆识。重病当用峻剂，医生对重证病人惧担责任，只能开个平和方，投"菓子药"。孙思邈说医生应"胆欲大而心欲小，智欲圆而行欲方。"次公先生对病人宅心仁厚，"见彼苦恼，若己有之"，敢用重剂担当危重，力挽垂危，章太炎称他"胆识过人"。案中以全真一气汤治肠伤寒并发出血，以大青龙汤重用麻黄，治大叶性肺炎已发生心力衰竭，等等。古往今来的名医各有风格，例如在伤寒派中，张简斋治病全用经方，而陈逊斋经方绝不加减，全用原方。甘肃的于己百先生，治病是"经方头，时方尾"。次公先生则是不论经方、时方、单方、草药，合宜而用，这体现了《灵枢·九针十二原》"任其所宜"的原则，而其具体何方何药用于何病何证，更是既擅高韵，又侥精思了。他以大剂量杏仁用为解痉药治胃溃疡；以一味蚕茧治小儿多尿症；把地方草药六轴子用于伤科镇痛；艾叶之用最为熟稔，用于解胃痛、止呕血、蠲泻痢、治崩漏。有一治痢疾的医案竟是小说《镜花缘》中的方子。他的处方笺上，都印有"博采众方"四字。这是仲景的垂训，也是他会通的风格。他对博采和会通进一步探索，概括出临证时当以"有成法无成病"的理念，走入"神用无方谓之圣"（《素问·天元纪大论》）的境界。

临床家们常说，阅读医案，在"接方"处最见切要。新诊时何以换方？何以增减药物？两次一对比，案主的意图和思维一目了然。次公先生的医案，在这点上交代最为清晰，堪称典范。可在一两味间识妙变之巧。例如《暑湿、湿温》[案10]，系虚人病湿温。湿热日久，化燥化火，气阴不足，脉来糊数，神识昏蒙，垂危待毙。从第十二病日接诊治疗，第五诊时用附子、党参振奋阳气，第六诊后始用高丽参，皆与大队养阴药同用，取阳生阴长之意，而无灼阴伤津之弊，九诊而愈。次公先生书案，有述原因者，有引古人语者，有述主诉及诊疗目的者，有述鉴别诊断者，有述治疗转归者。已往，有名医将误诊误治的案例集成《失手录》之类，然不曾刊刻。次公先生将自己失败的医案详述始末，汇编成《道少集》与《立行集》，不仅成编，还在课堂上与同学们一起讨论。医学，作为一门可能性的科学，误失在所难免，从对待"失手"的态度中也可见其心胸。次公先生说："对待别人固可隐恶扬善，若以对待他人之法而原谅自己学术上之错误，此必沦为无行之庸医。"从书案的形式看，他的医案最能体现中医医案的传统：实用性和选择论，这大异于西医病历以搜索论为指规者。其医案文字之简炼、救贫贱之厄折射其人格。虽然他为中央主要领导诊病，但他不以病案标引贵游，自高荣誉。他批评那种"好药不贱，药少不灵"的认识，方子用药少而精宜，每个方中都有直捣黄龙的药物。正是见证得药、见药识证、以类用药、指掌皆在的风格，是"方中有药"的典范。汉代王充在《论衡》中说："事莫明于有效，论莫明于有证。"他治病的疗效全展现在医案中，案如其人，精干务实，是一部治验擅胜、托庇福人的著作。

五是自树旗帜，创始了"发皇古义，融会新知"的临床学派。次公先生对中医学的发展有超前之悟。世其业的章次公对中医大业的发展有笃厚的使命感，这造因于他的学识，太炎先生的教益，乃至颜真卿书法濡润的品藻。士志于道，他开始在临床的同时教学授徒，和弟子一起创立学派，同时彰显他对中医学发展的殷念。

他毕业后在行医治病的同时，先是在上海中医专门学校留校任教，后又在中国医学院、新中国医学院、苏州国医专科学校授课。1929年，他和徐衡之、陆渊雷共同创办的上海国医学院，题写了"发皇古义，融会新知"八个大字，作为学校的校训，也是自己的座右铭，并成为他的家法师法。

"发皇古义，融会新知"，是对孙中山先生"发皇中华学术，恢复先民技能"的彝训在时空要素的引申光大。可谓扬古创新，苞新统故，不论中医西医东医，科学人文，乡邦要籍，民间单方，唯学用之。此发展观，在当世就"是以世人之语者，驰千里之外"。时至今日，不仅对于中医，在文化上也是永恒的至真名论。

《资治通鉴》谓："经师易遇，人师难求。"以医为道之大者，得人乃传。朱良春大师为朱熹后裔，朱家老祠高悬"闽婺同源"的匾额。他幼读私塾与小学、中学，因患病而喜医学医，先拜在孟河御医马培之之孙马惠卿门下，从读经背诵学起，之后诊脉唱方抄方，听老师进诊讲方。一年后报考苏州国医专科学校，又一年后因抗战爆发，校长介绍他到上海中国医学院继续完成学业。就是在这里，师徒望道相见，一个得人传，一个敏求师，手足砥砺，共同开创了以"发皇古义，融会新知"为标格的章朱学派。

在近现代医学史上，这双星同璧的两位大师太灿然卓如了。两人学路相同，都殊重人品医德，都业绩昭昭，特别是在智略特长上都口碑传信。在学路上，都有私塾、院校、拜师的经历，又都曾执教于院校，教学相长。章朱皆艺从高师。次公先生自幼随父练武习文，之后入上海中医专科学校。他服膺并受其亲炙的教师，是大刀阔斧、风格泼辣的经方家曹颖甫和纤巧缜密的丁甘仁，他以此形成了辨证准确、用药泼辣的临床风格。他还是学问博大精深的章太炎的弟子，出于对太炎先生的敬仰，取"次公"为字。章太炎生于医学世家，曾向黄体仁习医，尤嗜仲景之学。章太炎曾篆书一联语赠次公："嗜学当如食鸡跖，解经直欲析牛毛"，抬头为"书赠次公"，落款为"宗人章炳麟"，可见师生情深谊厚。朱良春因苏州国医专科学校停办转入上海中国医学院，转学后即拜次公为师，除医学外，也读文临帖。1938年从上海中国医学院毕业后，章次公将一方寿山石印章赠给他，印章镌文曰："儿女性情，英雄肝胆，神仙手眼，菩萨心肠"以为勖勉。清人唐甄在《潜书·讲学》中称："学贵得师，亦贵得友。师也者，犹行路之有导也；友也者，犹涉险之有助也。得师得友，可以为学矣。所责乎师友者，贵其善讲也。虽有歧路，导之使不迷也；虽有险道，助之使勿失也。"按学统，亲传业者称弟子，弟子复传于人为门生。他师徒二人遵之超之，良春敬次公如父，次公写信称良春为"世兄""贤弟"，一个对老师推服至极，一个视弟子为得人乃传的知己。师生之谊，犹如明代王心斋之与王阳明，清代方仁渊之与王旭高，近人陈苏生之与祝味菊，都是学术史上的佳话。良春铭记老师一言一行，珍藏老师一案一信一照片，有此儒修相业，才能有一部《章次公医术经验集》。

两位大师都是义举赡富的高士。两人在民国年间开业行医时就以侠义闻名。穷苦病人不但免收诊费，还赠药赙金，次公被称"贫孟尝"，而良春有"侠医"之美誉。次公继承乃师太炎经世济民，识略超旷，以经史为功底，重实践治医，书法学颜真卿"正襟垂绅"，外感寒温一体，杂病学张景岳、喻嘉言、王旭高，为人耿直，不阿谀，不屈从。他治医的那个年代先是洋学（西洋、东洋）涌进，中医取消之论甚嚣尘上。中医虽危机重重，但中医愈危愈奋，办学创刊。中医界又有"容新""排新"之争，他遂确立皇古融新之志。20世纪50年代，次公先生受到国家重视，应召赴京任卫生部顾问、北京医院中医科主任等要职。然而在1956年，他发表的《"从太炎先生论中医与五行说"谈起》的文章，却遭来非常之诋毁。本来，五行说自古就有常胜派、无常胜派、灾异派、江湖派等诸派流变，医学五行也逐渐演化，如向二火二水、五水五火发展，并以亢害承制、命门等不断突破，古代就逐渐符号化了。次公先生立足于"扬弃"，亘古常新地对待五行，通合道理。然而在那个缺乏弹性的时代，指拨一弹便有曲弦立应，更有跟风浪进批人以鸣高者，龙头讲章，令人寡欢。但是，运不长厄，他毕竟是以其医术与学术曾与毛泽东主席彻夜长谈，被主席誉为"难得之高士"之人，高士依然。

1956年卫生部拟调朱良春进京到中医研究院工作，在调动过程中，省市两级政府再三挽留，朱良春因担任南通市中医院院长一职，实属"一将难求，暂难调离"，请求上级允许朱良春在当地发挥中医领导骨干作用，故奉调进京未能成行。"为报寰中百川水"，他在家乡展开了他彩色斑斓的人生。他临床佳效，闻名远近。学术多创新，继承有根脉，管理卓功绩，献身于桑梓。他率先倡导弘扬民间医药遗产，挖掘单方验方。他扶育的"三枝花"已经成为传奇轶事：即季德胜的蛇药、陈照的拔核丹和成云龙的金荞麦。在这个过程中，既研发了新药，创新了疗法，还兴办了药厂，更重要的是，把三名民间医生培养成了中医院的医生。季德胜蛇药，不仅擅解蛇毒，还用于治疗肿毒、脑炎和肿瘤。今日用半枝莲、白花蛇舌草等抗肿瘤，都始于此药的推广。他的南通市中医院1959年曾被评为"全国红旗单位"。对于辨证论治，朱良春早在1962年就在《中医杂志》撰文倡导辨证与辨病相结合，并指出辨证是绝对的，辨病是相对的。其在肝炎、风湿痹证等病的治疗上，都是导夫先路，以特色和创新引领学术。对于学人学术的发展，近代以来有一个"码头效应"，国外称"康道克效应"，就是在大城市的大医院大科研机构的研究者，能甫出重大成果和引领潮流。但置身南通的朱良春恰好是能突围"码头效应"而成为领军的一流学者，一如乃师，高士者也。

朱良春对章次公先生的继承可谓"至著者像也"。他们都遵家法师法尚医德，都办学校创刊物带高徒；学术上都倡言经典是基础，师承是关键，临床是根本；对于学术大道，都以"发皇古义，融会新知"为旗帜，以传统为自我，"欲求融合，必求我之卓然自立"；其学，旧中见新，新中有根；临证都病证结合，既博采众方，又创制新方，其用药犹如杜甫之"诗律细"；在辨证论治最后环节的用药上都以"专精细"见功，都是擅用虫类药和附子的高手。章次公先生以宗师发其端，朱良春大师广其行成集其医案，或编撰为专著。就是在这个传承过程中，朱良春中年以"学到知羞"为座右铭，而到白发丹心照汗青之际，他的座右铭是为"自强不息，止于至善"。至善在他们这已经是一个道担大任，任之其能的煌煌学派了。

然而，医学毕竟是随机转进，工巧推新。次公先生的志业，不仅在良春大师那里，以其学术的挺拔超迈，灿然巨章，岿派成芩，势为承传继荣的学派重镇。

而良春大师对老师的全面发展，更是多有创新。我们从《国医大师朱良春全集》中的10个分卷编目中，就可见其学术内涵的丰富：《医理感悟卷》《临证治验卷》《用药心悟卷》《常用虫药卷》《医案选按卷》《杏林贤达卷》《薪火传承卷》《养生益寿卷》《良春小传卷

（附年谱)》《访谈选录卷》。我们在这部全集中，可以看到良春大师的学脉中，除乃师次公先生的学术传承外，还有孟河、吴医乃至海派的细流。而其人品是由儒家朱氏家训、乃师次公家风及中医医德传统等民族精神所熔铸。他对于中医人才的成长，在多篇文章中论道"经典是基础，师承是关键，实践是根本"。他对中医学人才的成长，呼唤要突破四诊。古人所云："四诊合参，可以万全"，他以自己临床的感受则认为"四诊合参，也难万全"，以此重视"微观辨证"的运用。他是迄今把痹证源流诊治、理法方药阐述得最系统的医家，在治疗多种自身免疫性疾病上所获的卓效，多是他在国内外行医时所得，更是他深入研究"虫类搜剔"的结果，从《大戴礼记》的五虫到他的《虫类药的应用》，继承了张锡纯、恽铁樵及乃师章次公先生的成就，使他在这方面的理论、临床、新药研制上都有系列的创新成果。例如，他把水蛭用于风湿性心脏病、冠心病和卒中，他创制了健脑散、仙桔汤、益肾蠲痹丸、痛风冲剂、清淋合剂等著名方剂，在当代临床被广为运用。

朱良春大师如今可谓桃李满天下，这也是他的成就之一。除他从事中医药工作的16个子女、婿媳、孙辈（朱晓春、金光彩、朱胜华、蓝绍颖、朱建华、朱韧、朱婉华、蒋熙、朱又春、陈淑范、朱剑萍、郭建文、潘峰、朱彤、蒋恬、朱泓）和前文所言及的何绍奇、朱步先、史载祥等门人外，来自南通及广东、江苏、北京、上海、浙江、安徽、福建、河南、河北、湖南、湖北、山东、山西、新疆等20余个省、市、自治区，以及香港、澳门地区和美、英、新加坡等国家，经正式拜师的入室弟子百余名；短期研修、聆听讲学、私淑、遥从弟子不计其数，遍布海内外，可谓众矣。

"书之论事，昭如日月"，从宗师创学，到弟子门人承传光大，望之俨然。不论是《章次公医术经验集增补本》，还是《朱良春全集》，真知启人，正如泰戈尔所说，美好的东西不是独来的，它伴了许多好东西同来。《素问·气穴论》说："世言真数开人意"，这就是一部开人意的真数传品。

〔原载《中医杂志》2014年第20期，2015年5月略有增补〕

研精覃思，寻本开新

——祝贺朱良春老师期颐之庆暨《全集》梓行

（序二）

朱步先

　　我的老师朱良春先生是承先启后、继往开来的一代中医名家，先生沉潜治学、济世度人逾八十载，其寿弥高，其志弥坚，其学弥醇。躬逢先生期颐之庆，衷心喜悦，虔诚祝福，先生的风仪谦谦君子，先生的风华超群出众，先生的风范源远流长！

　　综观中国医学的发展史，每一历史时期都会涌现出杰出的医家，不仅能承继前人的精粹，而且能转移一时的风气，示来者以轨则，促进学术的繁荣与提高。朱师是继章次公先生之后，在我国医坛独树新帜，推动传统中医向现代中医转变的中坚人物。他精心研究，深入思考，从经典及历代名著中抉取精华，躬身实践，推陈出新；他提出辨证与辨病相结合的主张，将中医的整体观点、辨证精神与西医学对"病"的认识结合起来，从而为中医的诊断与治疗开辟了新境；他对虫类药的应用致力颇深，见解独到，拓宽了药用领域；先生"博涉知病，多诊识脉，屡用达药"，对类风湿关节炎等顽疾的治疗取得了突破，创立的新方风行于世；其治学客观的态度、求实的理念、严谨的风格充分体现了现代的科学精神，为后学指示了门径。兹将朱师的生平与学术思想简述如次：

一、本诸传统，融合现代

朱师乃江苏镇江人，后徙居南通市。1934年，先生赴江苏武进孟河学医，师事马惠卿先生。孟河在清代名医辈出，其中费（伯雄）、马（培之）、巢（崇山）、丁（甘仁）最为著名，史称孟河四大家。他们或以平淡为宗，或以绵密见长，或以轻灵取胜，是不悖规矩准绳而自立门户者。马师乃御医马培之之裔侄孙，家学渊源，根基深厚，在传统精神的熏陶下，先生打下了扎实的基础。马师珍藏马培之的日记《记恩录》和手书方笺，先生得以观之，获益良多。初入门径，先生有此际遇，堪称胜缘。

在孟河经过一年多的学习，先生不以此为满足，考入苏州国医专科学校继续深造。抗战开始后，又转入上海中国医学院，师从章次公先生。斯时沪上新风乍起，以章次公为代表的医家引领潮流，主张中医革新。在西医学传入我国之际，立足传统，兼采西说，倡导"发皇古义，融会新知"，引起学界震动。章先生曾受经方大家曹颖甫的亲炙，对仲景之学有深入的研究，又受到国学大师章太炎先生的影响，治学严谨，朴实无华，言必有据，信而可征。不迷信，不盲从，独立思考，截伪续真，使中医学理论体系、证治方药建立在严密的逻辑之上。在今天看来，章先生研究中医运用的材料是古代的，而方法则是现代的，为传统中医向现代中医转变开辟了道路，作出了历史性的贡献。在沪上学习期间，朱师除在章先生处每日侍诊半天外，还在上海红卍字会医院门诊工作半天，直至1938年毕业回南通开业。以后的岁月证明，朱师承继了章先生的治学方法与理念，并进一步发扬光大。

朱师是张仲景"勤求古训、博采众方"的忠实实践者，上自《内经》《神农本草经》《伤寒论》《金匮要略》等典籍，下及叶、薛、吴、王和近代名家的著述，无不悉心研究，发掘其中的精义。他对张景岳《类经》十分推崇，认为张氏彰明经义，论述精辟，可资实用。又折服孙一奎《赤水玄珠》，认为孙氏引证广博，学验俱丰。他很欣赏清人俞根初《通俗伤寒论》，认为这是绍兴伤寒派的代表作，不仅为热病立法立方，且是一部很好的内科学。读该书兴至，他随笔写下批注。他很留心前人的医案，认为医案是实践的记录，可窥医家之功力、临证之心法，为今日之借鉴。例如他对同乡先贤蒋宝素《问斋医案》评价颇高，曾指导我对蒋氏的学术思想进行研究，并特别留意书中所载《椿田医话》的一些效方。

先生胸襟博大，视野开阔，治学兼收并蓄，他平时注意搜集民间验方，从中汲取丰富的营养。他的处方不拘一格，有经方之规矩，时方之灵动，还常把一些民间验方乃至刚发掘出来的草药加进去，出奇制胜，往往收到意想不到的效果。他认为学问应当与时俱进，一贯重视对西医学的学习，力求中西医的逐渐沟通与结合。已故中医学家姜春华先生说他"中西理论湛深"，当为至评。先生很推崇张锡纯，乐用张氏效方，我以为先生的革新精神与张氏是相通的。

二、精研典籍，化古为今

传统医学具有继承性，没有继承就没有发扬，而学好经典著作，则是必备的基本功。先生反复强调："经典是基础，师传是关键，实践是根本"，谆谆教诲，用心良苦。

中医学的根基在于经典著作，后来医学的发展源于经典。它揭示了中医学的内在规律，示人以规矩准绳，并经得起实践的检验，古人以为如日月经天，江河行地。譬如我们言人的生理、病理离不开阴阳；言疾病的发展、变化莫逃乎六经，故经典为后人所宗。但经文的含义又不是一成不变的，不同时期的医家都可以加以演绎，赋予新意。例如《伤寒论》的六经，与《素问·热论》六经主证不同，说明仲景对六经的含义另有悟解，这就是一个有力的证明。不变中有变，变中有不变，学者当知通权达变。

在现代科学技术日新月异的今天，我们研读经典不是发思古之幽情，而是探寻中医的本源，从中获得启示，破解今天的难题。例如先生根据《内经》"肝开窍于目"之说，用养肝明目之品治疗视神经萎缩、眼底病变；根据《神农本草经》菴䕡子主"五脏瘀血，腹中水气"，用其治疗肝硬化腹水；根据《神农本草经》泽泻"久服耳目聪明……延年……轻身"之说，用其降脂减肥、延缓衰老，等等。

《神农本草经》凝聚了先民识药知性的智慧，为仲景制方用药之所宗。陶弘景谓："此书应与《素问》同类，但后人更多修饰之耳。"（《本草经集注》）是以后之研究本草者奉为圭臬。但学习《神农本草经》，非潜心研究、反复体验难明其奥。例如热痹的处方用药，《神农本草经》给人以启发。《素问·痹论》以"风寒湿三气杂至，合而为痹"，据此推勘，温散、温通、温化应为大法。《神农本草经》所载，味苦、性寒的地骨皮、天冬，一主"周痹风湿，久服坚筋骨"，一治"诸风湿偏痹"。味甘性平的石斛，能"除痹下气"，盖风能化热，湿能化燥，苦以坚之，寒以清之，甘以润之，无不可用于热痹的证治之中。不仅此也，味辛性寒的磁石，《神农本草经》亦称其主"周痹"。何谓周痹？《灵枢·周痹》："周痹者，在于血脉之中，随脉以上，随脉以下，不能左右，各当其所。"乃邪在血脉之中，与正气交争使然。因其随血脉周遍于身，故曰周痹。磁石辛通关节，寒以清热，又能坚筋壮骨，故可用之，而其所主之周痹当属热痹无疑。然而，朱师在此基础上有了新的发展，他用咸寒的寒水石以疗热痹，并认为其功用胜石膏一筹。盖石膏能清气不能凉营，寒水石能清血脉中之热，与《灵枢》"邪在血脉之中"之旨吻合，这确属别开生面，是一个创见。在他自拟的"乌桂知母汤"中，以寒水石伍知母，配合桂枝、制川乌、制草乌以疗热痹，收气营两清、宣痹通络之效。何以要咸寒配合辛温？盖痹证多夹杂之邪，热中有化而未尽之寒，络中有伏而未透之热，正宜寒温兼施，两调其平。至于临证之际，如何视寒热之多寡，病证之进退，权衡寒、温药量之孰轻孰重，又在医者审时度势，随机应变了。

从辛温到苦寒、甘寒、辛寒，乃至咸寒，又以咸寒与辛温并举，朱师发展与丰富了痹证的证治，给后学启迪良多。时至今日，经典依然如源头活水，为医者创新提供不竭的灵感，显示了强大的生命力。

三、辨证辨病，开辟新境

"证"是中医学特有的概念，是在疾病发展过程中对其脉证进行综合分析、去粗取精、去伪存真而概括出来的诊断结论。中医学强调辨证论治，随证立法，因法制方用药，体现了理法方药的一致性。但由于历史条件的限制，古人对微观的"病"认识尚嫌不足。章次公先生云："仅靠目察、耳闻、口诘、指按，很难推断出绝对无误的实证。"这里的"实证"，意指真实可靠的凭据。因此要借助现代的诊断方法以济其不足，任何臆测与悬揣都是不可靠的，唯此实证精神才能推动中医学的进步。

早在1962年，先生就提出辨证与辨病相结合的主张，并就此撰写专文，发表于《中医杂志》。这不仅与章先生提出的"双重诊断，一重治疗"一脉相承，也更具体、更深化了。嗣后，这一主张为学界普遍认同，蔚成风气，这为传统中医的诊断模式注入了新的内容。临证力求确诊，避免误诊与漏诊，医者也能从"证"与"病"的不同角度来探寻病源，知其所以然，也为疗效的判断提供了客观的指标。这一主张带来了处方用药的革新，不仅针对证候，还可以兼采针对"病"的特效药灵活组方。通过反复的实践与验证，从个性中发现共性，为科研与开发新药提供信息与资源。

但是，辨证论治是中医学的精华，如果仅辨病不辨证，或在辨病的基础上分几个证型对号入座，就会把活生生的辨证变成僵化的教条，导致中药西用，不利于中医学的发展。事实上，不仅古人不能知今病，即便今人也不能尽知今病。朱师精辟地指出："辨证是绝对的，辨病是相对的。"辨证与辨病相结合乃是辨证论治的再提高。先生曾治一纺织女工，患子宫内膜异位症（异位至肺部），前医曾误诊为肺结核、支气管扩张，迭治乏效。根据月经闭止，每月咯血五六日，颧红掌热、口干咽燥、腰酸腿软等见症来分析，断其病本在肝肾，累及冲任。缘水不涵木，气火冲激，冲气上干，损伤肺络使然。及时采用滋肾养肝、清肺凉血、调理冲任之剂，连进十剂，月经即循常道而行。又如一肾盂肾炎患者，腰酸、低热、尿频，尿检红细胞时轻时剧，长期采用清热、凉血、通淋之剂未能根治。舌质红，脉细弦而数，先生认为肾阴亏损，瘀热逗留，故予滋阴益肾、泄化瘀热之剂，五日症情改善，十日而趋稳定，继用六味地黄丸调治而愈。可见不知"病"则心中无数，舍弃辨证则治疗无据，肯定或否定"病"和"证"的任何一方面都是片面的、不完善的，只有将两者结合起来，探索临床证治的规律才能相得益彰。

四、识见精邃，创立效方

方剂不是药物的杂乱堆砌，而是建立在严密的法度之上的。章太炎先生云："知药不知方者，樵苏之流也；知方不知法者，药肆之技也。"（《医术平议》）深谙药性，明乎法度，紧切病证，药无虚设，效方始立。

一般说来，疾病的初起以祛邪为急；中期正气渐伤，扶正与祛邪兼顾；末期正气已衰，扶正固本是务。然而先生治疗痹证，认为"即便初起，也要充分顾护正气。"其治风湿痹痛始作，一般不用防风汤、羌活胜湿汤之类，自拟"温经蠲痛汤"（当归、熟地黄、淫羊藿、桂枝、乌梢蛇、鹿衔草、制川乌、甘草），及早采用益肾通督、强筋健骨之品，打破常规，识见不凡。这使我联想起清代医家周学海"新病兼补久病专攻"之论，周氏云："新病邪浅，加补气血药于攻病中，故病去而无余患。若久病正气受伤，邪已内陷，一加补药，便与邪值，而攻药不能尽其所长矣。"（《读医随笔》）风湿痹证初起，邪未内传，脏气未伤，骨质未损，朱师及早运用扶正之品，正是周氏"新病兼补"之意；后期脏气已伤，病邪深入骨骱，朱师用虫蚁之品搜剔，正是周氏"久病专攻"之意。其经验与识见与周氏何其相似！智者所见略同，信然。

朱师的处方用药体现了辨证与辨病相结合的思想，创立的新方形成了鲜明的风格。如以养正消积法治疗慢性肝炎及早期肝硬化的"复肝丸"，以益气化瘀法治疗慢性肾炎之"益气化瘀补肾汤"，以健脑灵窍法治疗脑震荡后遗症、老年痴呆症之"健脑散"，以消补兼施、通塞互用法治疗慢性痢疾及结肠炎之"仙桔汤"，等等，均历验不爽，可法可传。仙桔汤由仙鹤草30g，桔梗8g，乌梅炭、广木香、甘草各4.5g，木槿花、炒白术、白芍各9g，炒槟榔1.2g组成。方以仙鹤草、桔梗为主药。仙鹤草味辛而涩，有止血、活血、止痢作用，别名脱力草，江浙民间用治脱力劳伤有效，具强壮作用。此方用之，取其强壮、止泻之功。桔梗一味，《金匮要略》排脓散用之，移治滞下后重，是此药之活用。木槿花擅治痢疾，《冷庐医话》赞其效著，此方取其能泄肠间湿热；久痢脾虚，取白术补脾助运；肠间湿热逗留则气滞，木香、槟榔调之；湿热伤营，白芍和之；久痢则下焦气化不固，少少用乌梅炭以固之；甘草调和诸药。合而观之，桔梗伍槟榔，升清降浊；槟榔伍乌梅炭，通塞互用；木香伍白芍，气营兼调。此方无参、芪之峻补，无芩、连之苦降，无硝、黄之猛攻。盖肠道屈曲盘旋，久痢正虚邪伏，湿热逗留，一时不易廓清。进补则碍邪，攻下则损正，正宜消补兼行，寓通于补方能切合病机。此类方剂与历代名方相较，毫不逊色。

先生对急性热病的治疗，提出"先发制病"的论点，旨在从各种热病的特性出发，见微知著，发于机先，采用汗、下、清诸法，从而控制病情的发展，达到缩短疗程、提高疗效的目的。如他擅用"通下疗法"治疗热病重症即是其例。在乙型脑炎极期，邪热炽盛，神昏惊厥，喉间痰如拽锯，有内闭外脱之虞。先生采用"夺痰定惊散"（炙全蝎、巴豆霜、犀黄、硼砂、飞朱砂、飞雄黄、陈胆星、川贝母、天竺黄、麝香），取巴豆霜迅扫膈上痰涎、开气道之闭塞、下胃肠之壅滞，配合全蝎熄风定悸、开痰解毒，伍入镇惊、清热、涤痰、开窍之品，以应其急。药后患者排出黑色而夹有黄白色黏液的大便，即痰消神苏，转危为安。不仅病在阳明可下，病在上焦亦可通闭解结，启上开下，给邪热以出路。先生用通下疗法意象超然。

五、多诊识脉，屡用达药

"博涉知病，多诊识脉，屡用达药"（《褚氏遗书》）为医者很高的境界，唯有通过反复的临床实践才能确切地辨识病证，深明药性，用之不殆，先生正是这样的临床家。

关于痹证，先生对舌诊、脉诊的临床意义作出这样的归纳："舌苔白腻而浊者为湿盛，宜侧重燥湿以通络；如兼见浮黄者为湿热，因浮黄提示湿将化热，当祛湿清热并进；苔白腻而质淡者为寒湿，可放胆用乌头、附子温经散寒；不论舌苔如何，凡舌质红者，均为阴虚、血热之征，需参用凉血顾阴之品；如舌边见瘀斑或衬紫者，均应加入化瘀通络之剂。在脉象方面，湿胜之脉，多沉细而濡；湿热之脉则缓大而濡数；脉浮缓湿在表，沉缓湿在里，弦缓为风湿相搏；虚弦为寒湿郁滞；脉沉而细为中湿、为湿痹、为阳虚；阴虚者多见弦细，有时带数；夹痰者每见濡滑，夹瘀者则见濡涩。"条分缕析，非积验历久者不能道。经过反复的实践，先生创制了"益肾蠲痹丸"以治顽痹。此方益肾壮督治其本，蠲痹通络治其标，以植物药与虫类药相结合，不仅适用于类风湿关节炎，且对慢性风湿性关节炎、强直性脊柱炎、增生性脊柱炎、坐骨神经痛等亦有确切的疗效。此方能调节免疫功能，增强机体抗病反应，阻止骨质破坏之进展，并使其部分得到修复，对类风湿关节炎这一医学难题是一个突破。

疼痛、肿胀、僵直拘挛为痹证的三大主症，先生畅谈其用药经验，值得珍视。例如疼痛，他认为风痛轻者宜选独活，阴虚血燥伍以养阴生津之品。游走作痛可用海风藤，重症则用蕲蛇，寒痛以川乌、草乌、附子、细辛温经定痛为要药。或单用，或并用，伍以他药，随证制宜。湿痛则以生白术、苍术、熟薏苡仁、制附子配合应用为佳。考《千金方》《外台秘要》等典籍，不乏以薏苡仁、附子相伍，治疗湿痹屈伸不利之良方，则先生的经验渊源有自。热痛可用白虎加桂枝汤随证出入，自拟之"乌桂知母汤"亦在选用之列。至于瘀痛，先生对虫类药研究有素，取蜈蚣、全蝎、僵蚕、䗪虫之属，搜剔深入骨骱之痰瘀，通络定痛，更是得心应手。并认为生南星专止骨痛，值得引用。

章太炎先生有"下问铃串，不贵儒医"之说，朱师同样重视民间验方，注意发掘愈疾之特效药作为辨证论治的补充。如萹草之通淋利尿；虎杖之宣痹定痛；蒲公英之消痈散肿均历验不爽；一枝黄花之疏风清热，可供时感高热之需；接骨木之活血消肿，堪作痛风泄浊镇痛之用；豨莶草之祛风活血，移用于黄疸邪毒稽留之症；穿山龙之祛风除湿、活血通络，常用于类风湿关节炎、强直性脊柱炎、红斑狼疮等病证的治疗，等等。这些堪称点铁成金，神乎技矣。

遥想五十三年前，我还只是一个僻居苏北环溪古镇的失学青年，在那特定的历史环境下，升学无望，前途渺茫。因家学渊源，我立志学医，访求名师，至诚至切。那年经友人介绍，我拜先生为师，先生慨然应允，悉心指点，并为我进一步深造提供机会，使我受益终生。当年拜师未举行任何仪式，这一幕恍如昨日，如此方便恐今人亦难以置信。后我获知章先生接受门人不讲形式、不拘一格的佳话，始悟朱师承继了这一传统。以慈悲为怀，济世度人；以传道、授业、解惑为己任，乐于培育后生。智通无累，德高行远，唯此高尚的情操才有此非凡的成就，令人崇敬！多年来接踵前行，精进不懈。我从泰兴到北京，又从北京到英国牛津，在异国陌生的土地上，无间寒暑，不避风雨，顺乎自然，默默耕耘，让毕生钟爱的中医事业在海外生根发芽，开花结果。

　　值此新春佳节，获悉先生的《全集》即将付梓，心中满溢欣快之喜。因为这是先生从医80年来学术的结晶；是长期实践的积淀；是诲人不倦、毫无保留授人以渔的锦囊；是心血与汗水谱写的辉煌篇章。仁者之心，令人景仰；饮水思源，师恩永志！

　　先生居江海之滨，如南山之寿，是为遥祝！研精覃思，寻本开新，非先生孰能为之！

〔2015年春节于英国牛津〕

自 叙

作为一个人，来到人世，经过父母的抚育，学校的教育，社会的熏陶，逐步成长，勤奋学习，踏实工作，成家立业，为祖国、为社会作出一点贡献，留下一些痕迹，才不枉此一生，才不愧对先人。《左传》曰："太上立德（即做人），其次立功（即做事），其次立言（即做学问）。"旨哉斯言也，岂可忽乎！

岁月匆匆，流光易逝，瞬已虚度九九，从医八旬。为对医学生涯作一回顾，曾于2006年搜集历年所写有关文稿，辑为《朱良春医集》，由中南大学出版社出版，敬向关心、支持我的领导、同道、亲友进行汇报和致谢！承蒙各位赐予赞许，已印行6次，既感欣慰，亦感愧汗。迄今已近十载，有增辑之需。两年前中南大学出版社曾专程前来洽谈《全集》之事，由于杂务稽缠，一再拖延，嗣经编辑殷殷敦促，盛情难却，乃于去年着手整理、增益，但诸子女及门人只能业余协助，无法脱产，进展较慢。幸得出版社谅解，那就缓步而行吧！

近嗣经院领导热情支持，同意爱徒高想脱产半日，参与整理、校勘工作，同时女儿建华除专家门诊外，均致力书稿整理、校对工作，尽心竭力，附此志念。

时代在前进，科学在发展，中医药学术历史悠久，博大精深，

1

有其传承性、延续性的特点。前人的理论构建和实践经验，有无限的蕴藏，需要我们继承弘扬。在继承的基础上，通过实践，不断充实、创新，"以不息为体，以日新为道"，才能赋予更强的生命力。

　　基础理论来自书本，但更重要的，只有勤临床、多实践，才能提高诊疗技能和辨治水平，也只有通过思考、心悟，始能创新发扬。我从医80年来，一直遵循先严昶昇公"济世活人，积德行善"的嘱咐，先师章次公先生"发皇古义，融会新知"的教导，略有收获，不敢自秘，率和盘托出，奉献同道。但学海无涯，医无止境，诚如清顾亭林先生所言："昔日之成，不足以自矜；今日之获，不足以自限"，应争取做到"自强不息，止于至善"才是。故对旧作，酌予修订，益以近10年来之新作，以及门人之心得体会，近300万言，计分《医理感悟卷》《临证治验卷》《用药心悟卷》《常用虫药卷》《医案选按卷》《杏林贤达卷》《薪火传承卷》《养生益寿卷》《良春小传卷（附年谱）》《访谈选录卷》共10卷，装帧为一函。既可饱览全貌，又便于选阅、携带，聊作从医80载医学生涯的回顾与自省，以竟吾心。

　　承蒙有关领导、贤达赐予题词，不胜荣幸，衷心感谢！又蒙人民卫生出版社中医分社对《虫类药的应用》、中国中医药出版社对《走近中医大家朱良春》同意纳入《全集》热情支持，谨致谢忱！

　　愿倾有生之年为中医药事业之发扬光大竭尽绵薄，不妥之处，还乞指正。

虚度九九叟　朱良春谨志

2015年6月26日

痹证研究的回顾与展望

1949 年中华人民共和国建立以来，对痹证的研究日益广泛深入，各地用辨证分型及单方草药、外治等方法治疗痹证之报道甚多，并对病因病机、病理造模、药理药化采取了现代技术和方法，进行了深入的探索，取得较大进展。中国中医药学会内科学会痹证专业委员会已举行 6 次大型学术交流会，并编写专著，有力地促进了痹证研究工作的进展。

痹证与风湿类疾病是同义词，是一组以疼痛为主要症状，病变累及骨、关节、肌肉、皮肤、血管等组织的疾病之总称。其范围甚广，可包括：❶与自身免疫密切相关的结缔组织病，如类风湿关节炎、红斑狼疮、皮肌炎、硬皮病、干燥综合征、结节性多动脉炎等；❷与代谢有关的疾病，如痛风、假性痛风、软骨病等；❸与感染有关的疾病，如各种化脓性、病毒性、真菌性关节炎；❹退行性关节病变，如增生性骨关节炎；❺某些神经肌肉疾病，如多发性硬化、重症肌无力等；❻遗传性结缔组织病和各种以关节炎为表现的其他周身性疾病，如肿瘤后的骨肌肉病、内分泌疾病中的关节病，等等。风湿类疾病近数十年来发病率有日益升高之趋势，世界卫生组织曾将 1977 年命名为"世界风湿性疾病年"，随后又将 1981 年命名为"世界残疾人年"，这均与风湿性疾病有密切关系，我国也将其列为

1

"八五"重点攻关项目之一。其中特别是类风湿关节炎，给患者造成极大的痛苦，给家庭和社会带来沉重的负担，中华风湿病学学会主任委员张乃峥教授称其为"不宣判患者死刑，但宣判了终身监禁"的病。本病的发病率国际上一般在1%左右（低者0.5%，高者达3%），我国据初步调查，患者约有940万人。由于病因不明，目前尚没有特效药和根治方法。这是一个非常值得注意的大问题。

张乃峥教授谈到当前治疗类风湿关节炎的西药，主要有两大类：一类是非激素的抗炎药，如布洛芬（芬必得）、萘普生（消痛灵）、吡罗昔康（炎痛喜康）等，这类药能抑制导致类风湿关节炎的一种介质——前列腺素，服后可减轻关节肿痛症状。这种炎性介质是在类风湿关节炎一系列免疫反应后产生的，而这些药对抑制免疫反应并无作用，特别是免疫反应产生的炎性介质有许多种，这类药物对前列腺素以外的其他介质也没有抑制作用，不管服用多长时间，都不能阻止疾病的进展和骨关节的破坏。另一类是抗风湿药如青霉胺等，因对免疫作用有不同的影响，而降低了疾病的活动性，减慢了病情的进展，防止或减轻骨关节的破坏，能改善病情，但不是根治药，更不是特效药。此类药价格昂贵，且有一定的不良反应，因此患者多不能坚持长期使用。张教授还强调在治疗中存在的另一个问题是激素用得太多，据北京、上海两所大医院统计，那里的类风湿关节炎患者一半以上用了激素，有的用了几年、几十年，产生了不少不良反应，可见这样用药是不合理的。我认为张教授的这些意见很正确，十分赞同。

在痹证诊治上，希望最大、毒性最低、不良反应最少的当属中医中药。中医药工作者应团结协作，扎实工作，勤于实践，敢于创新，为攻克痹证作出贡献。在此，提出几点不成熟的建议，请同道们修订完善。

痹证中的风湿热、风湿性关节炎、骨质退行性病变、坐骨神经痛、肩周炎、痛风、风湿性肌炎、皮肌炎、干燥综合征、红斑狼疮等，中西医药均有较佳疗效。唯类风湿关节炎一病，发病率既高，但目前对其病因仍不太清楚，更没有找到具有特效的药物和根治方法，所以，我认为当前应该重点对此病的病因学、发病学进行广泛的、大样本的调查，既要调研外邪对类风湿关节炎发病的影响，更要重视内因在发病中的作用，然后综合分析，找出其规律性和特殊性，从而采取相应的预防措施，减少发病率和复发率，提高治愈率。

对类风湿关节炎的诊疗，既要用传统方法，又应采取现代医学检测手段，进一步修订具有中医特色的疾病和证候诊断、治疗及疗效的评定标准，使之规范化、标准化，从而提高诊治水平。

国内外一直尚无理想的类风湿关节炎的动物模型。前几年上海中医研究院伤科研究所以接种法获得成功，该所从典型的类风湿关节炎患者的血液中提取出一种物质，经荧光标记后注入动物血管内，发现标记物质在关节滑膜内停留，两周后关节肿胀，类风湿因子阳性，血沉升高，进而骨质破坏，病理变化与人类类风湿关节炎相似，这是可喜的。嗣后我院与中国中医研究院基础理论研究所协作，由该所病理室以Ⅱ型胶原与不完全福氏佐剂给大鼠注射，加上寒湿因素，即见大鼠毛发失去光泽，懒动，体重减轻。7～15 日后可见滑膜细胞增生，滑膜组织中纤维素渗出，胶原纤维增生，炎性细胞浸润，软骨细胞扁平层脱落甚至全层缺损。45 天后部分动物出现软骨下骨损伤，但心、肝、肾、胰、十二指肠、空肠、直肠、肾上腺均未见病理改变。滑膜组织中查出 IgG 抗体、脂酶阳性细胞增多，从病理形态等方面证明了该病理模型类似人类类风湿关节炎。特别值得一提的，他们在病理模型动物出现骨质损害后，分成两组：一组用常规治类风湿关节炎之中药，未能控制病变进展；一组用我们创制的"益肾蠲痹丸"喂饲，能使滑膜组织炎性细胞及纤维素渗出减少，胶原纤维减少，软骨细胞增生修复，脂酶阳性细胞下降，使实验性类风湿关节炎的病理变化得到显著改善。从疗效观察方面，反证了该模型与人类类风湿关节炎极为近似，也揭示了温阳补肾、搜风剔邪法对实验性类风湿关节炎有较好的疗效。在临床上我们得到了同样的效果。过去认为该病骨质破坏是不可逆性的，但通过病模实验和临床观察证实，中药"益肾壮督"治本、"蠲痹通络"治标，确能阻止骨质破坏之进展，并使其部分得到修复。诺贝尔医学奖基金会主席纳罗顿斯·强博士在中医研究院参观时，看到该病模骨质破坏及修复之幻灯片时，曾赞叹地说："这是中国传统医学之奇迹，真了不起，值得好好地研究。"这个课题的实验研究深刻地启示我们，中医中药有无限宝藏，如结合现代技术手段加以升华、弘扬，定会创造出新的方药和疗效。

类风湿关节炎患者最感痛苦的是关节肿胀、疼痛、活动受限，因此患者迫切希望得到一种既能比较迅速止痛、消肿、改善关节功能障碍，又无毒性和不良反应的药，那将是最受欢迎的。雷公藤不失为一种疗效较佳的抗风湿药，它起效较快，但毒性和不良反应也较明显，尤其对生殖腺的影响。目前各地应用本品的报道较多，部分配伍了有关中药，则可稍缓其毒副作用，这方面犹待进一步探索。"益肾蠲痹丸"能调节免疫功能，增强机体抗病反应，调动机体调节机制，增强体质，从而抑制病情之进展，促使病变修复，对慢性久病最为适用。但起效较慢是其不足之处，需耐心持续服用，故尚待完善。河北刘天峰医师在深山老林发现一种叫"赤龙丹"的草药，经临床验证，具有免疫抑制剂之作用，服用后效果明显而无不良反应，因属省级科研项目，暂不公开推广。这说明"既生斯疾，必有斯药"，问题是我们如何去发现它而运用于临床。我认为"久痛多瘀，久痛入络，久痛多虚，久必及肾"，这是风湿性疾病的共性，如能抓住这 4 个特点，深入地进行探索，就能更好地选方用药，创制新的处方，从而提高治疗效果，为攻克本病寻找新的线索。

由于类风湿关节炎是周身性、终身性疾病，在治疗上必须始终坚持整体观念，急则治标，缓则治本，采取综合措施，内外并治。除辨治之内服药外，还应配合熏洗、药浴、外敷、膏贴、理疗、针灸、推拿等，这样可以协同增强、提高疗效。

由于治疗类风湿关节炎需坚持长期服药，不论汤剂或丸、散剂，久服后患者往往产生厌惧心理。如何改革剂型，提取其有效成分浓缩成微丸、胶囊、片剂，以便于服用和外出携带，有利于坚持服药，巩固疗效，是一个重要的问题。此病症状缓解后，还需继续服药 6～12 个月，始可稳固。

加强中西医药界的团结协作，打破行业界限，实现多学科的团结、大协作，才能各献其能，互补不足，集中优势，重点突破。还要加强与国际的学术交流，把中医药治疗风湿性疾病的经验和有效药物介绍到国际上去，使中医药为更多的风湿性疾病患者服务。

〔原载于《山东中医药杂志》1994 年第 2 期〕

益肾蠲痹丸治疗顽痹 200 例疗效观察

顽痹，是指慢性风湿性关节炎、类风湿关节炎及强直性脊柱炎等病程较长、症情顽缠、久治不愈之病例。本文所观察的顽痹，则纯指类风湿关节炎。益肾蠲痹丸（汤）是我根据数十年来的实践经验创订的治疗顽痹的处方。现将近几年来我院使用本丸治疗类风湿关节炎 200 例的疗效观察报告如下：

【观察方法】

（1）患者来源：200 例患者大部分系门诊患者及部分住院患者。

（2）药物剂量、用法：益肾蠲痹丸每次 6g，每日 3 次，餐后服用。妇女经期及妊娠期忌服。服用本丸期间，一律停用其他中西药物。原服激素者则逐步减量，直至完全撤除。

（3）疗程：以 30 天为 1 个疗程，治疗不满 1 个疗程者未作统计。

【诊断标准】 除按雁北会议痹证诊断标准外，如有下列 4 项中之 3 项体征者，即可诊断为类风湿关节炎：

（1）关节疼痛或伴有发热，晨僵明显。

（2）四肢关节呈对称性肿胀，四肢关节或脊柱已畸形或强直。

（3）实验室检查：类风湿因子阳性，血沉、C 反应蛋白（CRP）高于正常标准。

（4）关节 X 线摄片：有脱钙或骨质疏松、骨质破坏、关节面变狭窄、关节融合等改变。

【一般情况】

（1）病程情况（表1）：

表1　200例患者病程统计表

项目	~1年	~2年	~3年	~4年	~5年	~10年	10年以上	20年以上
男	10	15	7	8	10	9	2	1
女	27	21	23	13	10	24	12	8
合计/例（%）	37（18.5）	36（18.0）	30（15.0）	21（10.5）	20（10.0）	33（16.5）	14（7.0）	9（4.5）

（2）理化检查（表2）：

表2　200例患者类风湿理化检查

项目	血沉	CRP	类风湿因子阳性	摄片骨质有变化
男	41	35	50	35
女	80	81	117	74
合计/例（%）	121（60.5）	116（58.0）	167（83.5）	109（54.5）

（3）中、西医症状分型（表3）：

表3　200例患者中西医症状分型

分型	中医分型				西医分型		
	肾督亏虚偏寒湿型	肾督亏虚偏湿热型	肾督亏虚偏痰瘀型	肝肾阴虚型	中心型	混合型	周围型
例（%）	107（53.5）	23（11.5）	43（21.5）	27（13.5）	7（3.5）	2（1.0）	191（95.5）

【治疗结果】

（1）疗效标准：按雁北痹证会议疗效判断标准（见《北京中医学院学报》1984年第2期）。

（2）治疗结果（表4）：

表4　200例患者疗效分析

项目	临床痊愈	显效	好转	无效
男	18	25	17	2
女	49	57	28	4
合计/例（％）	67（33.5）	82（41.0）	45（22.5）	6（3.0）

从治疗结果来看，总有效率为97％。

（3）实验室指标改善情况：治疗前患者均做血沉、C反应蛋白、类风湿因子3项检查，其中原血沉增高者121人（男＞15mm/1h末，女＞20mm/1h末）。经1个疗程后有87例降至正常，在仍增高的34例中，多数病例虽尚未至正常，但较治疗前均有大幅度的下降。C反应蛋白升高者116例，经治疗1～2个疗程后，有74例降至正常值，占63.8％。原类风湿因子阳性者167例，经治疗2～3个疗程后，转阴者为120例，占71.85％。

【病例】赵某，女，59岁，农民。

初诊（1982年12月20日）：类风湿关节炎3年余，在外院曾经用激素等药物治疗，关节肿痛有所减轻（每次服泼尼松20mg，每日3次）。但两手腕、指关节肿痛不消，膝、踝、髋关节疼痛、僵硬伴冷感，生活不能自理，由于长期使用激素，出现库欣综合征，遂来我院要求中医药治疗。目前，关节症状如上，面部虚浮，困疲乏力；苔薄腻、质淡体胖，脉细弦；X线摄片（片号：16083）见两手指关节间隙较狭窄，指骨稍有变形，两手有骨质疏松现象；血沉76mm/1h末，类风湿因子阳性，C反应蛋白＞16mg/L。证属阳气亏虚，寒湿袭踞，痰瘀交阻。顽痹已深，不易速效。治以益肾壮督，蠲痹通络，温化痰瘀，冀能应手。

益肾蠲痹丸250g，每次6g，每日3次，餐后服。

二诊（1983年1月10日）：服上丸3周，关节肿痛如前，苔脉

8

同上，此非矢不中的，乃力不及鹄也，药丸继服之。

三诊（1983年2月1日）：药后腕指疼痛减轻，掌背疼痛渐瘥，踝、膝、髋关节疼痛僵直好转，已能扶杖行走，精神较前振作，苔薄白、质淡，脉细。药既获效，毋庸更张，续进之。

四诊（1983年2月20日）：指、腕、踝、膝、髋关节肿痛渐平，自将泼尼松递减服用。苔薄白、质淡，脉细。嘱其继服丸药，泼尼松逐渐减量。

五诊（1983年3月20日）：服丸药已3个多月，关节肿痛已平，激素也已全部撤除。复查血沉已降至12mm/1h末，C反应蛋白、类风湿因子恢复正常，临床基本治愈。嘱其继服益肾蠲痹丸6个月，以巩固。

【讨论】

1. 立法用药的着眼点 类风湿关节炎相似于《金匮》之历节病、宋《太平圣惠方》之顽痹，以其症情顽缠，久治难愈，绝非一般祛风、燥湿、散寒、通络之品所能奏效。我认为顽痹具有久痛多瘀、久痛入络、久痛多虚、久必及肾的特点。同时患者有阳气先虚的因素，病邪遂乘虚袭踞经隧，气血为邪所阻，壅滞经脉，留滞于内，深入骨骱，胶着不去，痰瘀交阻，凝涩不通，邪正混淆，如油入面，肿痛以作。故治颇棘手，不易速效。通过长期实践，明确认识到：此证久治不愈者，既有正虚的一面，又有邪实的一面，且其病变在骨质，骨为肾所主，故确定益肾壮督以治其本，蠲痹通络以治其标。组方用药时，又根据虫类药"搜剔钻透祛邪"的特性，集中使用之，有协同加强之功。故益肾蠲痹丸的立方，除选草木之品以补肾培本外，又借虫类血肉有情之品搜风逐邪，散瘀涤痰，标本并顾。经近20年临床系统观察，初步认为对于顽痹确有较好的疗效。

2. 对疗效的评价 通过临床200例疗效观察，我们认为益肾蠲痹丸对类风湿关节炎的疗效是比较满意的。平均服药1~2周后关节疼痛开始减轻，1个月后关节肿胀开始消退，活动度增大，功能得到相应的改善或恢复。如坚持服用3~6个月者，可以达到病情稳定，坚持服用可以临床治愈。凡间断服药，或症状缓解后过早停药者，其疗效则不稳定，说明必须坚持服药，不可间断。对长期服用水杨酸制剂、吲哚美辛、激素等药物的患者，改服本丸后，可以逐步递减，直至撤除。

长期服用此丸后，患者普遍反映食欲增加，精神振奋，体质增强，有转弱为强之功。

此丸服用后一般无不良反应，仅少数患者服后胃脘嘈杂，嘱在餐后服用，症状即趋消除。偏阴虚、湿热者服后有口干、咽燥现象，加用沙参、麦冬、石斛各10g代茶泡服，可以改善症状。个别患者服后有肤痒或皮疹出现，乃动物异体蛋白过敏现象，另用徐长卿15g、地肤子30g煎汤服用即可消除。

本丸对慢性风湿性关节炎、增生性脊柱炎、坐骨神经痛等的疗效较类风湿关节炎为高。

综上所述，我们认为，益肾蠲痹丸治疗类风湿关节炎疗效较好，奏效稳定，价格较廉，服用方便，无毒性和不良反应，是目前治疗类风湿关节炎较为理想的药物之一。

3. 益肾蠲痹丸的组成及药效简述

【组成】熟地黄、淫羊藿、鹿衔草、肉苁蓉、全当归、鸡血藤、蜂房、蕲蛇（缺时可用乌梢蛇代）、䗪虫、僵蚕、蜣螂虫、炮穿山甲、全蝎、蜈蚣、广地龙、甘草等。共研极细末，泛丸如绿豆大，每服6～8g，每日3次，餐后服。

顽痹病变在骨，骨又为肾所主，而督脉能督司一身之脉，故"益肾壮督"是治本之道，可以增强机体免疫功能，调整骨质代谢，对根治本病起着决定性作用。因其病邪深入经隧骨骱，必须选用具有较强的钻透搜剔之功的药物始能奏效，所以在选用药品时，除植物药外，又宜侧重于虫类药物，因为虫类药不仅具有搜剔之性，而且均含有动物异体蛋白，对机体的补益调整有其特殊作用。特别是蛇类还能促进垂体前叶促肾上腺皮质激素的合成与释放，使血中这种激素的浓度升高，从而达到抗炎、消肿、止痛的疗效。在实践中我们体会到虫类药的使用对缩短疗程、提高疗效具有重要作用。

由于风药多燥，根据"治风先治血"的原则，故立方时重用地黄、当归、鸡血藤等养血之品，以缓其燥性，提高疗效。

4. 目前存在的问题及需要进一步探讨的问题 益肾蠲痹丸从分型疗程来看，寒湿型、痰瘀型疗效较好，而阴虚型、湿热型奏效较差，因其药性偏温，且风药多燥，故疗程因证型不同而有所差异。由于中医治病重在辨证论治，因此，处方用药不是一成不变的，治疗本病当然也不例外。喻嘉言在《医门法律》中指出："凡治痹证，不明其理，以风门诸通套药施之者，医之罪也！"为了进一步提高本病的治疗水平，我们目前已着手侧重治疗阴虚、湿热型的，以解决益肾蠲痹丸所存在的上述问题。

习俗认为虫类药皆属有毒之品，因此在医家、病家对之咸具戒心，而不敢放胆使用。事实上，除特大剂量外，这类药一般没有毒性反应，更何况入药前还经过了加工炮制，同时有毒的动物如蕲蛇、全蝎，其干燥标本之虫体毒素早已破坏无存，所以无须担心疑虑。只有少数过敏体质患者，对动物异体蛋白有过敏反应，如皮肤瘙痒，胃脘不适，可予徐长卿 15g、地肤子 30g，煎服，即可缓解。当然极个别剧者则需停药。

【按】益肾蠲痹丸经与中国中医研究院合作，按照新药申报要求，已于 1989 年 1 月获新药证书，并由江苏清江和广东华南制药厂生产，广销于海内外，深受患者欢迎。此成果被列为国家中医药管理局"金桥计划"（"八五"中医科技成果推广计划第 17 项）。1990 年获国家中医药管理局科技进步奖，经文献检索考证，确认益肾蠲痹丸为迄今为止唯一对类风湿关节炎骨质破坏具备修复作用之中成药。（2014 年 8 月）

〔原载于《北京中医学院学报》1985 年第 3 期〕

痹证论治古今谈

现在风湿病发病率越来越高，患者越来越多，相应而生的治疗手段和方法也越来越多，但是从临床的疗效来看，并不尽如人意。所以我们要在这方面进行一些探索和研究，找出一些有效的治疗思路和方法，充分发挥中医中药的作用。

痹证与风湿病是同义词，范围很大，内容很多。美国风湿病协会包括的风湿病种类就很复杂，中医的痹证包含也很广泛，概括地说它包括骨与关节疾病、结缔组织病、免疫缺陷病及其他系统疾病伴发的骨关节病变等。

为了讨论痹证，先复习一下文献。"痹"原作"畀"，原来没有病字首，后来形成一个病了，血脉、经络闭塞不通了，所以就加了一个病字头。《素问》里面就有 17 篇、81 处，《灵枢》也有 25 篇、90 处出现讨论痹的章节或字句。特别是《素问·痹论》和《灵枢·周痹》这两篇是专门对痹证的专篇论述，这对我们后世治疗痹证有很大的、深远的指导意义。比如《素问·痹论》里面讲："风寒湿三气杂至，合而为痹也。其风气胜者为行痹，寒气胜者为痛痹，湿气胜者为着痹。"一看就很清楚，条理很明晰，有病因、有症状而分成为三大类，这里要注意的就是这个"杂至"，风寒湿三气"杂至"。什么叫"杂至"？杂七杂八的、有前有后的、有多有少的，混合着在里面的叫杂至，所以这个杂字就很有意义，它就是说风寒湿三种邪气侵袭到我们身体，不是单独的来，有风、有寒、有湿，只是多和少的问题。比如，风气多的就是行痹，寒气多的就是痛痹，湿气多的就是着痹。因此不是一个单独的因素，仅仅风一吹就患关节炎的很少，其中必然有寒有湿，所以这个杂至的"杂"字古人用意是很多的，包括病因及症状都在里面，可以作为后世治疗痹证分类的一个参照。另外按病位可以区分为五体痹，就是皮痹（硬皮病）、肌痹（风湿性、多发性肌炎、皮肌炎）、脉痹（多发性大动脉炎——无脉症）、筋痹（坐骨神经痛、臂丛神经炎）、骨痹（类风湿关节炎、大骨节病、氟骨症、退行性关节炎）等。到了张仲景在《伤寒杂病论》里对痹证的因、证、脉、治有系统的精确的论述，比如《金匮·中风历节病脉证并治》就说："营气不通，卫不独行，营卫俱微，三焦无所御，四属断绝……假令发热，便为历节也。"这就说明了痹证首先是气血不通，卫气就不能够独行，营卫衰微了，三焦没有抵抗力了。四属主要指的是四肢，断绝不通了，如果还发热，就是历节，这是最早的历节病的论述。《金匮·脏腑经络先后病脉证并治》："五邪中人，各有法度，风中于前，寒中于暮，湿伤于下，雾伤于上；风令脉浮，寒令脉急，雾伤皮腠，湿流关节。"这一段就提到五邪，五种邪气中人，风中于前，风属阳邪，它中人总是在午前，这个前就是中午之前，也就是上午；寒中于暮，寒为阴邪，所以是晚上受了寒而得病的；湿伤于下，湿性重浊，湿性向下流注，所以湿伤于下；雾伤于上，雾是轻轻地飘于上面的。然后就风令脉浮，寒令脉急，雾伤皮腠，湿流关节。在仲景的书里进一步指出：汗出当风，饮酒汗出当风，汗出入水，或久伤取冷等，感受外邪，导致"风湿相搏"的病机，发而为痹。这个也是仲景提出的风湿相搏的病机，仲景提出了用桂枝芍药知母汤治疗风湿相搏的病。仲景对痹证创立了益气通阳、调和营卫、发汗利尿、通经活络等各种方法，比如用防己黄芪汤治风痹；用桂枝附子汤、白术附子汤、甘草附子汤、乌头汤治寒痹；用白虎加桂枝汤治热痹；用黄芪桂枝五物汤治虚痹；用桂枝加葛根汤或葛根汤治肌痹，这些都是我们后世医家广为应用的。

隋代的《巢氏病源》（《诸病源候论》）里对痹证论证了十余种证候，比如风湿痹候："风湿病之状（风湿病是我们祖先首先提出来的病名），或皮肤顽厚，或肌肉酸痛，风寒湿三气杂至，合而为痹，其风湿气多，而寒气少者，为风湿痹也。"辨证很明确。

唐代孙思邈的《千金方》提到了历节风的问题："夫历节风着人，久不治者，令人骨节蹉跎（类风湿关节炎、关节畸形都属于骨节蹉跎）……古今以来，无问贵贱，往往苦之（这是指不管你是有钱人、生活很好的人或者很贫苦的人、生活条件差的人都可以生这种病，而且这种病不容易好，十分痛苦），此是风之毒害者也。"所以这叫历节风，这就是对类风湿关节炎晚期症状的描述。王焘的《外台秘要》另立白虎病之名，对其病因、病机症状描述也很详细。

到了宋代，《太平圣惠方》和《圣济总录》对热痹证治有所突破，他除了选用生地黄、升麻、羚羊角、麦冬、石膏、大黄等苦寒甘寒的药品之外，还使用了较多的虫类药物。

金元时期，四大家均各有论述，但是他们受"古方不能尽治今病"的影响，强调辨证，反对机械地套用《和剂局方》，忽略了病名诊断都是以辨证、证候为主。朱丹溪在《丹溪心法·痛风》中指出："四肢百节走痛是也，他方谓白虎历节证，大率有痰、风热、风湿、血虚。"这个痛风还是指的类风湿关节炎、慢性风湿性关节炎这一类的疾病，这里主要指的是疼痛性的关节疾病，而不是今天所说的尿酸性关节炎的痛风，所以要注意区分。

明代孙一奎就对李东垣、朱丹溪舍"痹"而言"痛风"提出了异议，这个人敢于提出一些不同意见，并且强调这是"因名迷实、为害已久。"他讲不要随便定一个病名，如果把类风湿关节炎定为痛风是很不妥的。张景岳在《景岳全书·杂病谟·论痹》中指出痹证之治则："有寒者宜从温热，有火者宜从清凉；血虚血燥者，则非养血养气之不可。"这些总的来说还是很有原则的，而且很正确，就是寒者要用温热的药，有火的要用清凉的药，血虚血燥的就要养血养气。李士材在《医宗必读》里说得更具体一点："行痹以散风为主。"这就体现了他治疗行痹大体的意思，行痹当然以风为主，要散风，但是还应该佐以祛寒利湿。同时他提出"治风先治血，血行风自灭"，所以需要加以补血、活血的药物；治痛痹以散寒为主，要佐以散风燥湿，更应该参以补火之剂，大辛大温以释其凝寒之害；治着痹以利湿为主，而佐以祛风散寒，更需参以理脾补气，脾土强而能胜湿。我认为，李士材对《内经》的三痹治疗作了进一步的阐述，更加明确，让我们在治疗当中有所依据。故李氏用药章法，为后世所崇。

清代喻嘉言《医门法律》提出来："凡治痹证，不明其理，以风门诸通套漫施治者，医之罪也。"不要以为是风湿病都用祛风的药，那就错了，属于风门的汤方如不加以辨证细心的分析用药那就是错的。林珮琴在《类证治裁》里面重视补助真元，宣通脉络，使气血流畅而病自已。他是以扶正培本为主，正气充足了，就会推动血脉，这样就气血流畅。王清任在《医林改错》中提出："痹由瘀血致病（这是他首先提出来的，就是瘀血也能导致痹证）"，他列了一个身痛逐瘀汤，就是我们在治疗当中用活血化瘀的药来治疗痹证，他提出的比较明确。叶天士对痹久不愈者、迁延不愈者认为"久病入络"，倡用活血化瘀及虫类药物，搜剔宣通脉络，并指出："新邪宜速散，宿疾宜缓攻"，就是痹证的治疗，新受的外邪要尽快地把它宣散，把它透发出来；宿疾、久病应该缓攻，你不能猛攻，因久病多虚。"虚人久痹宜养肝肾气血"，这个非常明确，久病的人一定要养肝肾气血，这个治疗大法对我们临床有很重要的指导意义。吴鞠通在《温病条辨》中认为痹证"因于寒者固多，痹之兼乎热者亦复不少；误用辛温，其害立见。"他提出了即使寒证用温药，但如果有热象的话你就不能完全用温药，应该要加以辨证，误用辛温，其害立见。顾松园在《医镜》里认为热痹不仅由感受湿热之邪引起，风寒湿痹，他下面这句话也是很经典的："邪郁病久，风变为火，寒变为热，湿变为痰"，在临床上一些久病的患者、慢性的久病者，往往可以看到这种情况，邪郁病久，邪气如果在经脉当中时间久了就会日久生变，风可以变为火，风是属阳的，可以化火；寒气虽然是属阴的，但是如果寒积了、寒久了也能郁而化热；湿时间久了可以化为痰，因此，风寒湿都可以演变成为热痹。他提倡用通络活血、疏散邪滞、降火、清热、豁痰的治则，这对我们在治疗当中也是很有启发的。

概括起来，把病因归纳一下：一个是内因，肾阳亏虚，气血失调；一个是外因，即风、寒、湿、热，有外因再加上内因两者结合起来就会发病了。外邪袭踞经络，气血为邪所阻，壅滞经脉，留滞于内，痹痛乃作，不通则痛。

为此，我们在辨证论治的时候，必须抓住三大主症和三个环节，充分发挥中医药多层次、多环节、多途径、多靶点作用于机体的优势，才能取得较佳的疗效。不知从什么时候开始，医生分科越来越细，钻研越来越深，将来有的医生就变成了某些方面的单病医生，就只看一个病，别的病我看不了。现在提倡全科医生，因为患者来了以后，因为患者信任你才会找到你，你不能说我是搞心脏病的，脾胃病我不看。古代有一个笑话，古人射箭，射到肉里面去了，找到外科医生，外科医生说我只看外科病，内科我不看，他把露在外面的箭剪断后让患者去看内科，说明分科太细了也不好。另外一个现象就是我们现在中医叫内科医生，就是只重视内科，只会理法方药、辨证论治，其他的治疗方法我们就不管了。实际上我们的祖先都是兼通的，既用中医中药也用针灸推拿，还有外治等，要综合治疗。我们搞风湿病也深深地体会到，就只开一个方子让他吃药，不可能是立马就解决的，也要辅助外治的药，用针灸推拿等其他方法，才能提高疗效。

〔原载于《北京中医杂志》1992 年第 5 期，根据 2008 年 11 月在同济大学"中医大师人才培养项目"的讲课录音整理修订〕

从痹证三大主症谈用药经验

痹证是风湿类疾病的总称，包括类风湿关节炎、风湿性关节炎、强直性脊柱炎、痛风、骨质增生及坐骨神经痛等疾病。其共同特征均以关节疼痛、肿胀、拘挛僵直为三大主症。其病因、病机前已述及，兹不复赘，由于病情反复缠绵，施治颇感棘手，常非一般祛风、散寒、燥湿、清热、通络、止痛等法所能奏效。而且久痛多虚，久痛多瘀，久痛入络，久必及肾，故在治疗上需于常规辨治基础上，参用益肾培本、涤痰化瘀、钻透剔邪之品，庶可见效。兹就疼痛、肿胀、拘挛僵直三个主症，结合临床实践，谈谈用药经验。

一、疼痛

疼痛是痹证最主要的症状之一，如果能够迅速缓解疼痛，必然可以提高患者的信心，病情就容易趋向缓解。否则将会让患者失去信心，即使再服药，疗效也很慢，这个非常关键。根据疼痛的临床表现，可分为风痛、寒痛、湿痛、热痛、瘀痛，此五者只是各有侧重，往往多是混杂证型，难以截然分开。

（一）风痛

因"风者善行数变"，其疼痛多呈游走状，走注无定，所以《内经》称之为"行痹"。祛风通络以治其痛，是为正治。在辨治基础

19

上，轻者可以加用独活，因《名医别录》谓其"治诸风，百节痛风，无问久新者"，不论新病还是久病，只要是游走疼痛者，均可用独活。《本草正义》称："独活为祛风通络之主药……故为风痹痿软诸大证必不可少之药。"本品确有镇痛、抗炎、镇静、催眠之作用，用量以 20～30g 为佳，10g、15g 效果不佳，唯阴虚血燥者慎用，或伍以养阴生津之品，如当归、生地黄、石斛等，始可缓其燥性。或不用独活，改用海风藤 30～45g 亦佳，以其善解游走性疼痛。重症则宜选用蕲蛇，清代黄元御《玉楸药解》谓其"通关透节，泄湿祛风"；《本草纲目》称其"内走脏腑，外彻皮肤，无处不到也。"本品透骨搜风之力最强，乃"截风要药"；不仅善于祛风镇痛，而且具有促进营养神经的磷质产生之功，对拘挛、抽搐、麻木等症有缓解改善作用；还能增强机体免疫功能，使抗原、抗体的关系发生改变，防止组织细胞进一步受损，促使痹证病情之稳定，提高疗效。蕲蛇以散剂效佳，每次 2g，每日 2 次，如入煎剂需用 8～10g。因蕲蛇的价格很贵，所以一般用散剂 2g，患者容易接受。

（二）寒痛

因寒邪内阻经脉而致之疼痛，临床最为多见，受寒加剧，得温稍舒。由于寒性凝冱（hù 互，冻、塞也），主收引，故其疼痛剧烈，屈伸更甚。《内经》称之为"痛痹"，治宜温经散寒而止其痛。川乌、草乌、附子、细辛四味乃辛温大热之品，善于温经散寒，宣通痹闭，而解寒凝。川乌、草乌、附子均含乌头碱，有大毒，一般炮制后用，生者应酌减其量，并先煎 2 小时，以减其毒。李可老先生建议煎 3 小时，这样经过高温后，乌头碱一部分破坏了，一部分分解了，毒性大大减小，这一点很重要，切记。我治痛痹，常以川乌、草乌配以桂枝、细辛、独活等温燥之品，但须舌质不红，阴未伤，有寒凝者。川乌温经定痛作用甚强，凡寒邪重者用生川乌，寒邪较轻而体弱者用制川乌，因各人对乌头的耐受反应程度不同，故用量宜逐步增加。一般成人每日量由 10g 开始，逐步加至 30g 甚至 40g 才有效，我用到 18g 多有效，有效就不必再加量。而且与甘草同用，既不妨碍乌头的作用，又有解毒之功。草乌治疗痹痛之功效较川乌为著，重症可同时并用。对寒痹患者用川乌、桂枝、淫羊藿等品，有降低抗链球菌溶血素 "O"（抗链 "O"）、类风湿因子、血沉之效。我还常用许叔微《本事方》中之麝香丸治疗急性风湿性关节炎痛甚者，可获迅速止痛之效。方用生草乌、地龙、黑豆、麝香，研末泛丸如绿豆大，每服 7～14 粒，日服 1～2 次，黄酒送服，多在 3～5 日内痛止肿消。慢性顽固者，坚持服用，亦可获效。细辛入煎时一般用 8～15g。颜德馨老治疗关节疼痛喜用龙马自来丹，里面的主要药物是马钱子，其止痛作用很好，但少数人尤其体质不太好者使用该药有时出现抽筋现象。可喝点冷的稀粥很快会缓解，或喝绿豆汤也可以。

（三）湿痛

肢体有重着之感，肌肤麻木。由于湿性重浊，故《内经》称之为"着痹"。治当健脾化湿，参用温阳之品。湿去络通，其痛自已。生白术 45g、苍术 15g、熟薏苡仁 30g、制附子 15g，具有佳效。或用钻地风、千年健各 30g，这两味药善祛风渗湿，疏通经脉，以止疼痛。

（四）热痛

多见于痹证急性发作期，或邪郁已久而化热者，其关节红肿热痛，得凉稍舒，伴见发热、口干、苔黄、脉数等一派热象。常用白虎加桂枝汤为主随症加减，热盛者加寒水石 30g、黄芩 15g、龙胆草 10g；湿重者加苍术 15g、蚕沙 20g；痛甚者加乳香、没药、延胡索各 10g 或六轴子 2～3g 等。六轴子能镇痛、镇咳，效果很好，过去经常用治小孩的百日咳，曾拟"五子定咳汤"，即天竺子、六轴子、黄荆子、车前子、白苏子，也用于顽固性咳嗽。六轴子为杜鹃花科植物闹羊花（羊踯躅）的种子，苦温，有剧毒，善于祛风止痛、散瘀消肿，对风寒湿痹、历节疼痛、跌打损伤、痈疽疔毒有著效，不仅能散瘀消肿，尤长于定痛，骨伤科多喜用之。尝取其加于辨治方中，以镇咳、定痛颇为应手，对于风寒湿痹之痛剧者，尤为合拍。但此品有剧毒，用量宜慎，煎剂成人每日用 1.5～3g，量由小到大；如入丸、散剂，每日不超过 0.3～0.6g（小儿用成人量的 1/3）；体弱者忌服。在此方中配以寒水石，可加强疗效。寒水石辛咸而寒，入肾走血，历代认为功擅清热降火、利窍、消肿，主治时行热病、积热烦渴、吐泻、水肿、尿闭、齿衄、烫伤等。今移治热痹之热盛而关节灼热肿痛者每获良效，且用后其抗链球菌溶血素"O"、C 反应蛋白、类风湿因子、血沉均趋下降，乃其善于清泄络中之热之功也。常规用药收效不著时，加用羚羊角粉 0.6g，分 2 次吞服，可以奏效。但羚羊角粉有人每日用 0.6g 可能效不大，改为每次 0.6g，每日 2 次，效果就很好。黄宫绣《本草求真》明确指出羚羊角："历节掣痛，羚羊角能舒之。"因为价钱贵，为了降低患者负担可以用山羊角或水牛角 30g 代用，也有一定效果。关节红肿热痛，如仍不解者，可服用犀黄丸，当能挫解。有时加用知母 20g、寒水石 30g 也有效，因其不仅能清络热，并善止痛。倘同时外用芙黄散（生大黄、芙蓉叶各等分研细末），以冷茶汁调如糊状，取纱布涂敷患处，每日一换；或用透骨草（鲜凤仙花茎叶）洗净捣烂外敷于肿痛部位，可以加速消肿止痛，缩短疗程，效果也很好。

（五）瘀痛

久痛多瘀，凡顽痹久治乏效，关节肿痛，功能障碍，缠绵不愈者，多是病邪与瘀血凝聚经隧，胶结难解，即叶天士所云"络瘀则痛"是也。常规用药，恒难奏效。必须采取透骨搜络、涤痰化瘀之品，始可搜剔深入经隧骨骱之痰瘀，以蠲肿痛。而首选药品，则以蜈蚣、全蝎、水蛭、僵蚕、䗪虫、天南星、白芥子等最为合拍。凡是瘀痛，有痰瘀胶结者用这几味药，再加上辨证的药，疗效较佳。全蝎、蜈蚣服散剂疗效比较好。水蛭要用生的，不要用炮水蛭，因炮水蛭经过热炒，有效成分减少了。其中天南星之功，甚值一提：生天南星苦辛温有毒，制则毒减，我很少用生天南星。该药能燥湿化痰，祛风定惊，消肿散结，专走经络，善止骨痛，对各种骨关节疼痛具有佳效。《神农本草经》之"治筋痿拘缓"，《开宝本草》之"除麻痹"，均已有所启示。就类风湿关节炎来说，在体液免疫异常方面，滑膜组织有大量淋巴细胞、浆细胞、巨噬细胞及肥大细胞等集聚；类风湿因子无论是 IgM、IgG、IgA，大多在关节内部产生，这些病理变化，似与痰瘀深结经隧骨骱之机制颇为吻合，南星专止骨痛，是颇有深意的，其用量制南星可用 30～60g，但要煎煮 1 小时。

二、肿胀

"湿胜则肿"，这是关节肿胀形成的主要原因。早期可以用祛湿消肿，但病程日久则由湿而生痰，终则痰瘀交阻，肿胀僵持不消，必须在祛湿的同时参用涤痰化瘀，才可以奏效。关节痛而肿者症情较重，凡见关节肿胀者定有湿邪，其肿势与湿邪之轻重往往有相应的关系。如果肿势不消，湿邪内停，黏着不去，以致气血不畅、痰凝、血瘀三者胶结，附着于骨，则导致关节畸形。正如《素问·生气通天论》所述："阳气者精则养神，柔则养筋，开阖不得，寒气从之，乃生大偻。"沈金鳌也说："久则骨节蹉跎。"都是指的晚期的类风湿关节炎的情况。通常而言，"伤科治肿，重在化瘀；痹证治肿，重在祛湿。"但是祛湿与化瘀的药同时并用，相得益彰，可以提高疗效。我们对于早期的肿胀，常用二妙[1]、防己、泽泻、泽兰、土茯苓等治湿消肿。中后期则需参用化痰软坚的半夏（一般用生半夏，加几片生姜一同煎，可以解半夏的毒）、制南星、白芥子和消瘀剔邪的全蝎、水蛭、䗪虫、乌梢蛇等。此外，七叶莲长于祛风除湿、活血行气、消肿止痛，并有壮筋骨之效；刘寄奴、苏木、山慈菇均擅消骨肿，亦可选用。刘寄奴这个药有个特效，治疗前列腺增生、前列腺炎效果很好，一次用30g，再配合王不留行15g，加在辨证论治的药里面治疗前列腺炎非常有效。我那本《用药经验集》里有这个病例介绍：湖南长沙有一个工程师，他退休了买点中医书看看，碰巧他的岳父得了前列腺增生，小便尿不出来，到医院里去要导尿，导尿的几天老人很不痛快，让他手术又不愿意。这位工程师看到书上说治前列腺增生小便不通的方子一共七味药，他就抄了，到药店里配药给他岳父吃，上午吃，下午小便尿出来了，老先生说中医真了不起，结果连吃七剂，小便恢复正常了，说明刘寄奴治前列腺增生是有显效的。

三、僵直、拘挛

僵直、拘挛是痹证晚期之征象，不仅疼痛加剧，而且功能严重障碍，生活多不能自理，十分痛苦，所以我以"顽痹"称之。此时应着重整体调治，细辨其阴阳、气血、虚实、寒热之偏颇，而施以相应之方药。凡关节红肿僵直，难以屈伸，久久不已者，多系热毒

---

〔1〕 二妙即黄柏、苍术。

之邪与痰浊、瘀血混杂胶结，在清热解毒的同时，必须加用豁痰破瘀、虫蚁搜剔之品，方可收效。药如山羊角、地龙、蜂房、蛴螬、水蛭、山慈菇等，能清热止痛，缓解僵挛。如果肢节拘挛较甚者，除了以上的药物，再加蕲蛇粉、穿山甲、僵蚕等，配合用效果还是可以的。如果属风湿痹痛而关节拘挛者，应重用宽筋藤，顾名思义，它能使痉挛的筋肉放宽松开，一般可用30～45g。偏寒湿者，重用川乌、草乌、桂枝、附子、鹿角片等。此外，青风藤、海风藤善于通行经络，疏利关节，有舒筋通络之功，与鸡血藤、忍冬藤等同用，不仅养血通络，而且能舒挛缓痛。凡是见到肌肉萎缩者，要重用生黄芪、生白术、熟地黄、蜂房、石楠藤，这种病情黄芪就要加大剂量了，50g、80g、100g，生白术也要用大量，20g、30g没有用，最少要用到50g以上，熟地黄用到30g，蜂房15g，石楠藤30g，并且加用蕲蛇粉，每次3g，每日2次，收效较佳。

以上诸症在辨治时，均需参用益肾培本之品，药如熟地黄、淫羊藿、仙茅、肉苁蓉、补骨脂、鹿角片、巴戟天、鹿衔草等，以期标本同治，提高疗效。待病情缓解稳定后，还需继续服用益肾蠲痹丸半年以上，始可巩固疗效，防止复发。

〔原载于《北京中医杂志》1992年第5期，2014年根据2008年11月同济大学"中医大师人才培养项目"讲课录音整理修订〕

在痹证治疗中应抓住三个环节

痹证相当于现代医学骨与关节和部分结缔组织一类疾病，由于痹证患者往往阳气先虚，外邪遂乘虚而入，袭踞经隧，气血为邪所阻，壅滞经脉，留滞于内，痹痛乃作。在辨证论治时，必须抓住以下辨证与辨病、扶正与逐邪、通闭与解结三个环节，充分发挥中医药多层次、多环节、多途径、多靶点作用于机体的优势，始可取得较佳的疗效。

一、辨证与辨病

辨证论治是中医学的临床特色。但如果在辨证的同时，又考虑辨病，有针对病的用药，那结果必然能够提高临床疗效。也就是中医辨证论治和现代医学有关病的认识结合起来，这样可以帮助我们拓宽思路，能够在考虑方药的时候更加全面。

痹证的辨证，一个是实证，一个是虚证。实证无非是风、寒、湿、热、顽痰、瘀血，虚证方面不外是脏腑、气血、阴阳亏虚。反映了不同疾病的共性，虚补实泻，乃施治大法。

在辨病方面，疾病有自身的病理特点，每一个病都有自己独有的特点，不同疾病还存在特定的个性。比如类风湿关节炎有类风湿关节炎的特点，强直性脊柱炎有强直性脊柱炎的特点，硬皮病有硬皮病的特点，所以每一个病都有每个病的特点，这就要按照每个病的特点针对性地用药，疗效才能提高，假如泛泛而论，都同用祛风、散寒、除湿，那就不可能取得满意的疗效。

比如类风湿关节炎（RA）属自身免疫性疾病，凡是类风湿关节炎都要用淫羊藿、露蜂房调节机体免疫功能，这两味药是有效的。但有的患者为什么没有用这两味药呢，因为在活动期，有发热，这时候暂时不用，等热度退了，淫羊藿、露蜂房是必须要用的。对血沉、免疫球蛋白、类风湿因子、C反应蛋白增高而呈风寒湿痹表现者，我们多选用川乌、桂枝温经散寒。对湿热痹表现者，多选用萆草、寒水石、虎杖来清泄内热。我们在临床可以碰到，在辨证用药的情况下，有选择性的加了这些药物，不仅可以改善临床症状，对降低这些指标都有较好的疗效。从病理变化来说，滑膜炎是RA的主要病变，滑膜细胞显著增生，淋巴细胞和浆细胞聚集，滑膜内血管增多，肉芽组织形成，血管内皮肿胀呈血管炎表现，相似于现在的瘀血阻络的病机。实验也证明，采用活血化瘀药，能够抑制滑膜的增生和血管翳的形成，阻止RA滑膜炎症的进展和骨质侵袭，动物实验和临床实际是颇为吻合的。在辨证的时候我们经常参用当归、赤芍、丹参、水蛭、䗪虫、红花等活血化瘀药，确实能提高疗效。化瘀药还有改善软骨细胞功能，促进新骨生成及修补的功效。"久必及肾""肾主骨"，因此凡是骨与关节疾病都要加一些补肾药如熟地黄、补骨脂、骨碎补、肉苁蓉、鹿角胶、桑寄生等，对RA及强直性脊柱炎的骨质破坏、骨质疏松不仅有修复作用，而且能巩固疗效，防止复发。最近我参用辛夷，因为辛夷治疗风湿病很好。我看到日本木村正康氏报道："辛夷的有效成分对RA引发内皮细胞多种反应的细胞因子具有明显的抑制作用，而且可控制血管增生及滑膜细胞增殖，从而控制 RA 病情进展，它的效果不仅不次于氢化可的松，而且还具有对慢性炎症，尤其是对关节滑膜炎等选择性作用的优点。"他这样一说，辛夷确实是治疗风湿病很好的药。我最近翻了一些文献也发现一些印证的线索，比如《神农本草经》提到"主五脏身体寒热风"，就是说辛夷，它不仅能治疗过敏性疾病，它还治疗五脏身体寒热风。在《名医别录》里也提到"温中解肌，利九窍"，《日华子本草》讲它能够"通关脉……瘙痒（抗过敏）"。所以这个药我们后来在治疗类风湿病的时候，适当地加了一些，用 10g 或 15g，疗效一般。用至 20g 疗效就显著了，与用药的剂量还是有很大关系的。再谈一些骨关节病的其他药物，比如增生性关节炎，常用骨碎补、补骨脂、鹿衔草、威灵仙延缓关节软骨退变，抑制新骨增生，同时，对于颈椎增生我们要用大剂量的葛根，最少 30g，有时候用到 40g、50g，没有问题。腰椎增生加用续断，以引诸药直达病所。痛风性关节炎属代谢障碍性疾病，常用大剂量土茯苓、萆薢、威灵仙，这三味药降低血尿酸指标是比较快的。但土茯苓的量要用得大一点，一般用 40g 以上，我们研究这三个药物的作用，总结起来土茯苓可以用 120g、150g，当然，各人有各人的经验，好多东西值得我们学习。萆薢一用就用 20g、威灵仙用 30g。曾有位患者的 X 线片就是痛风结石，这个人长期喝酒，他说我从十七八岁就开始喝酒，到来找我看病的时候是 56 岁，他说我喝了几十年的酒，不喝酒哪能行啊。我说你的手现在这个样子影响你的劳动工作你还要喝酒啊？他叹了一口气说不喝酒就能把病治好？我说你不喝酒我可以把你的病治好，如果你继续喝酒恐怕就治不好，他最后下决心忌酒。酒和痛风结石很有关系。强直性脊柱炎，是一个督脉上的疾病，所以要用一些强壮督脉的药物，比如鹿角、蜂房、炮穿山甲、制南星、蕲蛇这些药物活血通督、软坚散结、除痹起废。制南星善治骨痛，是很有效的药。另外，对长期使用激素的患者，在逐渐减量的同时，给予补肾治疗，如穿山龙、地黄、淫羊藿等药物，就可能尽快撤除激素，防止反跳。我们在患者应用这些药时发现，凡是长期用激素的患者就可以加用，但这些药一定要吃两个星期，两个星期后开始逐步地将激素减量，最后就撤除了。

总之，辨证论治和辨病论治密切结合，对于研究疾病与证候的关系，探索临床诊治的规律，扩大治疗思路，提高临床疗效，都是很有意义的。

二、扶正与逐邪

痹证的治疗原则，不外寒者温之，热者清之，留者去之，虚者补之。如果初起或病程不长，风寒湿痹，当以温散、温通为正治；湿热痹则以清热利湿为主。久病则邪未去而正已伤，久病耗伤气血津液，故证候就错综复杂，比如说久病多虚，久痛入络，久病亦多痰瘀、寒湿、湿热互结，如此则邪正混淆，胶着难解，不易取效，那怎么办呢？应该以攻不伤正、补不碍邪为基本指导思想。张介宾说："痹证大抵因虚者多，因寒者多，唯气不足（这个气是正气不足），故风寒得以入之；唯阴邪留滞，故筋脉为之不利，此痹之大端也。"这几句话把痹证的病因病机，尤其是痹为顽症，迁延难愈的特点都说出来了。我们也体会到，痹证的形成，与正气亏虚密切相关，就是一开始初起，也要充分顾护正气。因为"邪之所凑，其气必虚"。因此，我提出"益肾壮督治其本，蠲痹通络治其标"。益肾壮督提高机体抗病能力，使正胜邪却。蠲痹通络，多辛温宣散，走而不守，药力难以持久。通过益肾壮督，使药力得以加强，疗效得以延长。我认为"益肾壮督"有两个主要意义：一是补益肝肾精血；二是温壮肾督阳气。阴充阳旺，自然可以祛邪外出，也可御敌不致再侵，何来反复发作？筋强骨健，必然关节滑利，客邪不会留注不去，痰浊瘀血无由而生，何患顽疾缠绵不愈？所以益肾壮督是痹证治疗中首要考虑的，这样可以防止复发，可以使迁延难愈的痹证得到根本的治疗。当然，"益肾壮督"仅仅是扶正固本，以利祛邪的重要治法，顽痹也并非仅用一法而治，而是根据临床实际需要，采用两种、三种或者更多的方法合用，疗效才好。比如"益肾蠲痹丸"就是融汇了益肾壮督、养血祛风、散寒除湿、化瘀通络、虫蚁搜剔诸法于一炉而组方遣药的。这个方子你们可以分析一下里面有七种虫类药，哪一种是养血的、温经的、散寒的、蠲痹的、通络的、消肿的、止痛的。我们1983年就与中国中医研究院基础理论研究所合作，由该所病理室以Ⅱ型胶原与不完全福氏佐剂对大鼠注射，加上寒湿因素，让大白鼠在冷水里面爬来爬去，3～5天以后就可以发现大鼠毛发失去光泽，懒动，体重也减轻了，7～15天以后可见滑膜细胞增生，滑膜组织中纤维素渗出，胶原纤维增生，炎性细胞浸润，软骨细胞扁平层脱落，甚至全层缺损。45天后就发现部分动物软骨中骨损伤，但心、肝、肾、胰、十二指肠、空肠、直肠、肾上腺均未见病理病变。滑膜组织中查出IgG抗体、脂酶阳性细胞增多，从病理形态等方面证明了这个病理模型类似人类类风湿关节炎。在病理模型动物出现骨质损害后，分成两组：一组用常规治疗类风湿关节炎的一些中药，结果没有能控制病变进展；一组用我们研制的"益肾蠲痹丸"喂饲，能使滑膜组织炎性细胞及纤维渗出减少，胶原纤维减少，软骨细胞增生修复、脂酶阳性细胞下降，使实验性类风湿关节炎的病理变化得到显著改善。从疗效观察方面，反证了这个模型与人类类风湿关节炎极为近似，也揭示了温阳补肾、搜风剔邪法对实验性类风湿关节炎有较好的疗效。在临床上我们得到了同样的效果。过去认为类风湿关节炎的骨质破坏是不可逆的，但通过病理实验和临床观察证明，中药"益肾壮督"治本，"蠲痹通络"治标，就能阻止骨质破坏的进展，并使其大部分得到修复。诺贝尔医学奖基金会主席诺罗顿斯·强博士在中国中医研究院参观时，看到该病模骨质破坏及修复之照片时，赞叹道："这是中国传统医学之奇迹，真了不起，值得好好地研究。"这个病理模型成为中国中医研究院对外一个很有力的中医中药疗效的证明。益肾蠲痹丸经过临床观察，临床治愈率达到 33.5％，显效率为 41％，好转率为 22.5％，总有效率为 97％。除了少数患者原来有胃病服后觉胃脘不舒服，胃有点胀，还有极个别过敏的患者吃了以后有皮肤瘙痒感，这两种情况我们在汤药里面加了一点药，胃部不舒服的加一点徐长卿 15g、凤凰衣 10g 就行了；皮肤瘙痒者一般加地肤子 30g、白鲜皮 30g，服后瘙痒的感觉没有了。目前还没见到那些特殊的，引起药疹的情况，也没有其他不良反应。这个药在 2004 年作为国家"十五"重点科技攻关课题"类风湿关节炎治疗研究"，经过国家中医药管理局的检索筛选，认为"益肾蠲痹丸"是当前中成药中唯一有修复骨质损害的药品，被列为与西药对照的中成药，这个药对临床弘扬振兴中医起了作用。在防止骨关节破坏、阻止 RA 进展方面，经统计学处理 $P<0.05$。2005 年该丸被国家中医药管理局列为中医药科技推广项目。这是一个总的概括，下面是几张我常用的方子。

顽痹，包括类风湿关节炎、慢性风湿性关节炎以及其他关节慢性疼痛性的疾病，用自拟温经蠲痹汤，基本方：

当归 10g	熟地黄 15g	淫羊藿 15g	川桂枝 10g
炙乌梢蛇 10g	鹿衔草 30g	制川乌 10g	甘草 5g

【加减】游走性疼痛的，风胜者加青风藤、钻地风以祛风。湿胜者加苍白术、生熟薏苡仁健脾利湿。关节肿胀明显者加白芥子、穿山甲、泽兰泻，湿胜则肿，利水要用泽兰泻，泽兰是活血的，泽泻是利湿的；穿山甲软坚散结，白芥子有消肿的作用。寒胜者加制草乌，舌质不红、舌体比较胖的，脉不数，这种情况之下用一点川乌、草乌，我一般选用的是制川乌、制草乌，少数人吃了没有用，还是疼痛，还是怕冷，这时就用生的，但是要先煎 2 小时，然后再加其他的药物。我给一个患者开方子，用生川乌、生草乌，从 8g、10g、12g，都无效，最后用到 18g，效果出现了，说明剂量很重要，但不能孟浪。我的女儿她现在就经常用生川乌、生草乌，用的剂量是15g、20g，我就说你要当心啊，她说没事的，她用了这个量没问题，就胆大了。在发挥中医中药作用方面，我认为剂量是值得注意的一个方面，剂量小了没有效。我们现在有好多中医同道开的方子，患者拿方子来，我说这个方子开得很好，但为什么用起来没有效果，我说可能是剂量稍微轻了一点，我建议再加一点量，加了以后就有效了。就像吃饭一样，这个人要吃两碗饭才会饱，但是你只给他一碗，他没有吃够，还是没有饱，没有解决饥饿的问题。所以剂量一定要足，剂量一定要掌握好。疼痛剧烈者加炙全蝎或炙蜈蚣，我们将全蝎蜈蚣研成的药粉做成的胶囊，称蝎蚣胶囊，一次服 4 粒，每日 3 次，止痛、消肿的效果比较好。

制南星擅治骨痛，古人早就提出来了，所以我遇到关节疼痛厉害的都用制南星，当然我不是用生的，用的是制南星。制南星的剂量 10g、15g、20g 不起作用，最少 30g，我一开始第一次给人开的是30g，第二次还疼，发现有点小效果，不显者就用 35g，第三次来40g，最后加到 50g，到 40g 以后发现效果就比较好了。像强直性脊柱炎的患者在床上疼得翻身都翻不过来，加了制南星，一开始就用40g，确实是好，也不反复，所以药物的剂量要用得恰到好处，就能发挥它应有的作用，最后我们用到 60g。像我们病房里年轻的医生他们胆大，有一次我去查房，一查用了 80g，我说谁敢用到 80g，他说患者用了 60g 以后效果还不是很明显就加了。我说对不起，你就到此为止，不能再加了，将来出了问题要负责的，我只负责加到 60g，所以剂量的问题一定要控制好，要防止意外发生。以效为度，不能乱加，你不能一看无效就加。

刺痛者，一定有瘀血，可加䗪虫 10g、三七粉 5g（分两次冲服）、延胡索（一定要醋炒，醋炒的延胡索生物碱溶解度提高，不是醋炒的就不行）30～50g；环形红斑或皮下结节者，都是营血有热，要加水牛角、赤芍、牡丹皮凉血、散积。体虚者淫羊藿加至 20～30g，并加炙蜂房；气血两亏者加黄芪、党参。若病久失治，而导致了阴阳气血亏损，病邪深入经隧骨骺，正气既已不足，诸邪混杂，更难剔除，筋骨损害，疼痛持续，这时候应当扶正与逐邪并重。扶正不仅着眼于气血，更要考虑督脉与肾，既要补养气血，又要强壮肾督，因为肾主骨，而督脉总督一身之阳也。我们常用黄芪、当归补气血；淫羊藿、鹿角片、地黄、蜂房补肾督；逐邪则用全蝎、蜈蚣、水蛭、䗪虫之类虫蚁搜剔之品，配合川乌、桂枝之温经散寒；苍术、薏苡仁、萆薢之健脾除湿；使得正气充足，邪无容身之所，则阳得以运，气得以煦，血得以行，而顽疾斯愈矣。

【病例 1】 杨某，女，28 岁，纺织工人。

初诊：4 年前产后因过早下冷水操持家务，随后两腕、肘、膝关节疼痛增剧，难以忍受，而来院诊治。顷诊，面色少华，神疲乏力，两腕、肘、膝关节无红肿，遇寒疼痛加剧，得温则舒，气交之变疼痛更甚。血检：血沉 34mm/1h 末，抗链球菌溶血素 "O" 500U，苔白腻，脉细濡。此乃气血两亏，寒湿入络。治宜补益气血，散寒逐湿。处方：

制川乌 10g	川桂枝 8g (后下)	生黄芪 30g	当归 12g
淫羊藿 15g	生薏苡仁 20g	苍术 12g	徐长卿 15g
炙蜂房 10g	炙全蝎 3g (研粉分 2 次吞服)	甘草 5g　5 剂	

二诊：服上药后疼痛增剧，此非药证不符，乃痹闭欲通之佳象，苔薄白腻，脉细。前法继进之。

（1）上方 5 剂。

（2）取上方 1 剂，浓煎成 250mL，加 1‰尼泊金防腐，电离子导入，每日 1 次。

三诊：上药加电离子导入后，关节疼痛白昼已明显减轻，唯入暮后关节仍痛，但能耐受，苔腻已化，脉细。此气血渐通，阴阳违和之象。继当原法进之。上方 5 剂。

四诊：经治关节疼痛渐平，下冷水已不感疼痛。血沉降为 20mm/1h 末，患者甚为欣喜。予益肾蠲痹丸 250g，每服 6g，每日 2 次，餐后服，巩固之。

【按】 病已 4 年，得之产后劳作，长期接触冷水，来诊时面色欠华，神疲乏力，气交之变，疼痛更甚（此亦虚象），故用黄芪、当归、淫羊藿、蜂房等补益强壮之品以扶正，桂枝、川乌、薏苡仁、徐长卿等散寒祛湿药以逐邪。

【病例2】周某，男，68岁，退休工人。

初诊（1999年11月26日）：双侧腰腿疼痛，麻木2个月，不能行走，邀请出诊。顷见口干，便秘，舌质红、苔薄黄，脉弦，一派阴伤内热现象。CT示：①L_4～L_5椎间盘膨隆退变；②L_3～L_4，L_5～S_1椎间盘突出；③L_2～S_1椎管轻度狭窄；④椎体及小关节增生退变。这是老年性的疾病，为肾督亏虚之骨痹，予益肾壮督通络之剂。处方：

生地黄 15g	熟地黄 15g	全当归 20g	鸡血藤 30g
豨莶草 30g	炒延胡索 30g	补骨脂 30g	骨碎补 30g
炙乌梢蛇 10g	露蜂房 10g	炙䗪虫 10g	赤芍 15g
白芍 15g	甘草 6g	全瓜蒌 30g　10 剂	

另：浓缩益肾蠲痹丸 4g×30 包，每次1包，每日3次，餐后服。嘱卧硬板床休息。

二诊（12月9日）：药后疼痛大减，能自行上下楼梯，能自行来门诊。诉口干、便秘已除。舌质仍红，说明阴伤尚未恢复，里有内热。苔薄黄，脉细小弦。仍以上方加川石斛养阴血，桑寄生、川断补肾督。14剂。丸药继服。

三诊（2000年1月25日）：服药后疼痛已除，活动自如，唯足趾麻木，夜间下肢小腿腓肌有点痉挛，有时便秘。舌红还未完全消退，说明阴伤较深，经进一步询问，知道他烟酒不离手，晚上还要喝酒，热毒伤阴，劝其戒酒戒烟。苔黄腻，脉细弦。气血不畅，络脉欠利，营阴亏耗，续当调气血、和络脉、养阴液。改拟下方续治：

生白芍 30g	豨莶草 30g	伸筋草 30g	全瓜蒌 30g
鸡血藤 30g	生地黄 30g	生薏苡仁 30g	宣木瓜 15g
葛根 15g	炙乌梢蛇 15g	炙䗪虫 10g	炙蜂房 10g
川石斛 20g	全当归 10g	桃仁 10g	红花 10g
甘草 6g　14 剂			

四诊：诸症均除，黄腻苔亦退，舌质也不那么红了。予浓缩益肾蠲痹丸每次 4g，每日 3 次，餐后服，连服 3～6 个月以资巩固。烟酒已戒除，随访一年多未见复发。

【按】椎间盘突出症一般按寒湿痹或腰腿疼治疗，我对此首先注重肾虚退变之内因，因肾虚局部气血不畅而致椎间盘及纤维环退变，椎管内骨质增生，导致椎管狭窄，加之久坐、弯腰工作，更增加其病变程度；其次本病的外因多为感受寒、湿之邪使局部气血不得流通，络脉痹阻，而且骨质增生对周围组织的压迫又加重了络脉痹阻这一病理改变，此两者相互作用，使纤维环这原本血供就少的组织代谢更加减慢，退化加速，弹性日渐减退；故一旦遇负重、弯腰、蹦跳或极小的扭身等诱因，均可使纤维环破裂髓核突出，压迫神经根或脊髓而诸症峰起。根据它的病因病机、临床表现，无疑属于骨痹、顽痹范畴，以补肾、壮督为主：用生熟地黄、补骨脂、骨碎补、桑寄生、炙蜂房、川续断；同时针对病变予以祛瘀通络，蠲除痹着，益肾蠲痹丸及乌梢蛇、䗪虫、桃仁、红花、豨莶草等，祛瘀通络，宣痹止痛；疼痛甚者选用延胡索、当归、赤白芍，活血定痛；偏寒者加制川、草乌；偏气血虚者加黄芪、党参以补气养血，如是扶正与逐邪并进，方能达到满意的疗效。当然，有些重症患者，必须综合治疗，如配合针灸、推拿、牵引等。至于活血化瘀的使用，我认为只要有瘀血存在的表现，例如舌紫，瘀阻经脉，舌质颜色加深，嘴唇也比较紫，脉象较涩，对这些病，正是因为络脉不通了，气血瘀滞了，所以活血化瘀的药都应该用。即使脉象、舌苔并没有瘀证表现的时候，也可按照这个病的病理改变，认为必有瘀阻，故虫蚁之通瘀搜剔亦必不可少。

三、通闭与解结

痹者闭也，其初起经脉即为风寒湿热之邪阻遏，症见关节疼痛、肿胀、重着、屈伸不利，所以观其征象，寒者热之，热者寒之，是为正治，此间还须突出一个"通"字，即流通经络气血之谓。风寒湿痹，当祛风、散寒、逐湿，必温而通之，就是在祛风、散寒、逐湿的时候也要温而通之。即使正虚，选药如地黄、当归，亦具流通之性，当归为血中气药，地黄在《神农本草经》中亦言其"逐血痹"，非同一般呆补之品。热痹虽然以"热者寒之"为基本原则，但痹证的病理特点是"闭"，虽为热邪入侵，亦须致气血痹阻始能发病，如果单纯地用寒凉清热的药，则不能流通气血，开其痹闭。故治热痹，多用苦辛寒方，辛即辛通也。我过去曾经在《中医杂志》上发表文章提出了热痹要佐用热药，这样效果才会更好，并不是热痹全部用清热凉血的药。《金匮要略》白虎加桂枝汤，也多援用于痹证发热、关节肿痛；《圣济总录》热痹门五方，有的是以犀牛角、羚羊角配羌活、桂枝，或以生地黄配附子，或以芍药、玄参、麦冬配羌活、桂枝。叶天士治热痹，在《临证指南医案》中石膏配桂枝的有三个案例，羚羊角配桂枝共六例，这都是很好的范例。我治热痹常佐以温通之品如制川、草乌及桂枝等。对风寒湿郁久化热证，曾经制了一个"乌桂知母汤"，方以川桂枝和制川、草乌配生地黄、知母、寒水石。在寒水石与石膏选用上，我比较喜欢用寒水石，很少用石膏。因为考寒水石与石膏，均味辛、大寒，味辛能散，大寒能清，两药均清热泻火，除烦止渴。然而寒水石味咸，入肾走血，所以不但能解肌肤之热，又可清络中之热，肌肤、血络内外皆清，较石膏更胜一筹。更以知母清阳明之热，生地黄凉血滋阴，佐以乌头、桂枝温经开痹，入营达卫，运用多年，疗效较佳。至于温热药与清热药之药量比例，应因证制宜。如风寒湿痰瘀阻络，郁久有化热的趋势，症见除关节疼痛、肿胀的局部症状外，主要鉴别点为舌红、口干、苔燥或苔薄白罩黄。凡见上述任一表现，就在乌桂知母汤中调整桂枝、知母用量，以防郁热萌起，桂枝减量用 6g，知母加量用 10～15g，因为它已经化热。寒湿痰瘀郁久化热时，除关节症状外，主要鉴别点为口干而苦，口干欲饮，舌红、苔黄。这种情况就是热偏重了，就用这个汤变通，桂枝、乌头剂量减少，配知母、寒水石、地龙、土茯苓剂量加大，剂量根据寒热进退而增减。对寒象重而热象轻的，关节虽灼热，但仍以温为适者，临床当中经常遇到，就是关节虽是灼热的，但是你把冷的东西放上去他感觉不舒服，还是要盖一点东西在上面才感觉舒服，说明这个热不太重。所以还是要用川乌、草乌，一般制川草乌各用 10g，川桂枝用 10～15g，清热药选用土茯苓 45g、知母 10g。如寒热并重的，温药用量同前，清热药选寒水石 20g、广地龙 10g、忍冬藤 30g。对寒象轻，热象重者，制川草乌的用量就要小了，各用 6～8g，川桂枝 6g。清热药除甘寒清热外，还加用黄柏、龙胆草、大黄以苦寒直折。这种是真正的热证，就是温性的药剂量用得比较小，苦寒的药用得比较多，黄柏一般是 10～15g，龙胆草 10g，大黄 10～15g。如果热痹兼见脾虚者，加用肉桂、干姜以温中运脾；如兼见发热，血沉、抗链球菌溶血素"O"增高，可加葎草、虎杖、青风藤，既退热又降血沉、抗链球菌溶血素"O"；如大便秘结，大黄可用至 15g。这里举 3 个病例。

【病例 1】杨某，女，33 岁，工人。

初诊（1986 年 4 月 5 日）：去年 10 月开始周身关节疼痛，怯冷恶热，血沉 147mm/1h 末，经常发热（37.5～38.2℃），一度怀疑为红斑狼疮，但未找到 LE 细胞，嗣查类风湿因子（+），乃确诊为类风湿关节炎。用抗风湿类药物无效，长期服用地塞米松（每日 3 片）以缓其苦。目前关节肿痛、强硬，晨僵明显，活动困难，生活不能自理，面部潮红虚浮，足肿，腰痛，尿检蛋白（＋＋～＋＋＋），苔薄黄，舌质紫，脉细弦。郁热内蕴，经脉痹阻，肾气亏虚，精微失固。治宜清化郁热，疏通经脉，益肾固下。处方：

生地黄 45g	赤芍 10g	当归 10g	炙䗪虫 10g
炙蜂房 10g	制川乌 10g	炙乌梢蛇 10g	鸡血藤 30g
白花蛇舌草 30g	淫羊藿 15g	苍耳子 15g	甘草 3g　10 剂

二诊（4 月 27 日）：药后热未再作，关节肿痛显著减轻，乃又自行继服 10 剂。目前已能行走，自觉为半年来所未有之佳象。复查血沉已降为 60mm/1h 末，尿蛋白（＋）。效不更方，激素在递减。原方生地黄改为熟地黄 30g，10 剂。益肾蠲痹丸 3 袋，每次 6g，每日 3 次，餐后服。

三诊（5 月 10 日）：症情稳定，血沉已降为 28mm/1h 末，类风湿因子也已转阴。激素已撤，汤药可暂停，以丸剂持续服用巩固之。

随访（9 月 2 日）：关节肿痛已消失，活动自如，体重增加，已恢复轻工作。

【按】至于解结法，则是指中晚期痹证，既见正虚，又见邪实；既有寒象，又见热象，即所谓虚实寒热错杂。尤其可虑的是，正因为正虚，所以诸邪才得以深入，留伏于关节，隐匿于经髓，以致关节僵肿变形，疼痛剧烈难已。我常用桃仁、红花、白芥子等祛痰化瘀，再用巴戟天、骨碎补、蜂房、淫羊藿、补骨脂、紫河车、当归补肾壮督，其间虫蚁搜剔窜透之品，尤为开闭解结之良药，盖湿痰瘀浊胶固，非寻常草木药所可为功也。至其使用，一方面根据各药的性味功能特点，充分发挥其特长；另一方面根据辨证论治的原则，与其他药物密切配合，协同增效。例如，寒湿盛用乌梢蛇、晚蚕沙祛风渗湿，并配以制川乌、薏苡仁；化热者用地龙泄热通络，并配以寒水石、萆草；挟痰者用僵蚕除风化痰，并配以胆南星或白芥子；挟瘀者用水蛭、䗪虫破瘀开结，并配以桃仁、红花；四肢关节痛甚者用全蝎或蜈蚣（研末冲服），搜风定痛，并配以延胡索或六轴子（剧毒药，入煎用 2g）；背部痹痛剧烈难受而他处不痛者，用九香虫温阳理气，并配以葛根、秦艽；关节僵肿变形者，合用蜂房、僵蚕、蜣螂虫透节散肿，并配以泽兰、白芥子；病变在腰脊者，合用蜂房、乌梢蛇、䗪虫行瘀通督，并配以续断、狗脊，等等。

【病例 2】 马某，女，49 岁，工人。

初诊（1999 年 10 月 5 日）：双手指关节梭形肿痛已 4 年，不能握拳，右手为甚，晨僵 1.5 小时，其他关节无碍。口苦咽燥，余皆正常，苔薄黄腻，脉细弦。实验室检查：RF 1∶50，CRP 12.7mg/L，IgG 18.8g/L，MP 37，CIC 阳性，ESR 48mm/1h 末。此类风湿关节炎之顽痹也，予蠲痹通络，散肿止痛。处方：

穿山龙 50g	生黄芪 30g	炒延胡索 30g	青风藤 30g
泽兰 30g	泽泻 30g	鸡血藤 30g	威灵仙 30g
炒白芥子 20g	炙乌梢蛇 10g	炙蜂房 10g	炙䗪虫 10g
炙僵蚕 10g	广地龙 10g	全当归 10g	甘草 6g　10 剂

另加浓缩益肾蠲痹丸 4g×30 包，每服 4g，每日 3 次，餐后服用。

二诊（10 月 24 日）：手指肿痛稍减轻，但服丸药后胃脘胀痛难忍，不能续服，既往有慢性胃炎史，与之攸关，参用护胃之品，上方加徐长卿 15g、蒲公英 30g、莪术 6g、凤凰衣 6g，14 剂。

三诊（11 月 19 日）：药后手指肿痛已消，胃脘胀痛亦除，晨僵约半小时，唯大便日 2～3 次，苔薄黄腻，原法继进。上方加淫羊藿、炒白术各 15g，14 剂。

再诊（2000 年 4 月 27 日）：述前药服后诸症全部消失，一如常人，自以为已愈，故自行停药不再服，近 1 周手指肿痛复见，晨僵 2 小时，两膝也开始疼痛，苔薄脉细弦。需坚持服药，以期根治。处方：

穿山龙 50g	土茯苓 30g	青风藤 30g	鸡血藤 30g
威灵仙 30g	独活 20g	淫羊藿 15g	徐长卿 15g
炙乌梢蛇 10g	炙蜂房 10g	炙䗪虫 10g	炙僵蚕 10g
广地龙 10g	全当归 10g	甘草 6g	30 剂

另加益肾蠲痹丸，每次 1 包，每日 3 次。

患者坚持服药 1 个月后基本治愈，原有症状消失。嘱其汤药可不用，但丸药还要服 6 个月。

【按】此患者为类风湿关节炎（顽痹），病已 4 年，双手指关节变形肿痛，初诊用芪归以补气血，复以五种虫药配合流通气血、泄化痰浊之品，通闭解结；二诊后肿痛减轻，晨僵时间亦缩短，唯脘胀不适，乃加调胃之品。四诊时症状已基本消失，但停药 4 个月后肿痛复见，说明要巩固。这个病易复发，对顽痹这样的病证，不复发的很少，所以我们认为即使在临床症状消失后，也还须坚持服药，以期巩固疗效。否则复发一次就会加重一点，如本例原晨僵一个半小时，复发时即增至两小时，甚至波及膝关节疼痛，应引起注意。

这里提一提穿山龙，穿山龙是薯蓣科植物穿龙薯蓣的根茎，别名很多，如穿龙骨、穿地龙、串山龙、紫黄姜等，穿山龙为规范常用名，产于东北、西北等地，华东地区药肆少见，其实这是一味治疗风湿类疾病的良药。这个药性平味微苦，有舒筋活血、止咳定喘、消食利水之功，多用于咳嗽痰喘、纳呆腹胀、风湿痹痛等。由于它含有甾体苷类，总皂苷水解产生薯蓣皂苷元，并含有 18 种氨基酸，其中氨基酸含量为 6.804%。薯蓣皂苷元是合成甾体激素的主要原料之一，这个药与西药的非甾体抗炎药都是从这里提取的。所以这个药对细胞免疫和体液免疫均有调节作用，可改善心血管功能，还有镇咳、化痰、平喘等功效。治疗风湿类疾病及慢性肾病、肾功能衰竭等，都有较好的作用和疗效。它能增强机体的抗病能力，但用量需大，少则无效，一般每日用 40～50g。因其性平，不论寒、热、虚、实，都可以加用。实验也证实了，用大剂量能控制介质释放，有抗组胺作用，从而可缓解结缔组织疾病的进展，病情得以控制，乃至逐步缓解和稳定。

【病例3】包某，女，40岁，美籍华人，教授。

初诊（2000年7月15日）：1998年因腰部僵硬疼痛，翻身困难，经当地医院检查 HLA-B$_{27}$ 阳性，CT 示骶髂关节炎三级，血沉 74mm/1h 末，服激素及抗风湿药乏效，体重日渐减轻，神疲，弯腰受限。乃于3个月前回沪治疗，经针灸、服药，进展较慢，求愈心切，由友人介绍，来南通求诊。见面色欠华，贫血貌，神疲，腰部疼痛，活动欠利，弯腰较困难。苔薄白，脉细涩。肾督亏虚之肾痹也，不易速效，需耐心服药，始克奏功。予益肾蠲痹法徐图之。处方：

熟地黄 20g	全当归 10g	淫羊藿 15g	补骨脂 10g
鹿角胶（烊冲）10g	桃仁 10g	红花 10g	炙蜂房 10g
炙䗪虫 10g	肉苁蓉 10g	炒延胡索 30g	穿山龙 50g
徐长卿 15g	甘草 6g　30剂，每日煎服1剂。		

另用：

（1）浓缩益肾蠲痹丸 4g×90 包，每次1包，每日3次。

（2）蕲蛇粉 150g，每服 2g，每日2次。

（3）蝎蚣胶囊 450 粒，每次5粒，每日3次。

二诊（8月20日）：药后局部疼痛有所减轻，活动轻爽，苔脉无著变，拟回美国继续服药。成药给半年量，汤药在美国中药房配，穿山龙带 6kg，每日 50g 同煎服。

三诊（2001年7月1日）：上药继续服用后，症状日渐好转，乃继续邮购成药服用至今，体重由 58kg 增至 64kg，面色红润，HLA-B$_{27}$ 已转阴，血沉降为 29mm/1h 末，利用暑假回国复诊。目前症情稳定，嘱继续服药以期巩固。

2002 年 9 月夫妇二人专程回国拜访，深表感谢。一直服用浓缩益肾蠲痹丸。

2004 年春节回国，在上海打电话告知，症情稳定，身体健康。

【按】强直性脊柱炎乃《内经·痹论》"尻以代踵，脊以代头"之肾痹也，这是描写强直性脊柱炎晚期的症状，背脊代表头，头弯下以后背脊就起来了；脚不能走路，用臀部代替脚在地下爬着走。一般多好发于青少年，初诊多误诊为骨质增生、坐骨神经痛而贻误正规治疗。HLA-B$_{27}$ 及 X 线骶髂关节摄片可以确诊。患者多有肾督亏虚之内因，以受寒或劳累之外因而诱发，故治疗应以益肾壮督治本，蠲痹通络治标，汤、丸及针灸、推拿综合施治，收效较佳。蕲蛇粉可以强壮督脉、止痛，促进恢复。该患者认为穿山龙很重要，如不加用穿山龙则药效似较逊，说明穿山龙在痹证治疗中的重要作用。

最后，我认为风湿病的治疗是比较复杂的，因为迄今为止，还没有一种特效的方药，为此在辨证论治的时候，如果能够解决好疼痛、肿胀、拘挛僵直三大主症和辨证与辨病、扶正与逐邪、通闭与解结的三个环节，或可提高疗效。

〔原载于《北京中医杂志》1992 年第 5 期，2014 年根据 2008 年 11 月同济大学"中医大师人才培养项目"讲课录音整理修订〕

治疗风湿病的三味主药使用经验

现代医学风湿病与中医痹证，基本上可以说是同义词，是一大类有关结缔组织病及骨与关节和周围软组织疾病的总称，所包甚广，其发病率及致残率也比较高，而且缺乏特效药，或者药物毒性较大，难以坚持服用，以致影响疗效，缠绵难愈，给患者带来较大的痛苦。相对来说，中医药在辨证论治原则指导下，疗效较为满意，不良反应也较少。我在多年的临床实践中，认为以下三味中药，是有广泛应用价值的，仅谈一点使用体会。

一、穿山龙

穿山龙产于东北、西北等地，为薯蓣科植物穿龙薯蓣的根茎，别名甚多，如过山龙、串山龙、穿地龙、穿龙骨、穿山骨、金刚骨、紫黄姜等。但卫矛科植物过山枫的根以及卫矛科大芽南蛇藤的根，也叫穿山龙，注意不可混淆。本品味苦，性平，入肺、肝、脾经。含薯蓣皂苷、纤细薯蓣皂苷、穗菝葜甾苷等成分，其主要有效成分是甾体皂苷，乃生产甾体类抗炎药的原料。因此它不仅有舒筋活血、镇咳、祛痰、平喘、消食利水和改善冠脉流量、降低血胆固醇、脂蛋白水平的作用，还对细胞免疫和体液免疫均有调节作用，所以是治疗风湿类疾病的主要药物。本品是近 30 年来从民间搜集而逐步广泛应用的。首先见于《全国中草药汇编》（人民卫生出版社，1976，571），以后各地陆续报道，东北、西北诸省应用较多。《药学通报》〔方一苇，等. 1982，17（5）：388〕报道，用穿山龙注射液治疗风湿和类风湿关节炎，有效率达 89％。《中华本草》载其主要功能为祛风除湿，活血通络，止咳定喘，主治风湿痹痛、肢体麻木、胸痹心痛、劳损、慢性支气管炎、跌打损伤、痈肿等。说明其扶正气、祛风湿、通血脉、蠲痹着的功效是显著的，民间早已应用，可能是在《本草纲目拾遗》（1765）之后始发现而在民间流传的，但有文献记载则是近 30 年的事。《中华本草》谓其干品用量是 6～9g，《中草药手册》多为15g，少数达 30g，东北地区常用量也为 15～20g。事实上，要取得较好的疗效，其用量需 40～50g，30g 以下收效不著。我对类风湿关节炎、强直性脊柱炎、红斑狼疮、干燥综合征、皮肌炎等顽症痼疾，多用 50g 为主药，确有调节免疫功能、缓解病情的作用。因其性平，所以不论寒热虚实，均可应用，是一味对风湿类疾病标本同治的妙药，值得推广。实验证实，用大剂量能控制介质释放，有抗组胺作用，从而缓解结缔组织疾病的进展，病情得以控制，乃至逐步缓解和稳定。

二、川乌

川乌是中医疗证的常用药。张仲景《金匮要略》中就有乌头煎治寒疝之方。因其辛温大热，含乌头碱，具有较强的温经散寒、镇痛蠲痹之功，是治疗风湿病疗效较佳的主药之一，凡寒证、痛证，必用本品。对疼痛剧烈而偏热者，可伍以甘寒之品如寒水石、知母，以制其偏。但如舌红、脉弦大之阴虚内热证，则不宜用之。本品有毒，宜用制川乌为妥。如用生者，必先煎 2 小时，以减其毒。

对于慢性风湿性关节炎、类风湿关节炎、系统性红斑狼疮、强直性脊柱炎、老年性关节病、骨质增生、坐骨神经痛、椎间盘突出、软组织损伤后筋肉拘挛和关节不利等所致疼痛，伴有形寒肢冷，舌质淡或衬紫、苔白或腻，脉弦紧或弦缓者，均可用之。如热象较甚，红肿热痛者，则暂不宜用；尤其是心律失常、风湿性心脏病、心绞痛、脉结代，以及老年性心肺功能不全者，更需慎用。乌头碱及所含之其他成分可能有蓄积作用，如出现头晕、舌麻、流涎、心率减慢、血压下降、呼吸减缓，是乌头碱中毒之征，必须立即停服，并用绿豆、干姜、甘草煎服，以解其毒。用量：一般制川乌6～9～15g为宜，部分寒证可加大剂量，但以不超过30g为是。尽量不用生者，更不要川乌和草乌同用，以免中毒。孕妇忌用，否则可能引起流产、早产，并影响胎儿神经系统发育。好药要善用、慎用，不可滥用。

三、鬼箭羽

鬼箭羽又名卫矛，《神农本草经》即有载录，味苦，性寒，善入血分，破血通络，解毒消肿，蠲痹止痛。一般临床较少应用，事实上本品行散入血，既能破瘀散结，又擅活血消肿，祛痹定痛，凡是瘀血阻滞之证，均可参用。《神农本草经》称其"除邪，杀鬼蛊疰"，就是指出它能治疗瘀血阻络而导致的诸多疑难杂症。现代药理研究证明它有调节免疫作用，所以对自身免疫性结缔组织病如类风湿关节炎、红斑狼疮、干燥综合征、硬皮病、白塞综合征等疾病，均可应用。上述诸病均有不同程度的关节肌肉疼痛，并常伴有不规则的发热，以及皮肤、黏膜损害，症情反复缠绵，有"四久"之特征："久痛多瘀、久痛入络、久痛多虚、久必及肾。"临床常以之配穿山龙为主药，结合辨证论治，时获佳效。但气血亏虚，或有出血倾向，以及妇女月经过多、孕期，则不宜应用。用量一般15g左右，体实者可用至 30g。《浙江民间常用草药》治风湿病方，用卫矛 60～90g，水煎服用，就说明是没有毒性和不良反应的，只有虚寒证宜慎用之。此外由于本品擅解阴分之燥热，对糖尿病之阴虚燥热型者颇合，不仅能降糖，而且并发心脑血管和肾脏、眼底及神经系统等病变时，有改善血液循环、增加机体代谢功能，既能治疗，又能预防。据药理分析，证实其所含之草酰乙酸钠能刺激胰岛细胞，调节不正常的代谢功能，加强胰岛素的分泌，对中虚气弱者，可配合参、芪、术等同用。但孕妇慎用。

以上三味药在风湿病治疗中占有重要位置，穿山龙以其性平，诸证均可用之；寒证配以川乌，热证佐以鬼箭羽，寒热夹杂则并用之，结合辨证论治，有相得益彰之功。

〔写于 2002 年〕

治痹鳞爪

痹证属于比较顽固、缠绵难愈的一类疾患，尤以顽痹（类风湿关节炎）更为棘手。该病近年来发病率日益增高，据报道，国外为0.5%～3%，国内对江淮中下游的类风湿关节炎调查，提示其发病率为1.6%。依此计算，我国类风湿关节炎患者将达900多万人，可见该病对人民健康及劳动力的影响很大。各地同道对此正在广泛研究，颇多创见，值得学习。兹就治痹之一鳞半爪，略陈于下。

一是对应用激素患者的处理。前来求治之顽痹患者中，有一部分由于长期使用类固醇类药物，常伴见明显的停药综合征，有的终身不能减停，从而产生严重的不良反应，如库欣综合征、脱钙、股骨头坏死、胃病加剧等，给治疗带来了困难，往往用药不易收效。

激素用量较大而服用时间较长的患者，常呈现阴虚火旺征象，如面部烘热、烦躁易怒、多食善饥、夜寐不实、易汗出、口干、舌质红绛、脉弦细而数等。采用滋阴降火之品，如生地黄、知母、玄参、甘草等，可以显著改善症状。

激素减量后，往往出现精神不振、纳呆、泛泛欲呕等脾气虚弱之症；或表现为怯冷、疲困、纳呆、便溏、阳痿、溲频、月经量少或闭止等脾肾阳虚之症；或关节疼痛增剧。此时均应采用温补脾肾之品如熟地黄、附子、淫羊藿、仙茅、鹿衔草、巴戟天、肉苁蓉、补骨脂、鹿角胶、菟丝子、蜂房等，因此类补益脾肾药能提高患者免疫功能，减少对激素的依赖性，使长期使用激素者得以逐步撤除。

二是对儿童类风湿关节炎的证治经验。患儿常高热稽留，伴见关节疼痛、心烦不眠、皮疹、白细胞增高、舌红、脉数等征象，非常顽固，一般疗法，均难奏效。常以少儿为多见，国外称之为"Stills综合征"。对此辨证为温热之邪，入于营血，袭踞经脉，治以清营汤加虎杖、桑枝清营解毒，泄热养阴，佐以通络，连续服用，每收佳效。其中生地黄应用大剂量（60～90g），犀角现取水牛角30～60g代之或加用羚羊角粉0.6g分吞。儿童易并发心包炎，如有呼吸困难的心区疼痛，应住院治疗为是。

三是认识到硒对关节炎证治的重要性。硒是人体必需的微量元素之一，在对抗细胞老化及抑制癌细胞发生的过程中起着重要的作用。有研究认为，硒缺乏可能是导致对人类威胁极大的很多疾病（包括关节炎）发病的生物化学基础。同时，我了解到华东医院采用硒酵母胶囊对老年人做延缓衰老保健的观察时，发现服用者中合并有类风湿关节炎的患者，其症状获得明显好转，因而启示我们进一步选用含硒较丰富的黄芪加于辨治方药中，临床证实确能提高疗效。《日华子本草》谓黄芪"助气壮筋肌"，是很有见地的。用量以30～60g为宜。

又，日本福井医科大学最近的一次研究表明，长期吸烟者，血硒含量显著下降，且吸烟量越大，下降越明显。因此，类风湿关节炎患者，以戒烟为是。

四是对"晨僵"的认识。晨僵是类风湿关节炎的主要症状之一，晨僵的轻重和持续时间的长短与病情是一致的，可以作为观察病情进退的主要指标，应于辨治方中加用苍术、薏苡仁、泽泻、川芎、桃仁等渗湿、活血、通络之品。

五是重视顽痹从肾论治。类风湿关节炎发病的主要原因，普遍多持"自体免疫"学说，是一种免疫复合物型疾病，而免疫复合物的产生是免疫功能紊乱的结局。所以在治疗上应侧重增强机体抗病能力，调动机体调节机制，而补肾温阳的中药，正具有这种作用。我强调顽痹"从肾论治"的观点，是符合临床实际的。中国中医研究院基础理论研究所为益肾蠲痹丸所设计的病理模型的实验结果，也充分证实了这个观点的正确性和中医理论的科学性（详见《中医杂志》1988年第6期51页）。

〔原载于《中医杂志》1991年第6期〕

浊瘀痹辨治一得

近一二十年来，由于社会物质丰富，人民生活水平日益提高，饮食及环境结构有了较大的变化，浊瘀痹（痛风）之发病率日趋增高，临床经常见到。兹列举一病例，对其辨治略加讨论。

【病例】夏某，男，55岁，干部。

初诊（1988年3月14日）：诉手指、足趾小关节经常肿痛，以夜间为剧，已5年，右手示指中节僵肿破溃，也已两年余。5年前因经常出差，频频饮酒，屡进膏粱厚味，兼之旅途劳顿，饱受风寒，时感手指、足趾肿痛，因工作较忙，未曾介意。以后每于饮酒或劳累、受寒之后，即疼痛增剧，右手示指中节及左足蹈趾内侧肿痛尤甚，以夜间为剧，即去医院就诊，认为系风湿性关节炎，作一般对症处理。曾服吡罗昔康（炎痛喜康）、布洛芬等药，疼痛有所缓解，时轻时剧，终未根治。两年前右手示指中节僵肿处破溃，流出白色脂膏，查血尿酸高达 $918\mu mol/L$，确诊为"痛风"，即服用别嘌呤醇、丙磺酸等药，症情有所好转。但因胃痛不适而停服，因之肿痛又增剧，乃断续服用，病情缠绵，迄今未愈。

检查：形体丰腴，右手示指中节肿痛破溃，左足大趾内侧也肿痛较甚，入暮为剧，血尿酸 $714\mu mol/L$，口苦，苔黄腻、质衬紫，脉弦数。右耳翼摸到2枚痛风石结节，左侧有1枚。诊断为浊瘀痹（痛风）。治以泄化浊瘀，蠲痹通络。处方：

土茯苓 60g	生薏苡仁 30g	威灵仙 30g	萆草 30g
虎杖 30g	萆薢 20g	秦艽 15g	泽兰 15g
泽泻 15g	桃仁 15g	地龙 15g	赤芍 15g
炙䗪虫 12g	三妙丸 10g（包煎）10 剂		

二诊（3 月 25 日）：药后浊瘀泄化，疼痛显减，破溃处之分泌物有所减少，足趾之肿痛已缓，苔薄、质衬紫稍化，脉细弦。此佳象也，药既奏效，毋庸更张，继进之。上方去三妙丸，加炙僵蚕 12g、炙蜂房 10g，15 剂。

三诊（4 月 10 日）：破溃处分泌已少，僵肿渐消，有敛愈之征，苔薄、衬紫已化，脉小弦。血尿酸已接近正常，前法续进，并复入补肾之品以善其后。上方土茯苓减为 30g，去赤芍、萆草，加熟地黄 15g，补骨脂、骨碎补各 10g。嘱服 15 剂。

10 月 5 日随访：手足指、趾之肿痛迄未再作，已获治愈。

痛风之名，始于李东垣、朱丹溪，但中医之痛风是广义的历节病，而西医学之痛风，则系嘌呤代谢紊乱引起的高尿酸血症的"痛风性关节炎"及其继发症，所以病名虽同，概念则异。从临床观察，有其特征，如多以中老年，形体丰腴，或有饮酒史，喜进膏粱肥甘之人为多；关节疼痛以夜半为甚，且有结节，或溃流脂液。从病因来看，受寒受湿虽是诱因之一，但不是主因。湿浊瘀滞内阻，才是其主要病机，且此湿浊之邪，不受之于外，而生之于内。因为患者多为形体丰腴之痰湿之体，并有嗜酒、喜啖之好，导致脏腑功能失调，升清降浊无权。因之痰湿滞阻于血脉之中，难以泄化，与血相结而为浊瘀，闭留于经脉，则骨节肿痛，结节畸形，甚则溃破，渗溢脂膏。或郁闭化热，聚而成毒，损及脾肾，初则腰痛、尿血，久则壅塞三焦，而呈"关格"危候，即"痛风性肾炎"而致肾衰竭。凡此悉皆浊瘀内阻使然，实非风邪作祟，故我称之谓"浊瘀痹"，似较契合病机。中医病名之如何统一，也是我们应该探索的一个问题，这个从病因病机而定"浊瘀痹"是否恰当，希同道商榷之。

由于痛风之发生，是浊瘀为患，故应坚守"泄化浊瘀"这一法则，审证加减，浊瘀即可逐渐泄化，而血尿酸也将随之下降，从而使分清泌浊之功能恢复，脏腑得以协调，而趋健复。

土茯苓、萆薢、薏苡仁、威灵仙、泽兰、泽泻、秦艽是泄浊解毒之良药，伍以赤芍、䗪虫、桃仁、地龙等活血化瘀之品，则可促进湿浊泄化，溶解瘀结，推陈致新，增强疗效，能明显改善症状，降低血尿酸浓度。蕴遏化热者，可加清泄利络之葎草、虎杖、三妙丸等；痛甚者伍以全蝎、蜈蚣、延胡索、五灵脂以开瘀定痛；漫肿较甚者，加僵蚕、白芥子、陈胆南星等化痰药，可加速消肿缓痛；如关节僵肿，结节坚硬者，加炮穿山甲、蜣螂、蜂房等破结开瘀，既可软坚消肿，又利于降低血尿酸指标。如在急性发作期，宜加重土茯苓、萆薢之用量，并依据证候之偏热、偏寒之不同而配用生地黄、寒水石、知母、水牛角等以清热通络；或加制川乌、制草乌、川桂枝、细辛、淫羊藿、鹿角霜等以温经散寒，可收消肿定痛、控制发作之效。体虚者，又应选用熟地黄、补骨脂、骨碎补、生黄芪等以补肾壮骨。至于腰痛血尿时，可加通淋化石之品，如金钱草、海金沙、芒硝、小蓟、茅根等。倘已呈"关格"之危局，则需中西医结合，合力抢救始妥。

此外，对于饮食起居，也应注意。宜戒烟酒，不吃高嘌呤食物，如动物内脏、豆制品、菠菜、海鱼等；生活要有规律，适当控制饮食与体重，坚持适量运动，情志愉快，均有助于巩固疗效。又每日用百合 40g、车前子 30g，纱布包，煮熟，去车前子，吃百合及汁，对痛风有疗愈作用，因百合含秋水仙碱等生物碱，有抑制炎症功效。

〔原载于《光明中医杂志》1991 年 4 月刊〕

急重症治验举隅

运用中医中药开展急重症的治疗工作，恢复和发扬各种传统的急救方法，是保持和发扬中医特色，促进中医学繁荣的一个重要方面。本文拟举急重症治验数例，略陈个人的心得体会，就正于同道。

一、乙型脑炎极期

乙型脑炎（乙脑）属于中医"暑温""暑痉"范畴，其为病来势凶险，传变迅速，若治不及时或治不如法，恒易昏痉致变。临床所见，乙脑极期，由于邪热炽盛，痰浊阻滞，于是清窍被蒙，高热神昏，喉间痰如拽锯，惊厥频作，往往出现心力衰竭和窒息，内闭外脱而突变。在乙脑极期，从"热、痰、风"的临床表现来看，三者相互影响。盖热踞痰为凶险，痰热交蒸，则风动惊厥矣。是以"风"则多变，"痰"则最险，痰阻则窍闭，闭不开则脱变。个人治此症，以涤痰泄热为主要手段，以清心开闭为目标，采用验方"夺痰定惊散"收效较为满意。其方为：

炙全蝎 15 只	巴豆霜 0.25g	犀牛黄 0.35g	硼砂 1g
飞朱砂 1.5g	飞雄黄 1.2g	陈胆南星 3g	川贝母 1.5g
天竺黄 1.5g	麝香 0.15g（后入）		

上药共研极细末，密储，每服 0.7g，幼儿 0.4g，每日 1～2 次，

一般鼻饲后3～4小时，排出黑色而杂有黄白色黏液的大便，即痰消神苏（未排便者，可续服1次）。方中之全蝎，不仅有祛风定惊的作用，并可涤痰、开瘀、解毒。张山雷则认为蝎尾有"开痰降逆"之功，由于此物开痰解毒、熄风定惊功著，故用为主药；巴豆霜之应用，是受到《外台秘要》桔梗白散（桔梗、川贝母、巴豆）的启示，取其迅扫膈上之痰涎，下胃肠之壅滞，开气道之闭塞；更以胆南星祛风痰；川贝母、竺黄、硼砂清痰热；雄黄、朱砂解毒坠痰；犀牛黄镇惊、解毒、化痰；麝香开窍慧神。合方共奏化痰开闭、通腑泄浊、熄风定惊之功，不仅可用于乙脑极期，其对肺炎、中毒性菌痢、百日咳脑病、脊髓灰质炎等痰浊交阻、痰鸣如嘶之症，也有泄化浊痰、防止窒息之效，历年使用，屡建殊功（方中犀牛黄、麝香可用人工品代之）。

二、腺病毒肺炎

腺病毒肺炎在呼吸道感染中占1％～2％，此证多见于婴幼儿，隶属于中医外感热病的范畴，可见高热、气急、咳呛、痰壅等症状。由于症情顽缠，故用一般药物收效不著。个人认为，此系疫毒侵袭，痰热壅肺之重症，在辨证论治的前提下，如能及时加用清热泄毒、通壅开窍之药物，将能迅速逆转病势，以冀速愈。关于方药的应用，推上海董廷瑶老医师所拟之验方可法。该方用熊胆1.5g，麝香0.06g，共研极细末，为一日量，分2次化服。考熊胆味苦能泄，性寒能清，具清热解毒、化痰镇痉之功；配合麝香之开窍苏神，则蕴于胸膈之痰浊自下而泄，邪热从表而透，配合辨证论治之汤剂，往往一剂知，二剂已，其效迅捷，颇为满意。此证多属温病范畴，但也有见外寒内饮者，其症面色青白，咳喘，下痢，舌淡苔灰黑，脉沉细，又需采用散寒化饮之小青龙汤。此外，还有辛凉宣透，或宣肺清热，或清热泻肺等法之不同，需因症制宜，药在病先始妥。

三、时感高热

时感高热恒多卫气同病之候，若能打破先表后里之成规，及时采用解表清里之剂，内外并调，多能收事半功倍之效。个人曩年曾选用"表里和解丹"（详见 71 页）治疗多种热病初起而见有表里证者，或起病已三五日而尚有表证存在者，服后常一泄而脉静身凉，或显见顿挫，续服数次可解。

此方具疏表泄热、清肠解毒之功，能促使邪毒从表里两解。实践证明，不论成人、小儿，除正气亏虚或阳虚便溏，或发热极轻而恶寒较甚者外，均可服之。

表里和解丹系从《伤寒温疫条辨》之升降散加味而成，其着眼点在于通过汗、清、下之综合措施给邪以出路，从而达到缩短疗程，提高疗效之目的。姜春华教授倡导之"截断、扭转"之说，与个人提出之"先发制病"之设想，打破"入一境，用一药"的清规，是不谋而合的。

综上所述，中医中药对急重症的治疗是大有可为的，但必须在中医理论的指导下，精确辨证，把握分寸，及时治疗；要见微知著，防微杜渐，先发制病，发于机先；攻病宜早，达邪为先，集中兵力，挫其锐势；要敢于打破常规，采取扭转、截断之得力措施。同时要不断进行剂型改革和给药途径的探索，才能在急重症的治疗中开创新的局面。

〔原载于《中医杂志》1984 年第 1 期〕

内科急症应用六神丸的探讨

六神丸由苏州雷诵芬堂创制，是著名的解毒消炎成药。擅治咽肿、喉痛、白喉、痈疽、疔疮等病症。其实，它的适应证绝不仅于此。我通过临床实践，认为它对热病引起之休克及心力衰竭、早期呼吸衰竭等危重证候有独到之功，对于哮喘、冠心病、癌症、钩端螺旋体病、白血病等也有一定疗效。确是仓猝救急的妙方，扶危拯脱的良药。在深入探讨运用中医中药治疗内科急症的今天，此丸有认真研究、推广应用的必要。

一、方义探析

【组成】犀牛黄 4.5g，麝香 3g，雄黄 3g，珍珠 4.5g，蟾酥 3g，冰片 3g。上药分别研成细末，以烧酒化蟾酥，和匀为丸，如芥子大，百草霜为薄衣（100 粒约重 0.3g）。

【用量】成人每次 10～15 粒，不可超过 20 粒，每日 3～4 次。过量须防中毒，但天津市中医院用此治白血病，每日用量达 90～120 粒，分 4 次服。每日 90 粒以下，效果不明显，但每日如超过 150 粒，每出现腹痛、腹泻、恶心、呕吐等不良反应，可供参考。

【方义】牛黄一味，《神农本草经》早有记载，一直作为名贵的芳香开窍、清热解毒、利痰镇惊药。它含有胆固醇、麦角固醇，并含丙氨酸等 7 种氨基酸，不仅有镇静、抗惊和强心之功，且有促使红细胞新生的作用，所以日本医家用作"强壮药"。蟾酥有很强的攻毒消肿、辟恶通窍、强心定痛之效。《本草纲目》称其治"一切恶肿"。近年来发现它在组织培养的癌细胞、动物肿瘤模型及临床应用均有不同程度的抗瘤作用，值得重视。它的辟恶通窍作用，可用于和其他药物相伍，治疗痧疫昏厥、霍乱吐泻等症。据药理分析，它含有蟾酥苷和蟾酥灵等，能强心升压及兴奋呼吸，其兴奋呼吸之作用比尼可刹米、戊四氮、洛贝林还强。十分有意义的是，蟾酥的强心作用，与它能显著增加心肌蛋白激酶活性有关，而对其他内脏蛋白激酶活性几乎没有影响，它没有类似普萘洛尔（心得安）一类的不良反应。最近由有关单位研制成功的"蟾力苏注射液"，是用从蟾酥中进一步提取出来的有效成分之一"脂蟾毒配基"制成的新型急救药，兼有兴奋呼吸、强心、升压的效应。由于其升压作用迅速，持续时间较长，并无血压过度升高的现象，对于新生儿窒息，对于麻醉、镇痛、镇静等药物引起的中枢性呼吸抑制，都有较好的治疗作用；对于肺心病、肺炎等引起的呼吸、循环衰竭，也有治疗作用。麝香有香窜透络、开窍化瘀之功，它已被分离出香味成分——麝香酮，是一种挥发油，能使呼吸和心跳增加。本品少量可增进大脑功能，大量反而有麻痹作用；又能促进各腺体的分泌，有发汗和利尿作用。世俗皆知麝香为散气通窍之药，而忽略其强心健脑之效，诚为憾事。陶节庵以参、附、桂等品与麝香组成"回阳救急汤"，实有卓见。冰片一味，《本草纲目》称其"通诸窍，散郁火"，并能消肿止痛，其开窍回苏功类麝香，但作用稍逊，主要用于温热病的神昏惊厥以及中风痰厥、中恶、猝然晕倒等内闭证候。珍珠能镇惊坠痰，含有大量钙素及多种氨基酸，与牛黄合用具抗真菌之效。雄黄能解毒辟秽，含有三硫化二砷，可以抑制巯基酶系统以影响细胞代谢。诸药配合，共奏清热解毒、消肿止痛、强心安神、镇痉回苏之功。还应当提及的是，六神丸的药物配伍是很精当的，药物之间相辅相成的协同作用，使它能以很小的剂量获得很高的疗效。例如麝香配冰片，其开窍回苏作用增强；牛黄配麝香，其强心作用增强；牛黄配蟾酥，抑制作用不仅不相互抵消，反而大大增强；麝香、牛黄合用，或麝香、牛黄、蟾酥合用，在抑制大鼠肉芽肿形成的作用上，均呈相乘效果，三者合用，似以原方比例（2：3：2）作用最好。足见此方是经过千锤百炼而确定的。古人的实践经验与今之科学实验遥相符合，真令人惊叹不已。

二、临床应用

（一）热病引起之休克及心衰

热性病由于邪毒高热消耗体液，损伤正气，以致周围循环衰竭而出现休克，这是临床上常见的一类危急重症。如热病并发心肌炎，或宿有心脏疾患，则易引起心力衰竭（心衰），其症情更为严重。从中医学的角度来说，热病引起之休克或心衰是症情迅速加剧的征兆，证候由实转虚，最后演成"亡阴""亡阳""阴阳离决"的危局。因此，在肺炎、乙脑、伤寒等温热病邪毒炽盛、高热鸱张时，必须注意休克及心衰这一潜伏的危机，偶一疏忽，便足偾事。当高热患者出现乍清乍昧、谵语等神志症状时，必须提高警惕。也有热病汗后、下后、清后，体倦不支，神由倦而渐昏，或郑声错语，面色苍白，四肢厥冷，均为休克或心衰之候。这里要特别提及的是诊脉对休克及心衰的发现有特殊意义，因为心主血脉，脉者，血之波澜也，若热虽壮，而脉见软弱，示心气不足；脉见虚数，示心之气阴两虚；

脉涩或结，示心气不足，血瘀脉痹；脉代或散，示心气大伤，病已危急。总之，只要有休克或心衰之端倪，即当及早防范。前辈医家，对风温一类重症，因其来势汹汹，传变迅速，极易伤阴劫津，喘闭厥变，有开始即用牛黄、珍珠、三鲜（鲜生地黄、鲜石斛、鲜沙参）者，大能截夺邪热，阻遏病势，防止"内陷"。这些经验，殊堪重视。须知热病休克或心衰乃因高热邪毒所引起，故强心必兼解毒，六神丸有"防""治"休克或心衰的两重意义，值得参用。先师章次公先生认为："六神丸并可兴奋心肌与脑神经""热病心力衰竭，用桂附则人畏惧，用六神丸，既能强心，又不遭谤"，故较为稳当。

【病例】张某，男，54 岁，工人。

患伤寒兼旬，热势缠绵，朝轻暮重，神志时明时昧，入暮则谵语呓喃，有时撮空，汗多肢冷，大便溏酱臭秽。苔厚腻，脉濡数、重按无力。此邪仍亢盛，而正已虚馁，心气尤感衰惫，时虞脱变。治当清温化湿，扶正强心并进。处方：

太子参 20g	苍术 10g	苦参片 15g	生地榆 20g
石菖蒲 8g	生黄芩 12g	甘露消毒丹 20g（包入煎）	
六神丸 30 粒（分 3 次吞服）			

【按】药后症情显见稳定，神志转慧，脉亦较振。守原方损益，调治旬余而瘥。此为曩年之病案，引用之以觇六神丸强心之功。

（二）早期之呼吸衰竭

呼吸衰竭是病入极期所呈现的十分危重的证候，属于"喘""脱"范畴。《仁斋直指方》说："汗出发润而喘者为肺绝""汗出如油而喘者为命绝"。这些论述与此症极为相似。病变至此，往往既可见气营俱损、肺肾气绝的正虚恶候，又可见邪热弥漫、痰涎壅盛、气机窒塞的邪实征象。此时正不胜邪，患者缺氧严重，形成恶性循环，促使呼吸衰竭加重。现代医学应用脱水药、呼吸中枢兴奋药、吸氧、插管等抢救措施，有较好的作用。关于中药的应用，扶正则碍邪，同时缓不济急，若予清热涤痰之剂，又恐邪未去而正先脱。斯时唯有通神明，开机窍，兴奋中枢，强心升压，始克有济。六神丸对早期之呼吸衰竭有一定的效果。

【病例】何某，男，5岁。

暑温闭证，面色苍白，昏迷惊厥，唇指发绀，逐步加重，呼吸困难，节律不整。此乃乙脑极期，将出现呼吸衰竭之征。苔厚腻，脉沉细而数。除中西结合对症治疗外，再予六神丸，每次8粒，开水溶化鼻饲之，每3小时1次。

连服2次后，呼吸困难好转，心律已整，次日渐趋稳定，调治而愈。

（三）哮喘（包括慢性支气管炎喘息型）

哮喘，概言之可分虚、实两候，虚证多由肾不纳气所引起。此证若反复发作，往往虚实互见，很难截然划分。如心肾不足之人，痰浊内蕴，一触外邪，肺胃失顺降之职，肾气即为奔逆，于是哮喘发作，咳痰不爽，兼见心慌、气急，甚则自汗淋漓，必须宣肺开闭，温阳镇逆兼施。六神丸服后可以迅速顿挫其喘逆，俟喘定后再行随症调理。丸中蟾酥能平喘、镇咳，其作用可能与其具有缓解气管痉挛和抗过敏作用有关。

【病例】成某，女，61岁。

患哮喘已近 20 载，入冬为甚，作则喘促不能平卧，冷汗淋漓，形神困惫，苔薄质淡胖，脉虚大，重按无力。此肺肾两虚，气失摄纳之重候，有肾气竭绝之端倪，亟当温摄纳气。予六神丸，每服 15 粒，每日 3 次；黑锡丹，每服 5g，每日 2 次。

服后喘促即见好转，冷汗渐敛，翌日哮喘已定，改予温肺补肾之汤剂，调理而安。

【按】凡属哮喘发作，喘逆不平者，六神丸均可服之。

黑锡丹出于《和剂局方》，由黑锡 60g，硫黄 60g，制附子、胡芦巴、补骨脂、阳起石、小茴香、沉香、肉豆蔻、川楝子、木香各 30g，肉桂 15g 组成，共研细末，酒糊为丸，每服 3～5g，每日 2 次。凡下元虚冷、肾不纳气致胸中痰壅，上气喘促，四肢厥冷，舌淡苔白，用之均有温肾纳气、定喘之功。但不宜久服，以防铅中毒。

（四）冠心病

六神丸具有较好的强心止痛之功，所以也可用于冠心病之心绞痛较剧之证。日本有"救心丹"用治冠心病，其实就是以六神丸加减而成，被誉为"心脏灵药"。其方为：麝香、牛黄、蟾酥、熊胆、犀角（此药现已禁用）、珍珠、人参、冰片。他们认为，该药作用于心室，可增强心肌收缩，一方面扩张冠状动脉而使心脏之营养状态转佳，同时更进一步促进新陈代谢而活化细胞组织，增强各器官之功能，加强心脏而使身体在不知不觉之间健康起来。用于"心脏不适（心跳、气结、晕眩、呼吸困难、心绞痛、心肌梗死）、盗汗、关节疼痛、胃肠不安以及偶因过于剧烈之运动、突然之惊愕、食物中毒、中暑、晕眩、脑供血不足等不测之事故发生而至人事不省时。"

救心丹系六神丸去雄黄，加人参、熊胆、犀角而成。人参补益心气，熊胆清热镇痉，犀角凉血解毒，诸药相伍，扶正、强心、解毒、化瘀，面面俱到。近年来对冠心病的治疗，有的侧重活血化瘀，有的侧重益气通脉，有的侧重通阳宣痹。但我认为，冠心病如病程较长，往往虚实互见，似宜疏养结合为妥。在这方面，救心丹还是值得借鉴的。

【病例】 李某，男，59岁，干部。

数年来心区经常憋闷而痛，劳累、拂逆或天气阴沉时，易致诱发。确诊为冠心病心绞痛。顷以情绪激动，突然剧烈心绞痛，四肢厥冷，苔白质紫暗，脉微欲绝。此心阳式微，心脉闭阻，阳虚欲脱，有"心肌梗死"之趋势。急服六神丸15粒，并予独参汤缓缓饮服，服后疼痛即有所缓解，10分钟后，续服10粒，心绞痛即定。

此外，六神丸对白血病、肿瘤的治疗也有一定效果，"天津市中医院报道，用六神丸治疗白血病10例，获得一定的近期疗效，其中完全缓解者2例，部分缓解者1例，进步者5例。在治疗过程中，虽然也有一些不良反应，但无一例发生骨髓抑制，这似与一般抗癌药有所不同，值得深入研究"（《天津医药》1976年3期135页）。上海胡安邦医生对癌症初步拟订了七则治法和常用方法，其中一则为解毒消肿法，药物以半枝莲、漏芦、白花蛇舌草、凤尾草、龙胆草、败酱草、山豆根、板蓝根、紫草、白毛藤，配合犀牛黄、六神丸（《上海老中医经验选编》185页）。个人在临床上也曾多次试用，六神丸每服10粒，每日3次，对肿瘤有较好的止痛作用，这方面值得进一步探索。

六神丸具有强心、调节冠状动脉血流、升高血压、兴奋呼吸中枢、抗炎抗癌（抑制细胞代谢）、抗真菌感染及抑制血管通透性等多种复合作用。但其中蟾酥用量如太大，可引起心脏骤停、呼吸麻痹而致死，所以使用剂量要控制，不可过量。据报道有新生儿服六神丸以除胎毒而引起中毒者，已出现多例，故不可不慎。

〔原载于《湖北中医杂志》1992 年第 1 期〕

通下疗法在温热病中的应用

温热病是多种热性病的总称，许多急性传染性热性病都概括在内。也包括了具有卫、气、营、血证，而又不属于急性传染病的感染性疾病，如败血症等。早在《内经》中，对热性病已提出"温者清之""实者泻之"的治疗总则。迨至汉代张仲景，对传染性热性病，不仅用六经来归纳分析证候，辨识其性质与转归，而且具体提出汗、清、吐、下4种排泄毒素的疗法，从理论和实践上发展了热病治则，对后世的启迪很大。金元四大家中刘河间对热病初起，打破了"先表后里"的治疗常规，主张采用辛凉法以表里双解，这是温病学发展过程中的一个重大转折点；张子和继承了张仲景的大法，特别强调下法的医疗作用，均有新的发展。张氏认为下药用之得当，可以起到补药的作用："大积大聚，大病大秘，大涸大坚，下药乃补药也。"明代吴又可认为温病与瘟疫相同，是感受天地之疠气，邪自口鼻而入。并在《温疫论》中提出了一整套治疗瘟疫的理、法、方、药，指出："瘟疫以祛邪为急，逐邪不拘结粪。"戴北山说："时疫不论表邪罢与不罢，但见里证即下。"所谓"温病下不嫌早"之说，即由此而来，对后世医家治疗瘟疫病具有重要的指导意义。

温热病之应用下法，主要目的是逐邪热，而下燥屎、除积滞还在其次。吴又可又说："应下之证，见下无结粪，以为下之早，或以为不应下而误投下药，殊不知承气本为逐邪，而非为结粪设也。如必俟其粪结，血液为热所搏，变证迭起，是犹养虎遗患，医之过也。况多有结粪失下，但蒸作极臭如败酱，或如藕泥，临死不结者，但得秽恶一去，邪毒从此而消，证脉从此而退，岂徒孜孜粪结而后行哉？要知因邪热致燥结，非燥结而致邪热也……总之，邪为本，热为标，结粪为标中之标。能早去其邪，何患燥结乎？"这对温热病用下法的重要性和必要性说得如何晓畅！但是，也不能妄用、滥用下法，不仅要下得其时，还要下得其法，根据缓急、虚实斟酌适度，才能发挥下法特有的作用。

本文仅就个人通过临床实践，并结合先进经验，简略地谈一谈使用"通下疗法"处理部分急性传染性热性病的点滴体会。

我认为吴又可所说的"大凡客邪贵乎早逐，乘人气血未乱，肌肉未消，津液未耗，患者不致危殆，投剂不致掣肘，愈后亦易平复。欲为万全之策者，不过知邪之所在，早拔病根为要。但要量人虚实，度邪轻重，察病情缓急，揣邪气多寡，然后药不空投，投药无太过不及之弊，勿拘于下不嫌迟之说"，确是可贵的经验之谈。因为温邪在气分不从外解，必致里结阳明，邪热蕴结，最易化燥伤阴，所以及早应用下法，最为合拍。通下岂止夺实，更重在存阴保津。柳宝诒对此作了中肯的评述，他说："胃为五脏六腑之海，位居中土，最善容纳，邪热入胃，则不复它传，故温热病热结胃腑，得攻下而解者，十居六七。"充分说明通下疗法在温热病治疗上占有重要的位置。

通下疗法意义在于迅速排泄邪热毒素，促使机体早日康复，可以缩短疗程，提高疗效。这是清热祛邪的一个重要途径，无论邪之在气、在营，或表里之间，只要体气壮实，或无脾虚溏泄之象，或有可下之症，或热极生风，躁狂惊厥者，均可通下逐秽，泄热解毒。选用承气、升降散之类，或于辨证论治方中加用芒硝、大黄，这就不是扬汤止沸，而是釜底抽薪。既能泄无形之邪热，又能除有形之秽滞，一举数得，诚治本之道。但纯属卫分表证，恶寒较著而热势不甚，或年老体弱、孕妇或妇女经期，则宜慎用。兹举数例，借为印证。

一、乙型脑炎

乙型脑炎（简称乙脑）与暑温、暑痉、暑厥类似，起病急骤，传变迅速。卫分症状，殊难觉察，就诊时多呈气营相兼，或气血两燔之候。只要没有明显的表证，而温邪已渐入里，出现高热神昏、躁狂风动，或有腹满便结者，均宜通下。"急下存阴"，使邪有出路，秽滞既去，邪热可以迅速挫降，这是直接关系到预后好坏的关键问题。上海市传染病院中医科报道治疗70例乙脑，44例用过下法，未见不良后果，认为不仅预后较佳，后遗症也少。湖北中医学院附属医院也认为，使用下法的目的在于驱逐热邪，保存阴液，故并非必用于便秘者，但有热极似火，或热盛动风证候，即可应用下法。下后往往体温渐退，抽搐减轻，神志转清，这进一步明确了通下疗法的使用范围，颇堪参证。个人在治疗乙脑过程中，也屡以通下疗法而获效。这种防微杜渐，先发制病的治法，可以缩短疗程，防止脑水肿、脑疝的形成。

温病治疗学的治未病思想，除了防患于未然外，尤重视已病防变，即掌握疾病的传变规律，采取积极措施，以防止其发展和深入。例如脑水肿未形成前，早期即可见到球结膜轻度水肿，舌有时胀大，立即服用"降利汤"，就可防止其出现。这种已病防变，并预为之图的观点与做法，是富有积极性且有指导意义的。姜春华教授提出"截断、扭转"的论点，已故名医严苍山氏认为："善治温病者，必须见微防渐，护于未然"，从而提出治温三护法（护脑、护津、护肠），并主张"在卫兼清气，在气须顾凉血，以杜传变为上工。"这是他们治疗温病的高见。这种截断、扭转和防护于未然的观点，无疑是颇有积极意义的。张仲景从六经辨治，叶天士从卫气营血辨治，吴鞠通从三焦辨治，其目的都是为了使病变得到截断或扭转。证之临床实践，大部分温病是可以杜绝其传变，终止发展而转向痊愈的。

【病例1】 陈孩，男，8岁。

患乙脑入院已旬日，高热昏迷，项强惊厥，谵妄搐搦，近4日来加剧，腑垢一周未行，腹硬满，蒸蒸但头汗出，苔微黄而厚腻，脉沉实而数。暑邪挟湿与食滞互结，蕴蒸阳明胃腑，熏灼心包而神昏窍闭。亟当通泄邪热积滞，佐以化湿辟秽，平肝熄风，以冀腑通滞泄，热挫窍开。处方：

生大黄9g(后下)	芒硝6g(另冲)	炙全蝎1.5g(研冲)	钩藤15g(后下)
青蒿15g	葛根9g	僵蚕9g	佩兰9g
石菖蒲9g	甘草3g	2剂，每日分4次鼻饲。	

翌晨腑通，排臭秽焦黄宿垢4次，神志渐清，诸症悉减。原方减芒硝、大黄续进，以靖余氛。3日后症情稳定，自动出院。

【按】 此为外地会诊病例。原已服大剂白虎汤及注射抗惊厥、解热等药，症情日剧，嗣后予以通下为主之剂。一剂而腑通神清，三日渐复，此通下排毒，使邪有出路之捷效也。此例神昏系阳明热盛所致，盖胃络通心故也。病在气而不在营，应予鉴别。

在乙脑极期，往往出现痰浊阻塞气机，蒙蔽心窍，高热稽缠，神昏惊厥，痰鸣如嘶，舌苔厚腻，便秘或便通而不泄泻者，均可使用夺痰定惊散，药后往往一泄而解，痰消神清，热亦下挫。

【病例 2】王孩，女，6 岁。

乙脑第 5 日，高热神糊，抽搐痰壅，吸痰时易引起气管痉挛而窒息，颇感棘手，嗣后予夺痰定惊散 0.7g，鼻饲后约 4 小时许，泻出黑色粪便，杂有黄白色黏液甚多，痰消神苏，热挫痉解，调理而愈。

【按】此散化痰、泻热、定惊之功甚著，4 岁以上者用 0.7g，1～3 岁，只用 0.3g 即可，得效即勿再服。并可用于肺炎、流脑、中毒性菌痢、百日咳脑病等疾患之痰热交阻，而痰涎壅盛如拽锯者，收效亦佳。

二、伤寒、副伤寒

伤寒、副伤寒隶于湿温范畴。由于吴鞠通有"湿温……下之则洞泄"之说，后也有人认为用下剂有促使肠出血之弊，因此，伤寒能否运用下法，引起了争鸣。通过复习文献和临床实践，我完全同意"伤寒、副伤寒不仅能下，而且应以下法为主"的见解。《温疫论》："凡表里分传之证，务宜承气，先通其里，里气通，不待发散，多有自能汗解者。"叶天士："三焦不得从外解，必致成里结，里结于何？在阳明胃与肠也，亦须用下法。"《温证指归》："温邪如火，人身如釜，津液如油，煎熬脏腑，势不焦枯不已，若不急抽其薪，徒事扬汤止沸，实与养痈无异。"吴又可还明确指出："得大黄促之而下，实为开门驱贼之法。""承气本为逐邪而设。"事实证明，伤寒的发病，虽然主要是感受温邪而起，但大多挟食、挟湿，所以在伤寒早期，及时予以疏通积滞，清泄解毒，温邪就不致内传阳明，蕴蒸化火，下逼肠络，就可能防止或减少肠出血，缩短疗程。因此，下法是直达邪热巢穴，追逐邪热外泄的积极疗法，而且要"急早凉下"，不要等待舌苔转黄，才敢议下。"若泥伤寒之说，必俟邪入腑、苔转黄者方可攻下，恐病温者，肠胃腐烂，早赴九泉矣。"（《温证指归》）这说得如何恳切明确。当然，伤寒之用下法，要"轻法频下"（章虚谷语），不可过于猛峻，汤剂用大黄一般在6～15g，芒硝在6～12g，用凉膈散在30～45g。一般连用3日，以后视体质强弱，邪热盛衰，连日或间日应用下法。老友杨寿元同志用下法治疗44例伤寒，用下法3剂以下者仅5例，用下法20次以上者有3例，平均应用8.8次（大部分通下与清凉药同用，疗程更加缩短）。无1例并发肠出血者，值得我们学习参考。

个人采用聂云台氏以杨栗山《伤寒温疫条辨》之"升降散"（生大黄、僵蚕、蝉衣、姜黄）为主而制订的"表里和解丹"和"葛苦三黄丹"治疗伤寒、流感等温热病，收效较著，疗程多在3～10日，剂量小，服用便，无任何不良反应。

【附】

1. 表里和解丹　适用于流感、伤寒等温热病初起而见有表里证者，或病起已三五日，尚有表证存者，服后常一泄而脉静身凉，或显见顿挫，续服2～4次可瘳。因其功能疏表泄热，清肠解毒，达到表里双解，缩短疗程的目的。不论成人、小儿，除正气亏虚或脾虚便溏，或发热极轻，恶寒较甚者外，均可服之。表里和解丹处方及其制作：

生大黄135g，炙僵蚕45g，蝉蜕、甘草各30g，皂角、广姜黄、乌梅炭各15g，滑石180g。研极细末，以鲜藿香汁、鲜薄荷汁各30g，鲜萝卜汁240g，泛丸如绿豆大。

成人每服4～6g，妇女或体弱者酌减；小儿10岁左右服2g，6～8岁者1～1.5g，2～5岁0.5～1g，每日1次；未更衣者可续服1次，连服1～3日，热退即勿再服。

2. 葛苦三黄丹 湿温等温热病，服上方 3 日，热势未挫者，可续服本丸。这是通利泄邪与清热解毒、燥湿化浊并用之剂，一般连服 5～10 日多能奏效。处方及其制作：

飞滑石 600g，生大黄 90g，蝉蜕 15g，以上 3 味研末，另用苦参 150g，葛根、黄芩各 90g，天花粉、茵陈、青蒿各 60g，黄连、甘草、白蔻仁各 30g，蝉蜕、姜黄、川郁金、苍术各 15g，煎取浓汁，再以鲜荷叶、鲜藿香各 150g，鲜紫苏叶 180g，鲜茅根 240g，生莱菔子 60g，以上 5 味研磨加上药汤绞汁 2 次，并加鲜萝卜汁 90g，将药汤汁拌入 3 味药末制丸，湿重 6g（无鲜药时用干药半量，研细，用药汤放凉泡透榨汁，榨后须加凉开水再榨一次，以免药汤损失）。

每服 2 粒，每日 1 次，体弱或儿童酌减，虽有溏泄，尽可服之。服后一般每日微泻一两次，热势逐步递减而愈。

【病例 1】 赵某，男，28 岁，工人。

4 日前以头痛体痹、形寒发热开始，曾服西药 APC 得汗而热不挫解，入暮为甚，体温 39.2℃，口微渴而黏腻不爽，两日未更衣。苔白，中后微腻，脉浮数。此风热外袭，湿滞内蕴之候，治宜两解，予表里和解丹 12g，分作 2 包，每日 1 包，温开水送下。药后 5 小时即得畅便 1 次，入暮热势挫降至 37.6℃。次日续服，发热已退至常温，诸苦若失，唯觉神疲乏力，饮食调理，休息 2 日即愈。

【病例 2】 孙某，女，43 岁，工人。

违和旬余，初起头痛肢楚，恶寒发热，胸痞困顿，服药得汗，恶寒已解，热势稽留，朝轻暮重（38～39.8℃），口苦而黏，午夜有时烦躁不宁，间见谵语，颈胸白痦遍布，大便溏黏如酱，臭秽异常，苔黄糙腻，脉濡数。白细胞偏低，肥达反应：H1：240，O1：100，诊为伤寒。即予葛苦三黄丹，每日2粒，开水化服。服后7小时许，大便畅泄两行，自觉较适，入暮烦热略平，次日续服，热度下降至37.5～38℃，连服4日，热已趋平，改予汤剂善后。

三、肺炎

肺炎之运用下法，主要是在辨证论治的方药中加用大黄，古人有"病在脏，治其腑"之说，肠腑疏通，上焦壅遏之邪热、痰浊自有出路，且大黄本身有良好的抗菌作用。

南京中医学院第一附属医院与江苏省中医研究所对麻疹肺炎患儿重点观察了用大剂量清热解毒药和重用大黄的疗效比较，共125例，发现重用大黄组的疗效较好。其大黄用量，突破常规，并未发现任何不良反应，这个经验值得学习。治法用药分组：

甲组：大青叶、蒲公英各30g，金银花、紫草各9～15g，加入麻杏石甘汤中，以煎剂为主。痰多者加葶苈子、天竺黄，每日1剂，本组共68例。

乙组：在甲组用药的基础上，再加生大黄煎服。大黄用量随年龄而增加，1～2岁者用9～15g，2～3岁15～30g，3～5岁30～45g，每日1剂，本组共57例。

两组病例均从入院当日起分别服药，连续3日以上。

疗效对比：虽然两组患儿均全部治愈，但其退热天数、咳嗽消失、啰音消失和X线征象消失天数，乙组（重用大黄组）均少于甲组。从住院均天数来看也如此，经统计学处理，概率均$P<0.025$，相差显著，故乙组的疗效优于甲组。其疗程短则3日，长者12日，多数为5～7日。

大黄具有清热化湿及泄血分实热功用。现代药理学实验研究证明，大黄不但用以缓下、健胃、利胆，而且具有较强的抗菌作用，如对甲型和乙型溶血性链球菌和肺炎链球菌、金黄色葡萄球菌及伤寒、副伤寒沙门菌，志贺菌属，白喉棒状杆菌，炭疽杆菌等有较强的抑制作用，对流感病毒也有抑制作用。故以大黄治疗麻疹肺炎是值得重视和研究的。他们在总结大剂清热解毒药物的基础上，对曾用多种抗生素及中医辨证治疗未获效果的麻疹肺炎患儿 20 例，改服乙组方药，也取得了较为满意的疗效。还以大黄为主药试用于尿路感染、胆道感染、菌痢、伤寒、金黄色葡萄球菌败血症、口腔炎、疖肿等少数病例，均获治愈。对病毒性肺炎也有一定的疗效。这都充分证明了通下疗法的卓越效能。通过实践个人也有同样的体会：大黄的清热泻火、解毒抗菌的作用，殊为显著，只要用之得当，没有任何不良反应。但如此大剂量的使用，是突破老框框的创新，值得学习。

【病例】倪某，女，59 岁，退休。

1977 年 1 月 27 日来诊：违和三日，头痛肢楚，形寒发热，微汗不畅，鼻塞咳呛，口干欲饮，呼吸较促，便难，苔薄黄，脉浮数。T39.6℃。听诊右上肺有少许细啰音。白细胞 $11.2 \times 10^9/L$，中性粒细胞 0.95，淋巴细胞 0.05。胸透：右上肺野中外见絮状阴影，边缘欠清，两肺纹理增多。诊为右上肺炎。此风寒外束、痰热内蕴之风温重症。治宜宣肺通泄，清热解毒，予麻杏石甘汤加味：

生麻黄 6g	生石膏 30g	白花蛇舌草 30g	鱼腥草 24g
生大黄 10g	生黄芩 10g	杏仁泥 10g	天花粉 12g
甘草 5g	2 剂，水煎服。		

二诊（1 月 29 日）：药后汗出较畅，便难已爽，热退咳减，T37℃，苔

薄微黄，脉平，表里两解，邪热趋戢，再为善后：

> 生石膏 15g　　杏仁 10g　　桔梗 10g　　前胡 10g　　鱼腥草 30g
>
> 忍冬藤 30g　　陈皮 5g　　甘草 5g　2 剂，水煎服。

1 月 31 日：症情平稳，胸部 X 线透视炎症已吸收，可以勿药。

四、菌痢

中医之"赤白痢"类似于急性菌痢，"疫痢""疫毒痢"似属中毒型痢疾（暴发型痢疾）。本病致病因素，一为外感暑湿疫毒之气，蓄积肠胃而致；一为饮食不洁，或过食生冷停积于中宫，使脾胃运化之功能受阻，大肠传导失常，气血凝滞，湿热郁蒸，损伤肠道血络，而痢下脓血。凡痢疾初起，因宿有积滞，里热较甚，前人早有"痢无止法""痢疾当头泻"之说，通下疗法对痢疾初起最为适用，可缩短疗程，提高疗效。

个人过去常用以生、熟大黄为主药的"痢泻散"治疗痢疾及泄泻，服用方便，价格低廉，奏效显著，可以推广应用。

【附】痢泻散（《镜花缘》验方）：

> 生大黄（炒）30g　　　熟大黄（炒）30g　　苍术（米泔水浸）90g
>
> 杏仁（去皮尖与油）60g　羌活（炒）60g　　　甘草（炒）45g
>
> 川乌（去皮，面包煨透）45g

上药共研极细末，瓶储备用。成人，赤白痢疾每服 3～4g，但赤痢宜用灯心草 1 尺（30cm 左右）煎汤调服；白痢宜用生姜 3 片煎汤调服；赤白兼见者，并用灯心草、生姜煎汤调服；泄泻每服 2g，以米汤调服。小儿剂量减半，4 岁以下者用 1/4，幼儿再减，每日 2 次。

本方有泄热通滞，健脾燥湿，温里散寒，止痛安中之功，对细菌性痢疾及急慢性泄泻均有显效。痢疾与泄泻，新起多属热、属实，久病则为寒、为虚。热实者宜清泄导滞，虚寒者则应温中培调。本方主要用于热实型泻痢，但虚寒型体质不太虚弱者，也可应用。大黄生用苦寒，专于下行，能入血分，泄热通肠，荡涤积垢；熟则性缓，能导湿热从前阴而出，并有收敛止涩的功用。川乌辛温，温养脏腑，破除积滞，散寒止痛，与大黄配合，一温一寒，相须相使，不但可治热实之证，并可用于寒实之证，是本方中的主药。此外，杏仁降气润燥，有利消积；羌活搜风祛湿解表，协同川乌增强止痛作用。至于甘草，则功在协调诸药，解毒缓急。所以各型痢、泻均可使用。唯疫毒痢必须配合清肠解毒之品，或中西医结合始妥；其久痢下稀淡血水者忌用。

【病例】沈某，男，36 岁，农民。

恶寒发热 3 日，体温 38.8℃，头痛肢楚，泛泛欲呕，腹痛阵作，下利不爽，里急后重，杂有红白黏冻，日十余行，经粪检有红白细胞、脓细胞及黏液。苔微黄腻，脉数。暑湿热毒之邪内侵，食滞壅阻肠间，蕴蒸胃肠，气血凝滞，痢疾以作。治予"痢泻散"，每服4g，日 2 次。服后 2 小时腹痛稍缓，痢下较畅，入暮热势渐挫，翌日续服之，即趋瘥解。

以上仅是略举 4 种温热病应用"通下疗法"的疗效作为例证，以说明通下疗法在温热病的治疗中占有重要的位置，也具有卓越的作用。当然，通下疗法也不是万灵丹，我们还要掌握辨证论治的原则，不能认为通下疗法就是万能疗法，而否定其他治疗方法。

个人认为，温热病是急性热性传染病，其来势既猛，传变也速，必须根据疾病的发展规律，要有预见性地防微杜渐，采取果断的、有力的、相应的措施，先发制病，不可因循等待，只要不是"表寒"

"表虚"之证，或年老体衰之躯，均可早用通下疗法。因为这是清热祛邪的一个重要途径，也是保存阴津、防止恶化的具体措施，从而达到缩短疗程，提高疗效的目的，进一步发挥中医中药治疗急性热性病的应有作用。

（参考文献略）

〔原载于《江苏医药》（中医分册）1978年第1期〕

流行性出血热诊治一得

流行性出血热属于温热病范畴，其早期相似于温毒发斑、疫疹、疫斑等。温邪为病，传变迅速，气血两燔，深入营血，热盛动风，气阴俱伤，热毒内传，蕴结下焦，终则邪热告退，气阴渐复而愈；或气阴耗伤，正不胜邪，脱变而亡。

本病据统计：60％患者有便秘症状，35％在病程中出现少尿现象，5％甚至出现时间长短不一的尿闭，并有腹痛、呕吐、呃逆等气机不畅的见症，即所谓"腹腔综合征"。表现腹微循环障碍，此时邪热夹滞、气滞血瘀的征象加重，耗损真阴，变端蜂起，危在顷刻，必须中西医结合，加以抢救，而"通下疗法"尤为必要。因为：❶不急下即不能存阴；❷不急下即无以疏通气机；❸不急下其郁热难获出路，所以通下疗法对流行性出血热是一个十分重要的措施。实践证明，在本病的治疗过程中，如果能尽早地采取通下疗法，就能有效地阻断其恶化传变，缩短疗程；倘若通下剂用之太迟，或用量太轻，就容易导致留邪生变，产生不良后果。因为瘀热阻滞下焦，而致小便不利，欲利小便，必下瘀热，欲下瘀热，必先通下。《伤寒论》所谓"凡蓄血，小便自利"之说不可拘。

本病最危险的阶段是少尿期。由于热毒内传，温热蕴结下焦，膀胱气化不利而少尿；热邪销灼肾阴，津液枯涸，化源欲竭，小便涩少，甚则尿闭；热结于下，上壅于肺，肺失通调水道之职，不能下输膀胱，水津不布，气不化津，上凌心肺，可见面浮肿胀，咳呛带血，胸闷气短，喘促心悸等险象。此时最宜滋肾解毒，通腑泄热，泻肺利水，而通下法是最重要的一环，《温病条辨》导赤承气汤（生地黄、赤芍、大黄、芒硝、黄连、黄柏）可资借鉴。

【病例】赵某，男，36岁，瓦工，住院号：1121。

1977年12月22日入院：恶寒发热，头痛无汗，眼眶痛，腰痛，肢困乏力，在当地作感冒治疗，恶寒虽除，唯发热未挫，三处疼痛明显，已历5日。

查：高热39.8℃；血常规：白细胞9×10^9/L，中性粒细胞0.65，淋巴细胞0.35；肾功能＜5％，NPN 77.8mmol/L（109mg％），CO_2CP 18.66mmol/L；尿常规：蛋白（＋＋＋），白细胞（＋），红细胞（少许），颗粒（＋＋）；肥达反应（－）；肝功能：ALT 56U。经对症治疗，热势有下挫之势，但纳呆泛呕，怯冷，尿量逐渐减少，肾区有叩击痛，左侧尤甚，右腋下及胸前少数出血点。苔薄腻舌光红，脉细数。诊为流行性出血热少尿期，急性肾衰竭，乃温热疫毒之邪，传入下焦，结于膀胱，州都气化失司，水道不利，浊邪上逆，胃失和降。治宜养阴解毒，攻下分利。处方：

鲜生地黄120g	鲜茅根60g	玄参15g	牡丹皮15g
赤芍15g	生大黄18g（后下）	玄明粉12g（冲）	丹参30g
车前子（包）30g	泽兰30g	麦冬30g	每日1剂。

并配合西药利尿脱水之品，症情稍有稳定，尿量显增，腰痛也有轻减，乃守前法继进，尿量续增。5日后度过少尿期而进入多尿期，舌光少津，脉细濡。阴损阳衰，续当养阴温肾。

生地黄15g	北沙参12g	麦冬12g	怀山药15g	太子参18g
菟丝子12g	肉桂3g	3剂，每日1剂。		

3 日后肾功能有所好转，1 周后 NPN 30.3mmol/L（42.5mg％），尿常规基本正常，转入恢复期，调理善后而愈。

〔写于 1978 年〕

琐谈非典

去冬今春，气候反常，寒温不一，疫疠肆虐，传染性非典型肺炎（简称非典）流行，给人民健康和生产带来了较大的影响。党政领导十分重视，全民动员，齐抓共管，防治并重，严防死守，将其控制在最小范围内，争取早日歼灭"冠状病毒"。

由于非典是一种新的烈性传染病，中西医都缺乏经验，在摸索中探其来龙去脉，在实践中积累体验，从而逐步掌握诊治规律。广东省中医院的经验和北京的模式，都给了我们很大的启示和了解。

从广东省中医院的经验来看，中西医结合，集思广益，充分发挥中医药辨证论治的优势，是取得较好疗效的关键。该院领导不仅组织当地专家会诊研讨，还通过电话、传真广为征求外地有关专家的意见，例如贵报 5 月 9 日第 5 版报道中提到："患者被紧急送进了ICU。专家们集中床前，紧急抢救。患者出现了手撒口开、四肢冰冷的阴厥症状。用苏合香丸，老专家朱良春一语道破，患者四肢回温了。3 月 22 日，这名 77 岁的患者在医务人员的努力下，奇迹般地康复出院了。"他们随时接受客观的意见，这种谦虚、务实的精神是十分可贵的。

最近报章杂志刊载防治非典的资料较多，尤其是近日贵报连续发表了多篇有分量的文章，得益甚多，与时俱进，众志成城，这是可喜的。不才愚拙，且复年迈，未能亲临一线，殊为憾事。谨略呈愚见，不识当否。

一、非典之中医病名

从非典的传染性强、发病快、变化多的特点来看，该病应属瘟疫而非一般温病，风温、春温均难以概之。

明代吴又可著《温疫论》（1642），提出常气（六淫）、杂气（戾气、疠气）之异；清代杨栗山于 1789 年 79 岁时所著《伤寒温疫条辨》（简称《寒温条辨》），继承发挥了《温疫论》的病因学说，强调温疫致病原因，既非六气、亦非时行之气，而是天地间种种不一之杂气，来而不知，着而不觉。同时明确指出："各随其气而发为诸病"。由受病的脏腑不同而病名随之各异。我同意北京课题组的意见，"肺毒疫"之名比较明确，有利于防治。

二、重温古籍，掌握要领

对非典之诊治，我认为重温吴又可《温疫论》及杨栗山《寒温条辨》很有必要，此二书对瘟疫之病因病机，辨证论治，方药列述，可谓周详之至。细阅参究后，当可眼明思迪，得心应手，也不会有将达原饮、升降散说成出自一书之讹。吴又可强调邪踞募原而传胃，用达原饮使邪内溃，速离募原，其邪或从表解，如内陷入胃，则用攻下，排邪外出。吴氏很重视用达原饮开达募原，辟秽化浊。此方对湿浊蕴遏之瘟疫，头痛烦躁，憎寒壮热，胸闷呕恶，脉弦数，舌苔白垢腻或如积粉（此点很关键，如见黄苔或舌质红者即不宜此方，或必须随症加减）。吴氏认为邪陷入胃，必用攻下以逐邪，且宜早用攻下，逐邪外出。非典之病灶在肺，肺与大肠相表里，攻下通腑，可使肺热下泄，痰壅得解，减轻症状，防止变端，缩短疗程。过去天津急救中心王今达教授即有报道，今曾兆麟也有实验证明，用通里攻下法，能改善肺水肿，促进肺泡上皮增生。特别是对Ⅱ型非典，肺泡上皮的增生与修复，改善肺泡通气/血流比例，对各种脏器损害均有保护作用。因此建议对呼吸困难及呼吸窘迫综合征之重症患者，在严格监控条件下采用不同剂量的大、小承气汤或以承气汤为主药增加其他中药进行治疗。这是进一步发挥吴氏攻下逐邪法则的应用，符合中医辨治原则。但吴氏忽视了清热解毒的法则，是其美中不足之处，所以在乾隆癸丑年（1793），京师大疫，用又可法治之多不验。余师愚氏看到了这一点，结合临床创订了大寒解毒之剂的"清瘟败毒饮"，对各种大热表里俱盛之证，以此方为主，获得显效，而于1794年撰《疫疹一得》阐发之。杨栗山不愧为吴又可瘟疫学派的中坚人物，他完整地将清热解毒与苦寒攻下结合运用，缩短了疗程，提高了疗效，这是通过实践，不断提高学术水平的结果。杨栗山说："凡见表证（指疫病），皆里证郁结，浮越于外也，虽有表邪，断无再发汗之理，故伤寒以发表为主，温病以清里为主。"他创订升降散等15则方剂，清热解毒的作用广泛，有增强单核吞噬细胞系统的作用，提高细胞免疫能力，或抑制体液免疫功能，或能增强肾上腺皮质功能。而通里攻下方药，也具有消炎、排毒素、改善局部血液循环等作用。中医是注重辨证论治的，今年广东非典患者多有挟湿现象，故早期常参用三仁、藿朴夏苓等以宣化湿热，透邪外出，或以麻杏石甘汤等合升降散以辛凉解表，宣肺化湿，不可过早使用苦寒清下之剂；在中期可清热与攻下并进；本病高峰期邪热疫毒炽盛，耗灼气阴，复有瘀血内阻，就需参考叶天士之说："入营犹可透热转气，入血就恐耗血动血，直须凉血散血。"而用清营汤、犀角地黄汤等，并参用清下之品。如"逆传心包"，痰热壅遏、昏迷、惊厥，就要参用安宫牛黄丸、紫雪丹、神犀丹等以开窍逐秽，宣闭解毒，以挽厥逆。如面色灰败，呼吸急促，四肢厥冷，汗出如雨，口开手撒，脉细弱，舌质紫暗，血压下降，此乃阴厥、寒闭，不是阳厥、热闭，需用温开，除用参附、生脉注射液静脉滴注外，急用苏合香丸以温开之，始可挽其厥脱；如误用安宫牛黄丸、紫雪丹等凉开之品则祸不旋踵矣。在极期或恢复期既要益气养阴，又要佐以活血养血之品，始称允当。

三、献方要详加说明

各位中医同仁积极献方，这种关心与热情是好的。但在审选时，必须详附适应证说明，以免误用，产生不良后果。中国幅员辽阔，南方北方气候不同，不仅要因人、因时制宜，还需因地制宜用药。如贵报 5 月 19 日 6 版右上载"献方抗非典"哈尔滨徐医生所献之方，可能对北方地区比较适合，对南方就不大适宜，其中川芎 40g，五味子 20g，应予慎用，建议专家论证时多加酌定。

〔载于《中国中医药报》2003 年 6 月〕

心痹证治初探

心痹相似于风湿性心脏病（简称风心病），系风寒湿之邪内舍于心，致使心体残损，心脉痹闭而出现的一种病证。《素问·痹论》云："心痹者，脉不通，烦则心下鼓，暴上气而喘，嗌干善噫，厥气上则恐。""脉不通"是明确指出心脉痹闭，而心脉瘀阻，脉道不利。"烦"是心烦不宁。"心下鼓"是形容心悸怔忡较剧，如搰鼓之振动。心气上冲，与肺气相触，以致"暴上气而喘"，难以平卧。由于手少阴心之脉上夹咽喉，同时，因为张口喘促，故常见"嗌干"。《素问·宣明五气篇》："五气所病，心为噫。"由于胸中气结，故每借长太息以舒出之，而善噫也。至于"厥气上则恐"，马莳注释为"逆气上乘于心，神气不足，神弱则惧凌，故为恐也。"这具体地揭示了它的主要病机是心脉瘀阻，是风心病而出现心力衰竭的生动描述。此证之临床表现较为复杂，可从痹痛、心悸、怔忡、喘咳、肿胀诸门中找到有关资料。兹就常见之咳喘、咯血、心悸、痹痛、水肿等证候的诊治，结合个人实践体会，讨论如次。

一、咳喘

心肺同居上焦，心痹之咳喘，则系心脉瘀阻，气血运行不畅，上焦壅遏，导致肺脏郁血，宣肃失职，痰瘀夹水气逗留，致肺无以朝百脉而使然。《素问·平人气象论》："颈脉动，喘疾咳，曰水。"王冰注释："水气上溢，则肺被热蒸，阳气上逆，故颈脉盛鼓而咳喘也。颈脉谓耳下及结喉旁人迎脉者也。"即颈动脉也。心痹之咳逆喘促，虽表现为肺金之失肃，实系心体伤残，正气虚损，心气拂逆之故。《景岳全书》："虚喘者，慌张气怯，声低息短，惶惶然若气欲断，提之若不能升，吞之若不能及，劳动则甚"，是风心病咳喘的生动写照。故其证治拘泥常法则不效，必须益心通脉，参用宣通肺络、泄化痰瘀之品，始可奏效。考其对证方药，则以《三因极一病证方论·喘脉证治》所列之杏参散较为合拍。该方"治上气喘满，倚息不能卧"。由杏仁、桃仁、桑白皮、人参组成。立方之妙，在于人参配桃仁，益气通脉；杏仁配桃仁，宣肺行瘀；杏仁配桑白皮，下气平喘，兼能利水，实为匡正祛邪、标本兼顾之良方。我用此方，应手多矣。若药后气仍未纳，喘仍未平者，宜酌加紫石英、远志、紫河车、补骨脂、核桃仁等通心肾、填下元之品；剧者更加蛤蚧粉 2g 分吞，以增强温肾纳气之功，可获效机。

【病例】张某，女，35 岁，农民。

患心痹已 8 载，近年来咳喘屡发而不愈，迭进中西镇咳平喘药无效。顷诊咳喘，动则尤甚，咳痰不多，心慌气短，下肢轻度浮肿，口唇发绀，脉细弦而结代，舌上有紫气，苔薄。良由心气亏虚，痰瘀阻于肺络，是以金令不降，气不归元而成此咳喘之疾。当益心肾以纳气，化痰瘀而肃肺。处方：

> **人参 6g** (另煎兑服) **杏仁泥 10g 桃仁泥 10g 炙紫菀 10g 桑白皮 12g**
> **山茱萸 12g** **紫石英 15g 五味子 5g 炙甘草 6g**

连进 5 剂，咳喘已减，原方稍事出入，共进 30 余剂，咳喘即平，下肢浮肿趋消，心慌气短显见减轻，逐步稳定。

二、咯血

风心病咳喘之甚者，易并发咯血。《外台秘要》指出："心咳，咳而吐血。"其量或多或少，其色或紫或红，多伴见心悸、胸痛、气短等证候，甚者因出血过多，而大汗如洗，致有虚脱之虑。风心病之咯血，一方面是气虚不能帅血归经，一方面是瘀阻而新血难守，虚实错杂，殊难措手。若见血止血，妄用收涩之品，诚非探源之治也，亦难以收到预期之效果。我治此证，恒采用益气以固本，消瘀以宁络之治法，尚能应手。选用唐容川《血证论》治"瘀血乘肺，咳逆喘促"之"参苏散"（人参、苏木），加花蕊石为主方，随证佐药。

【病例】王某，男，46 岁。

患风心病已 10 余载，近 1 周来，始则咳嗽喘促，继则咯血，曾用抗感染、强心、止血等药，出血尚未控制，其色或红或紫，胸痛气急，心悸怔忡。舌上有瘀斑、苔薄，脉弦结代。心体受损，宿瘀内停，复因咳喘震损肺络，咯血以作。治予益气培本，消瘀宁络之剂。处方：

> **人参 9g**(另煎兑服)　　　　　**苏木 10g**　**茜草根 10g**　**黄郁金 10g**
>
> **煅花蕊石 15g**(研分 2 次吞服)**丹参 15g**　**鲜韭菜捣取汁约 2 小杯**(分冲)

药服 2 剂，咯血逐渐减少，服 4 剂而咯血遂止。

三、心悸

心痹由于心体受损，心脉不通，故心悸一症最为常见，甚则怔忡不宁。对风心病心悸的治疗，首先必须辨识是属于阳虚、阴虚，抑或阴阳两虚，施治方可中的。其辨证的关键，又在于识脉。一般而论，凡阳虚者，脉多见濡细、迟缓或结代；阴虚者，脉多见细数或促；阴阳两虚者，脉多呈微细或结代。治疗此证，除需根据阴阳之偏颇，采用补而兼温，或补而兼清的治则外，还要注意参用通脉之品，方可提高疗效。凡阳虚，通脉可选用桂枝、鹿角霜、鹿角片等；阴虚，须重用柏子仁、麦冬、玉竹等。而炙甘草之补中兼通，无论阴虚、阳虚均应重用。余治阳虚心悸，喜用参附汤合桂枝加龙骨牡蛎汤；阴虚心悸，喜用生脉散加味；阴阳两虚之心悸，用炙甘草汤化裁。

【病例】卢某，女，29 岁。

风湿性心脏病（风心病）已年余，南京某医院诊为风心病二尖瓣狭窄，心电图提示心房颤动，伴室内差异性传导。近觉心悸怔忡，稍劳即气促，两颧紫红。苔薄尖红，脉细数而促。此心痹之候，心体残损，气阴亏损，心气逆乱。治予益气阴，补心体，畅心脉。处方：

> 太子参 30g　　麦冬 15g　　丹参 15g　　合欢皮 15g　　生黄芪 15g
>
> 茯苓 15g　　玉竹 20g　　炙甘草 20g

进 10 剂后，心悸气短减轻。又予原方续进 6 剂，两颧紫红已消，活动后亦无所觉，脉数较缓，仍予原方间日一剂以巩固之。

四、痹痛

风心病之痹痛，系风寒湿之邪深伏，导致心脉痹闭，经脉不通，血行不畅之故，其身痛殊为顽缠。对于风心病痹痛之治疗，必须从心体残损、心脉不通这一病理特点出发，区别其阴阳之偏衰，病邪寒热之属性，采用养营通脉、兼祛风湿，或温阳通脉、兼祛风湿之剂，方可奏效。凡阴虚而风湿逗留者，往往可见低热，关节屈伸不利，舌质偏红，脉细数等症，可选用《金匮要略》之防己地黄汤（木防己、地黄、桂枝、防风、甘草）为主方，其中地黄宜重用至60g，取其既可养血，又能除血痹，伍以防风，可除血中之风；桂枝、甘草以通心脉；防己舒筋化湿。并加虎杖 30g 以化瘀宣痹，凉血解毒。其他如豨莶草、晚蚕沙、广地龙、桑枝等均可随症加入。阳虚而风湿相搏者，常可见关节疼痛、肢末不温、舌质淡、脉浮虚而涩等症，可选用黄芪桂枝五物汤加附子、淫羊藿、桃仁、红花、油松节、桑寄生等。

【病例】顾某，女，43 岁。

风心病已 3 载，形体羸瘦，面浮足肿。近来周身关节疼痛，低热缠绵，胸闷不适，心悸不宁，口干口苦，其舌质偏红，苔薄黄，脉细微数。心营素虚，脉涩不利，风湿逗留，郁结作痛。予养营通脉，祛风和络为治。处方：

| 生地黄 60g | 忍冬藤 60g | 虎杖 30g | 桑枝 30g | 生薏苡仁 30g |
| 桂枝 8g | 防风 8g | 木防己 12g | 知母 10g | 甘草 6g |

连进 5 剂，身痛稍缓，低热已退。仍从原意进退，共服 20 余剂，身痛遂除，病情趋于稳定。

五、水肿

风心病之水肿，大致有下述两个因素：一是因为心阳不足，不能温煦脾土，或下焦寒水之气上逆，郁于心下，或土不制水而泛溢肌肤；一是因为心血瘀阻，气化不行，上焦壅塞，肺失宣降，不能通调水道下输膀胱，因而外溢为肿，所谓"血不利则为水"。这两种因素常相因为患。所以对风心病水肿之治疗，以温阳益气、活血利水为大法。

凡水肿甚者，可选用陈修园消水圣愈汤。此方系桂甘姜枣麻辛附子汤加知母而成。方中麻黄能通心气，舒发心阳，破坚积，并有利尿作用；桂枝通阳利水；附子强心；细辛散陈寒；加知母育阴化气，遂成阴阳既济之功。

若心气不足，心脉瘀阻，心下痞坚，唇绀足肿者，可选用心痹汤：

生黄芪 15g	党参 15g	炒白术 15g	茯苓 15g	当归尾 9g
丹参 9g	桃仁 9g	红花 9g	水蛭粉 1.5g(胶囊装，分吞)	
虻虫 1.5g	炙甘草 10g			

水蛭粉治此症效著，盖化瘀即所以利水也，配合益气扶正之品，遂无耗伤气血之弊。

若心肾阳虚，下肢浮肿，久久不退者，乃心力衰竭严重之征象，宜选用济生肾气丸出入，并加用万年青根 30g 以强心利尿，对心力衰竭有较好疗效。但有一定毒性，少数患者服后往往出现恶心、呕吐、腹泻。剂量过大可出现早搏及完全性传导阻滞。我曾用此方治 1 例风心病心衰者，服后 15 分钟左右即房颤加剧，隔日继续观察一次，仍然如前。因此应慎重使用，控制剂量，或作保留灌肠，以减少上消化道之反应。或用茶树根也可（服后风湿性、高血压性及肺源性心脏病之心悸、气短、失眠等征象可以明显改善，尿量增多，浮肿消退，部分心脏阴影也有明显缩小或改善）。每次用 30～60g。

此外，在风湿性心脏炎阶段，尚未形成风心病时，如及早采用"银翘白虎汤"（连翘 20g，金银花、防己、木瓜、知母、粳米各

25g，白花蛇舌草 30g，生石膏 60g，甘草 10g）随症加减：湿重者加苍术 20g、薏苡仁 40g、厚朴 10g；热重者加栀子、黄柏各 15g、黄连 5g；心前区闷痛者加丹参 20g、参三七末 2g，分吞；心悸者加酸枣仁、柏子仁各 30g、琥珀末 3g，分吞，以清热解毒，利痹通络，多可控制其风湿活动而获得病愈，免除风心病之产生。

〔原载于《湖南中医学院学报》1985 年第 1 期〕

心病证治点滴

心脏病发病率在部分地区已占首位，临证之际，亦接触较多，略具心得。兹将心病证治之点滴体会简述于次。

一、冠心病用活血化瘀法之得失

冠心病隶属于中医学"真心痛""胸痹"等疾病的范畴。早在《内经》就有"厥心痛，痛如锥针刺其心""真心痛，手足青至节，心痛甚，旦发夕死，夕发旦死"等记载。汉代张仲景在《金匮要略》中不仅描述了"胸痹"的症状为"胸背痛，短气""心痛彻背，背痛彻心"，同时指出其脉"阳微阴弦"，揭示了阴乘阳位的病机。仲景所创立的以通阳散结为主的治疗大法，为后世所宗。究其意义，乃胸中阳微则阴寒上乘，于是心脉痹闭，血运不畅，不通则痛。仲景以降，历代医家对心痛之认识有所发展，其中比较著名的如朱丹溪提出"心胃痛，须用劫药，痛乃止，如仓猝散"；《太平圣惠方》金铃子散可治热厥心痛；危亦林治"猝暴痛"用苏合香丸，均有很高的疗效。而前辈医家，针对此证之"心脉不通"，采用活血化瘀法者尤众。考活血化瘀法之应用，至少有 2000 余年历史，《内经》成书约在周秦之际，其中已记载不少瘀血之病机及活血化瘀之治则；《神农本草经》成书于汉之前，其中列载许多活血化瘀药物。现代对活血化瘀法的研究更为深入，实践证明，它对缓解心绞痛、降低血脂及改善心肌缺血均有较好的作用，不失为治疗冠心病的一个重要途径。

但应当指出的是，目前有一种忽视辨证论治，滥用活血化瘀法的倾向，影响了科研工作的深入，妨碍了疗效的提高。须知冠心病有虚有实，即使实证，亦系本虚标实。实证当化瘀宣通，虚证则须扶正养营。若虚实不辨，一味化瘀，徒伤正气，于病何益?!

冠心病病位在心，但与其他诸脏均有密切的关系。必须整体地、辩证地看待之，才能使处方用药吻合病机。《内经》早有"肾心痛""胃心痛""脾心痛""肝心痛""肺心痛"之说，可见五脏之滞，皆可发为心痛。关于心病的辨治大法，《难经》指出："损其心者，调其营卫。"清代名医薛宝田先生推衍其义，谓："荣卫为血脉之所生，心为之主，然荣卫起于中州，肝肺脾肾实助其养，养其四脏则心自安也。"（《北行日记》）此见甚是，而"养其四脏则心自安"之论，更是发前人所未发，堪作临床指南。譬如冠心病伴心气不足，症见胸闷气短，心痛隐隐，心悸殊甚，忐忑不安，口干少津，苔薄，脉细涩者，治心必兼补中。胃之大络名虚里，心悸殊甚，乃宗气外泄。此症忌用活血化瘀法，我常取生脉散合四君子汤加玉竹、桂枝、柏子仁（大量）以益心气，养心营，通心脉，兼扶中气，收效较佳。

二、复心阳则桂枝用量需大

桂枝与甘草同用能复心阳，义本《伤寒论》。论中谓："发汗过多，其人叉手自冒心，心下悸，欲得按者，桂枝甘草汤主之。"过汗引起心阳虚，取此二味以复之，寓意良深。阳以阴为基，阴非阳不化。桂枝能和营通阳，甘草既养营补虚，又宣通经脉，二味并用，刚柔互济，心阳渐复，对心动过缓亦当有效。心动过缓之由，总因心阳不足，心脉不通使然，一般均有心悸怔忡，胸闷气短，头晕目眩，甚则昏仆，脉细缓无力，或细涩，或浮缓等见症。但有用此方不效者，我以为关键在于桂枝之用量是否得当，若拘泥于常规，药力不及，则难取显效，或致无效。只有大剂量使用，方可收理想之疗效。我治心动过缓症，用桂枝一般从 10g 开始，逐步递增，常用至 24g，最多用 30g，直服至心率接近正常，或有口干舌燥时，则将已用剂量略减 2～3g，继服以资巩固。当然，辨证如不属桂枝甘草汤证者，不在此例。

三、治疗病毒性心肌炎当注重解毒护心

病毒性心肌炎临床常见，一般由感受时邪或时病之后，出现异常疲乏、食欲减退、胸闷胸痛、心悸怔忡、气短、脉细数而促或伴见结代等一系列症状。心电图示，ST 段压低、T 波平坦或倒置，各种心律失常，如频发早搏（二联律、三联律）、心动过速及房室传导阻滞等，治疗必须见微知著，防微杜渐，不能囿于一般时感治疗而贻误病机。

此证的产生，系正气亏虚，病邪内舍心包使然。心虚则有心气虚、心阴虚两大类，假使在感邪之初，及早采用补心气或益心阴并加用解毒之品，将对心肌炎有预防作用。先师章次公先生盛赞人参败毒散用人参之妙；方中人参非徒扶正以资汗源，且寓有护心之深意。加减葳蕤汤用玉竹，其意亦然。由于热病易于伤津耗液，故心肌炎以心阴虚最为常见。

我治此病而致的心律失常，常取生脉散为主方，加玉竹、柏子仁、功劳叶养阴通络；琥珀镇静解毒；板蓝根、连翘、白花蛇舌草、甘草清热解毒。近年来参用珠黄散内服，每次 1 支，每日 2 次，颇收佳效。热盛加苦参，胸痛加三七末、郁金，胸闷加婆罗子、合欢皮。随症变法，尚称应手。

〔原载于《中医杂志》1985 年第 2 期〕

简谈中风

中风，现代医学称为脑卒中，是当前危害人民健康的一种严重疾病。据国内外文献报道，在死亡原因中居一二位，而其中属于脑血栓形成者占绝大多数。因此积极防治脑血栓形成，是具有积极意义的。

中风的发生，与精神因素、过度疲劳、暴饮暴食、起居失常等攸关。而坚持适量运动，控制动物性食物，可以防治高血压、动脉硬化，减少和预防中风之发生，这是十分重要的一个方面。

明代张景岳对本病之病因指出："凡病此者，多以素不能慎，或七情内伤，或酒色过度，先伤五脏之真阴，此致病之本也。"阴不敛阳，肝风内动，是主要病机，所以在治疗上，镇、潜、摄、纳是四大主要法则，而"化瘀通脉"更为重要。此证在急性发病时，主要有两种类型：一是肝阳上亢，内风肆扰；二是痰热壅盛，蒙窍阻络。蒙蔽清窍，则昏仆不知人事；横窜经络，则喎僻不遂，肢体偏瘫；内风肆扰，则抽搐瘛疭。凡面赤目红，口干烦躁，喉际痰鸣，口有秽味，大便秘结，舌红苔黄腻，脉弦滑者，是内有痰热，需通腑泄热，化痰通络。常用生大黄 10～20g、芒硝 6g（分冲）、陈胆南星 10g、全瓜蒌 30g、竹沥 30mL（分冲）、石菖蒲 10g、黛蛤散 15g（包）等品。

药后腑气通畅，痰热泄化，神昏烦躁即可趋解。其抽搐甚者，加羚羊粉 0.6g（分 2 次吞服）。言语謇涩、肢体偏瘫不遂者，宜重用黄芪，配合地龙、丹参、赤芍、豨莶草、威灵仙、炙远志、石菖蒲等品，可收佳效。或用炙全蝎、广地龙、三七、红花、炮穿山甲等份，研极细末，胶囊装，每次服 4～6 粒，日 3 次，也有较好效果。

戒除烟酒，节制肥腻饮食，制怒怡情，劳逸结合，适量运动，是防治的根本措施。若能人人遵行，则发病率可以大大下降，是符合"预防为主"方针的。

〔原载于《中医杂志》1988 年"中风笔谈"〕

浅谈益肾化瘀法治疗阿尔茨海默病

由于人类社会物质文明日益发达，福利保健工作愈趋完善，人类的寿命不断延长，不少国家成为长寿国，我国也是其中之一，这是可喜的。但老龄化也带来一些老年性疾病，特别是阿尔茨海默病（俗称老年痴呆症）的发病率成倍地增长。据联合国世界卫生组织报告，65 岁以上老年人中有 10％智力障碍，其中 1/2 发生痴呆。有关资料表明，预计到 2000 年我国 60 岁以上的老人将增加到 1.3 亿，占总人数的 11％。为此，有学者指出，如此发展下去，21 世纪阿尔茨海默病将成为社会灾难，这不是危言耸听，而是需引起重视，积极采取相应措施，以控制其发病率。这是全民性的工作，需多方面跨学科的协作，开展防治工作，才能收效。

兹就采用益肾化瘀法治疗阿尔茨海默病谈一点肤浅的体会。

阿尔茨海默病临床上主要有两类：一为老年性痴呆，一为脑血管性痴呆，而以后者居多数。两者之病理进程虽有所不同，但其结局为脑萎缩则一。"脑为髓之海"，而"肾主骨生髓"，其病变之症结则为"肾虚"。根据姚培发等对 20 岁以上的 235 例人群进行的调查结果显示，两性从 30 岁起已有一定的肾虚百分率，40 岁以上组可达 70％以上，老年组肾虚百分率随年龄增加呈递增现象。还发现，70 岁以上常人肾虚率占 95％。陈庆生对 94 例 90 岁以上健康老人五脏

97

功能做了初步分析，发现全部对象均有不同程度的肾虚表现，肾虚率占 100％。由此可见，老年人均有肾虚的存在。肾既虚，则气化无源，无力温煦、激发、振动脏气，"脑髓渐空"，使脏腑、四肢百骸失其濡养，从而出现三焦气化不利，气机升降出入失常，血失流畅，脉道涩滞，而致血瘀。所以阿尔茨海默病的主要病因是年老肾气渐衰。肾虚则髓海不足，脏腑功能失调，气滞血瘀于脑，或痰瘀交阻于脑窍，脑失所养，导致智能活动障碍，脑力心思为之扰乱，而成痴呆。

中医的肾是对下丘脑-垂体-靶腺之神经、内分泌、免疫、生化代谢等生理病理的概括。肾虚是以神经、内分泌紊乱为主的机体内环境综合调控功能的障碍。这些障碍既导致衰老的出现，也是血瘀的根源。肾虚可促进血瘀的发生发展，血瘀又加重肾虚的病情，两者相互影响，互为因果。因此，阿尔茨海默病的病因病机是肾虚为本，血瘀为标，虚实夹杂，本虚标实。所以"益肾化瘀法"是治疗阿尔茨海默病的主要法则，我据此治疗本病，颇为应手。

【病例】 张某，男，66 岁，离休干部。

初诊（1993 年 5 月 4 日）：原有高血压病史，经常头眩、肢麻，近年来记忆力显著减退，头目昏眩，情绪不稳，易于急躁冲动，有时又疑虑、消沉，言语欠利，四肢困乏，腰酸，行走不爽，经常失眠。血脂、血压偏高。CT 检查示：脑萎缩、灶性梗死。诊为"脑血管性痴呆"。苔薄腻，舌衬紫，舌尖红，脉细弦尺弱。此肾虚肝旺，痰瘀阻窍之"呆病"也。治宜益肝肾、化痰瘀、慧脑窍。处方：

> 枸杞子10g　菊花10g　天麻10g　地龙15g　生地黄15g
> 熟地黄15g　丹参15g　赤芍10g　白芍10g　桃仁10g
> 红花10g　酸枣仁20g　柏子仁20g　制南星8g　淫羊藿15g
> 炙远志8g　桑寄生20g　生牡蛎（先煎）20g　甘草4g　10剂

二诊（5月15日）：药后头眩、肢麻、失眠均见轻减，自觉言语、行走较前爽利，情绪有所稳定，记忆力略有增强，甚感愉快，并能积极配合体育锻炼。苔薄，脉细弦。前法继进之。上方加益智仁10g，继进10剂。

三诊（5月24日）：诸象均趋好转，遂以上方10倍量制为丸剂，每服6g，每日3次，持续服用以巩固之。

半年后随访：一切正常。

【按】本例系"脑血管性痴呆"之轻者，故收效迅速。如重症需耐心坚持服药，并适量运动，如太极拳、散步等，言语疏导，改善生活环境，使之心情舒畅，消除孤独和疑虑，适当增加高蛋白、低脂肪之饮食，并多吃蔬菜、水果，是有利于康复的。肾虚血瘀证是老年病的病理基础，所以益肾化瘀法是本病的主要治疗法则。因为补肾药是通过调节"脑-髓体轴"而发挥作用的，能使脑功能改善和恢复。据宫斌氏实验，补肾中药可通过调整神经递质含量、神经递质受体数量、促性腺及性激素含量、单胺氧化酶（MAO）、超氧歧化酶（SOD）等含量而产生明显的延缓脑组织衰老的作用。梁晓春等实验证明，补肾方既能增强自由基清除剂如SOD活性，也能降低过氧化脂质代谢水平，以减少自由基堆积对细胞、组织的损害。所以，补肾是阿尔茨海默病的主要法则之一。本例处方中枸杞子、地黄、白芍、桑寄生、淫羊藿、益智仁等均有补肾作用，其他如人参、山茱萸、何首乌、山药、菟丝子等也可选用。

活血化瘀药物能改善血液循环，防止血栓形成，调节细胞代谢和免疫功能，促进组织修复和抗炎。具体地说，它能降低血液黏稠度，改善血液成分和微循环，增加全身组织、器官血流量，特别是增加脑组织血流和营养，从而改善和延缓脑的衰老，增强其功能。本例处方中之地龙、丹参、赤芍、桃仁、红花都有很好的活血化瘀作用。其他如胆南星熄风化痰；远志补心肾、宁神志、化痰滞；菊花清肝明目，止头痛眩晕；龙骨、牡蛎镇摄肝阳，宁心安神；酸枣仁、柏子仁宁心安眠，这些药物均有助于症状之改善，利于痴呆之恢复；天麻长于熄风镇惊，善治头痛眩晕。《神农本草经》谓其"久服益气力，长阴肥健"；《甄权》称其能治"瘫痪不随，语多恍惚，善惊失志"；《开宝本草》更指出它"利腰膝，强筋力，久服益神"，对阿尔茨海默病是既治标，又治本的一味佳药。据日本丰桥市野依福祉村医院院长山本孝之等临床证实，天麻治本病有显效，可以改善脑部血液流通，有恢复"缄默症"的说话和"假面具症"的展露笑颜的功能，连服3个月，获得殊效，可以相互印证。

当然，临床还需因证制宜，气虚者可重用黄芪、党参；阴虚者加石斛、麦冬、龟甲；躁狂风动者加羚羊角粉、磁石；火旺者加生大黄、黄连；脾虚纳呆者加白术、山药、木香等。随症损益，始奏佳效。

此外，我在20世纪70年代初曾制订"健脑散"，原为脑震荡后遗症而设，因其有健脑补肾、益气化瘀之功，后来移治阿尔茨海默病，亦奏佳效。处方：

红参 15g	蟅虫 20g	当归 20g	枸杞子 20g	制马钱子 15g
川芎 15g	地龙 12g	制乳香 12g	制没药 12g	炙全蝎 12g
紫河车 24g	鸡内金 24g	血竭 9g	甘草 9g	

上研极细末，每早晚各服 4.5g，开水冲服，可连续服 2～3 个

月。其中马钱子，又名番木鳖，有剧毒，其炮制恰当与否，对疗效很有影响。一般以水浸去毛，晒干，放在麻油中炸，但是油炸时间太短，则呈白色，服后易引起呕吐等中毒反应；油炸时间过长，又发黑炭化，以致失效。因此在炮制中，可取一枚用刀切开，以里面呈紫红色，最为合度。附此，以供参用。

（参考文献略）

〔1996 年首届国际中医脑髓学会大会发言稿〕

抓住痰、瘀治疗精神疾患之体会

前贤说"痰为百病之源""病有百端，皆痰所致""怪病多痰"。而癫、狂、痫等精神疾患则更与"痰"有密切之关系。同时，由于精神疾病反复缠绵，"久病多瘀"，患者舌质多呈现不同程度的紫瘀现象，故其病理还兼有"瘀"的因素。因为痰气凝滞，气病及血，气血瘀阻，灵窍为蔽，而神志失常。所以我在治疗神经精神疾患时，主要是抓住"痰""瘀"两端，随证选药，往往取得较佳疗效。

一、"涤痰"是精神疾病的重要治则

《内经》只有饮病，未提及"痰"字，但有痰病之描述，如"劳风"唾出苔涕等；至《伤寒论》始有寒痰结胸、热痰结胸；《金匮要略》并有痰饮的专篇讨论，初步奠定了痰证的辨治基础。随后，《诸病源候论》中的"诸痰病候"，王隐君倡导的"怪病多痰"，张子和提出的"痰迷心窍"，朱丹溪的"痰病篇"，李士材的"五痰辨证"，尤在泾的"治痰七法"，唐容川更强调"无一病不关乎痰"的论点，至斯基本形成了一个以"痰"为中心的辨证论治体系。

凡痰在外有形可见者，甚易诊断；而痰在内无形可见者，则较难辨治。李时珍在《本草纲目》中说："痰涎之为物，随气升降，无处不到，入于心则迷窍而癫痫妄见妄言。"这是指出痰迷心窍乃癫痫发病之机制。那么，如何掌握辨"痰"的要领呢？通过临床实践，我认为"痰"有其明显之特征，主要表现为：❶眼神呆滞，面色晦暗，或眼眶周围青暗。❷形体丰腴，手足作胀。❸皮肤油垢异常，或面色光亮如涂油，其两颊色红者，多为痰火；面呈灰滞，恒为痰湿。❹神志恍惚或抑郁，或躁烦不宁。❺舌体胖大，苔白腻如积粉，或灰腻而厚，脉沉或弦或滑或濡缓。❻易惊悸，烦懊不眠，或昏厥、抽搐，或神志失常。这些痰病的特征，显然是与精神疾病的症状密切相关的。所以此病侧重治痰，也是有其实际意义的。以上辨痰要点，不必悉具，只要见其一二，即可参用治痰之法。

"痰"是病理物质，其内因多由机体功能失调，气道闭塞，脏腑不和，津液凝聚，水湿停留，气化不利，而成痰涎。痰涎壅塞，气道不清，神明之府为痰固蔽，上不能通，下不能达，癫、狂、痫以作。同时，痰性黏滞，常与其他致病因素纠缠其间，而形成痰气、痰热、痰火、痰瘀、痰饮、痰水、风痰等病机。因此必须辨证明晰，用药始可恰当。从精神疾病范畴来说，其主要证型有三：

1. 痰浊上蒙，扰乱神志　常见沉默寡言，或喃喃自语，或痴呆无知，或神思迷惘，或猝发癫痫，如抑郁性精神分裂症、各种抑制型精神病及癫痫病，均可见此类型。其时发时止，时明时昧，均是痰浊为患，所以舌苔多白腻垢浊，脉多沉滑或濡缓。正如《临证指南》所说："内脏不平，经久失调，一触积痰，厥气内风，卒致暴逆，莫能禁止，待其气反然后已。"因此，欲醒其脑，必涤其痰，常选礞石滚痰丸，多奏显效。该丸对实痰、老痰、顽痰出现神经系统症状者，最为合拍。然久病、虚证须慎用。

2. 痰火扰心，躁狂风动　前人说："火为痰之本，痰为火之标。"肝阳挟痰火上扰心神，则躁动不宁，甚则抽搐发狂，苔焦黄或焦黑、舌质红，脉弦大。兴奋型精神病、躁狂型精神分裂症，多由痰火所触发，因此，治痰清火，即可安神定搐、止惊熄风。痰盛者可选龙虎丸、白金丸以豁痰镇静；火盛者可选牛黄清心丸、紫雪丹、至宝丹以清热降火、涤痰熄风。

3. 痰迷心窍，昏糊谵妄　痰浊内蕴，蒙遏心神，而致神识昏糊，谵妄搐搦，苔白腻而垢厚，脉沉数。可选用玉枢丹、涤痰汤、苏合香丸等化痰开窍。我曾用验方夺痰定惊散治疗乙脑极期，痰浊阻塞气机，蒙蔽心窍，高热昏迷，惊厥频作，痰涎壅盛，声如拽锯，苔厚腻，有内闭外脱趋势者，奏效甚佳。由于此散熄风化痰、通腑泄浊之作用显著，我还用于癫痫、百日咳脑病、肺炎、中毒性菌痢、脊髓灰质炎等痰浊交阻，痰鸣如嘶，或伴见神志昏迷之症，亦可泄化痰浊，防止窒息，并可开窍醒脑，可以互参。

这是以涤痰法治疗神经精神疾患的基本大法。从具体来说，癫、狂、痫的病理因素均不离乎痰。初起体气壮实者，可用攻逐法，以荡涤痰浊，如控涎丹、龙虎丸之类。痰闭心窍，亦可用开窍法；癫属痰气为主，宜用温开如苏合香丸；狂由痰火，宜用凉开如至宝丹、牛黄清心丸等；痫证之神昏不醒而有身热者，亦可用凉开法。

癫证宜理气、解郁、化痰，可选顺气导痰汤加减，常用药如法半夏、陈皮、胆南星、茯苓、香附、枳实、白矾、郁金、石菖蒲等。病久心脾两虚者，又应补养心脾，可用养心汤加减。狂证初起，因痰火上扰，治宜涤痰、清心、镇心，可用生铁落饮、礞石滚痰丸加减，常用药如生铁落、黄芩、天竺黄、陈胆南星、川贝母、连翘、橘红、龙胆草、栀子及礞石滚痰丸等。病久火灼伤阴，宜滋阴、降火、宁神，可选二阴煎加减，常用药如生地黄、麦冬、玄参、黄连、木通、灯心草、茯神、酸枣仁、五味子、炙甘草等。痫证多与精神、饮食以及先天等因素有关，亦可续发于热病、外伤之后，常由气郁生痰，或是脏气失调，痰浊内生，因痰聚而气逆不顺，从而导致气郁化火，火升风动，挟痰上蒙清窍，横窜经络，内扰神明，以致痫证发作。所以在治疗上应豁痰开窍，熄风定痫，常用定痫丸（《医学心悟》方），能熄风祛痰，镇心开窍，对肝风痰浊而致之痫证最合。上海市精神病防治院对此病亦以治痰为主，佐以熄风，用加减五痫神应丸，并指出本方对癫痫大发作有明显效果。西安医学院一附院以豁痰为主，方用镇痫丸，指出该方对癫痫大、小发作均有效，值得参用。我以化痰开窍、熄风定惊之虫类药为主组成之涤痰定痫丸，长期服用，有控制发作、稳定病情之功。处方：

炙全蝎 60g	炙蜈蚣 60g	炙僵蚕 60g	广地龙 60g
陈胆南星 45g	川石斛 45g	天麻 45g	青礞石 45g
天竺黄 45g	白芥子 30g	化橘红 30g	石菖蒲 30g

共研极细末，水泛为丸如绿豆大。每服 3～5g，每日 2 次，临床案例甚多。

二、"化瘀"是精神疾患的又一治则

根据临床所见，不少癫、狂、痫的患者，舌质都见到紫气或瘀斑，精神症状呈周期性加重，缘于兼有瘀血。因为痰气凝滞，气病及血，气血瘀阻，蒙蔽灵窍，而致精神失常。《素问·调经论》提到"血并于阴，气举于阳，故为惊狂"，"血有余则怒，不足则恐"。《金匮要略》将惊悸与瘀血并在一篇里讨论，说明它内在的联系。《类证治裁》指出："瘀血在内，而喜妄如狂。"王清任在《医林改错》中更明确指出："癫狂一症，哭笑不休，詈骂歌唱，不避亲疏，许多恶态，乃气血凝滞脑气，与脏气不接，如同做梦一样。"这些都充分说明气血失调可以导致精神紊乱，为临床应用活血化瘀、调气破血法则治疗癫、狂、痫提出了依据。

我曾多次采用王清任之癫狂梦醒汤（桃仁、红花、柴胡、香附、磁石、青皮、丹参、酸枣仁、茯苓、远志、木通、赤芍）化裁治疗周期性精神病，有较好之疗效，每日1剂，连服1个月后，症情好转，再服1个月，周期性发作即可控制。部分血虚者，可继服养血舒肝丸以巩固之。本方桃仁、红花、木通、赤芍活血通经、去瘀清神；柴胡、青皮、香附、远志疏肝理气，通络开郁；丹参、酸枣仁养血安神，滋阴降火；佐磁石宁心安神，又可防柴胡之升举太过；茯苓渗泄下行，宁心益智。全方相辅相成，于活血行瘀之中，兼寓养心安神之功。

〔此文为1983年

江苏省中医学会精神病专业组在南通召开交流会而匆促草写〕

治疗肢端青紫症的经验

肢端青紫症多见于女性青壮年，临床表现为对称性两手或两足肢端青紫或紫红、苍白的改变，伴有冷麻、针刺样疼痛或胀痛，遇冷则剧，局部加温或揉擦，症情可以减轻；也有的在温热环境下亦不能减轻。早期雷诺病或肢端发绀症、冷凝集现象伴有手足发绀症，均可以肢端青紫症为主症，兹将诊治肢端青紫症之病例简介于下：

【病例 1】毛某，女，43 岁，工人。

1980 年 5 月 8 日来本院初诊，病起 3 个月余，寒冷时两手指苍白、青紫，得温稍减，伴手指麻木、胀痛、有时感心悸。血清冷凝集试验：1∶8 阳性。面色萎黄，神疲乏力，苔微腻、舌质淡衬紫，脉濡。寒凝血滞，阳气不能温布于四肢，故肢端寒冷、苍白、青紫交替出现，乃肢端青紫症也。治当温经散寒，活血通脉。

> 川桂枝 8g　熟地黄 15g　上肉桂 6g　黄芪 30g　鹿角片 10g
>
> 白芥子 10g　炙麻黄 5g　炮姜 6g　川芎 15g　桃仁 10g
>
> 红花 10g　甘草 6g　5 剂

5 月 14 日二诊：药后肢麻、指冷、青紫已减，唯觉左臂酸痛，遇寒则甚，且经行愆期，量少色紫，舌质淡衬紫，脉沉涩。寒凝血滞，阳气虚弱，药后稍有好转，效不更张，仍以原方出入。

熟附子 10g	川桂枝 10g	全当归 12g	黄芪 30g	鹿角片 10g
熟地黄 15g	白芥子 10g	炮姜 6g	川芎 10g	炙麻黄 5g
上肉桂 5g	桃仁 10g	红花 10g	甘草 5g　5 剂	

5 月 26 日三诊：服温经活血药后，手指青紫及麻木均大为轻减，但停药又小作。苔脉如前，宗前方损益之。

熟地黄 15g	鹿角片 10g	炙麻黄 3g	炮姜 4g	白芥子 10g
上肉桂 5g	全当归 10g	丹参 15g	川桂枝 8g	制川乌 6g
黄芪 30g	川芎 10g	甘草 6g		

1980 年 9 月 5 日随访：服上药后两手冷麻青紫即恢复正常，迄未复作，仅在用井水后微感肢麻乏力。复查血清冷凝集试验已转阴性，而告痊愈。

【按】本例乃因阳虚内寒，气血凝聚以致脉络瘀滞，故用温阳散寒，活血通脉之法。方取阳和汤加味温经通脉，解除寒凝，参入当归、川芎、桃仁、红花、丹参活血化瘀，黄芪振奋阳气，激发血行，是以收效显著。

【病例 2】徐某，女，32 岁，工人。

1980 年 6 月 2 日初诊：手指端青紫，苍白交替出现已一个月余，白昼较轻，入暮手指疼痛肿胀加剧，得温则痛减。苔白薄，脉细。此阳虚寒凝，经脉不利之肢端青紫症也。治宜温经通脉。

| 全当归 15g | 川桂枝 6g | 紫丹参 15g | 川芎 10g | 鸡血藤 30g |
| 豨莶草 30g | 生姜 3 片 | 甘草 6g　4 剂 | | |

6 月 6 日二诊：药后略有面烘之感，晨起面部微浮，上肢末端青紫而冷。经甲皱微循环检查证实为"微循环障碍"。据述工作经常将手指浸于

水中，与发病有一定关系，苔薄白，脉细。此非矢不中的，乃力不及彀也。守前法继进之。上方加桃仁、红花各 10g，5 剂。

6 月 11 日三诊：面烘及手指青紫好转，此佳象也；唯纳呆欠香，口干，苔薄腻、质微红，脉较振。温阳通脉已获效机，脉证互参，需防阳药伤阴，应顾及之。上方加川石斛 10g、枸杞子 10g、桂枝减为 4g，5 剂。

6 月 16 日四诊：纳呆欠香，口干减，唯肢端仍有冷感，青紫之色尚未消。苔薄腻，脉细，原方续服 6 剂。

6 月 21 日五诊：药后症情续见好转，检查：微循环障碍部分较前好转，唯口干咽燥，苔薄脉细。寒凝血瘀已有化解之机，原方去桂枝、生姜，续服 5 剂。

6 月 28 日六诊：药后手指青紫已消，唯周身瘙痒，抓后红疹累累，夜尚感手指麻木，晨起面浮。苔薄白、质红，脉细。参及瘀化滞行，但络脉尚未悉和，前法出入。

全当归 12g	紫丹参 15g	鸡血藤 30g	徐长卿 15g	桃仁 10g
红花 10g	豨莶草 30g	枸杞子 10g	生甘草 6g	5 剂

9 月 1 日随访手指青紫恢复正常已 2 个月余，病情稳定。复查甲皱微循环一切均正常。

【按】本例以温经活血为主，三诊时出现口干，舌质转红，有阳药伤阴之征，故桂枝减量，加石斛、枸杞子滋柔阴液，以制辛温之品，乃阴中求阳之意。五诊寒凝渐解，口干、咽燥转甚，去桂枝、生姜，而告痊复，药随证转，可见中医辨证论治之重要性。

【病例 3】包某，女性，13 岁，学生。

1979 年 8 月 7 日初诊：体秉素弱，面色㿠白少华，近半年来出现手指及爪甲紫黯有黑条纹，怯冷倍于常人，手部易生冻疮，苔薄质紫、舌尖边有较多瘀点，脉细。此血虚寒凝之征，治宜温经散寒，和血行气。

> 全当归 10g　鸡血藤 20g　川桂枝 6g　炒延胡索 9g　淫羊藿 9g
> 炙䗪虫 6g　高良姜 6g　制香附 9g　大枣 7 枚　甘草 6g
> 5 剂

8 月 26 日二诊：指甲紫黯，舌尖边瘀点仍未消退，余象尚平，苔薄脉细，气血瘀凝，续当活血行气。

> 全当归 12g　丹参 12g　川芎 6g　淫羊藿 9g　制香附 6g
> 泽兰 12g　川桂枝 6g　红枣 7 枚　甘草 6g　5 剂

1980 年 7 月 24 日三诊：因无特殊痛苦，去年二诊后即未再服药。顷手指及爪甲仍然青紫，并有黑条纹甚多，舌尖瘀点、苔薄、脉细。腹痛隐隐，腑行不畅，面色欠华，过劳则心悸气促，唇发绀，冬季怯冷倍于常人。此体秉阳虚气弱，阳气不能敷布四末之故也。治宜温阳益气，佐以通脉。

> 全当归 10g　川桂枝 6g　淫羊藿 12g　丹参 15g　川芎 6g
> 玉竹 10g　熟附子 10g　黄芪 30g　甘草 6g　5 剂

8 月 23 日四诊：近来指甲青紫较前为淡，舌体仍有瘀点，脉细，前法既合，率由旧章。上方加赤白芍各 15g，鸡内金、桃仁、红花各 8g，太子参 15g，5 剂。

【按】本例乃素禀阳虚气弱，以致寒凝络痹，故以益气通阳，温经散寒，活血行气，复方图之，病情得以渐趋稳定，用药灵活变通，故获佳效。

讨 论

出现肢端青紫现象的疾病很多，如雷诺病、肢端发绀症、冷凝集现象伴有手足发绀症以及血管闭塞性脉管炎、闭塞性动脉硬化、小动脉痉挛、硬皮病等。上述三例，与前三者较为近似。

《内经·素问·金匮真言论》曰："冬病者，病在四肢""冬善病痹厥"。这段经文指出冬季寒冷，如肾阳不振，则易患痹厥之证；痹者，经脉痹闭不通；厥者，四肢厥冷，多伴有发绀现象。发病季节和病因症状颇为相似。再有《内经·素问·举痛论》云："经脉流行不止，环周不休，寒气入经而稽迟，泣而不行……，故猝然而痛。"这些经文生动地描述了肢端青紫症的病因病机和临床症状，充分反映了早在两千多年前我们的祖先对本病就有了比较明确的认识，这是很可贵的。

而西方对雷诺病的发现才一百多年，其病因迄未弄清，仅有一些推论性的意见，其中有人认为寒冷可能是主要病因，或认为与体质因素有关，这些论点与中医的病因相一致。

从《内经》的论述和临床实践来看，阳气虚弱是本质性的主因；寒冷侵袭，则属于诱因。它的病理演变的过程和结果，则不出"瘀血证"的范畴。

古人认为瘀血有因寒而凝，因热而结，因气不行而瘀；因情志抑郁而滞，因气血虚衰，运行不畅；有新病即瘀，有病久而瘀，有瘀血深痼者，有血瘀轻浅者……凡此种种，不一而足。均为瘀血之证，但不能一概以"活血化瘀法"施治，必须审证求因，辨证论治，才能取得满意的效果。

清代王清任在《医林改错》里指出："治病之要诀，在明白气血"，这是很有卓见的，对治疗瘀血证具有广泛的指导意义，这是本病重要的治疗法则。根据肢端青紫症的发病过程及病情变化不同，灵活掌握辨证用药，如病例一主要为寒凝血瘀，故以温经散寒、活血化瘀为治则，着眼于温肾助阳以治本，振复阳气以冀，驱散阴寒客于经脉之邪，使气血流畅，而病自愈。病例二为阳损及阴，寒凝脉阻之候，治以温经活血为主，因其不仅阳衰不振，而且阴亦暗耗，故药后即有面烘口干之感，加用养阴之剂，并适当对温阳药减量或删去，疏通经脉，消散瘀血，从而促使血脉流畅，甲皱微循环障碍消除，而达到治愈的目的。病例三因患者素体阳衰气弱，血亦不足，故以温阳益气、活血行气同用。《仁斋直指方》云："气为血帅，气行则血行，气滞则血止，气滑则血滑，气寒则血凝，气有一息之不通，则血有一息之不行。"故用桂枝、淫羊藿、高良姜、附子温阳散寒；香附行气，黄芪益气；川芎、当归、泽兰、赤芍、桃红、丹参活血通经。诸药配合，同样达到疗愈的目的。通过以上三例的治疗，同是肢端青紫症，用药则同中有异，充分体现了辨证论治的重要。

〔写于 1981 年 2 月，2014 年 9 月修订〕

治疗咳喘的经验方

咳喘乃肺系常见病证，既有外感，又有内伤，病情复杂，病程顽缠，辨治需审慎周详，始可收效。兹介绍几张经验方，以供参考。

1. "清肺定咳汤"治热型咳嗽 咳嗽由于风寒引起者易治，风热型者则收效较难。我拟订"清肺定咳汤"对上呼吸道感染、流感、支气管炎、肺炎等热型咳嗽有较佳疗效。进修医师苏广来同志曾观察 90 例，撰文发表于《湖北中医杂志》，治愈 86 例，其中服药 1 剂即愈者 4 例，2 剂愈者 18 例，3 剂愈者 53 例，4 剂愈者 11 例。无效（超过 4 剂或改用其他方药治疗者） 4 例。处方：

金荞麦 24g	鱼腥草 24g	白花蛇舌草 24g	苍耳子 15g
天浆壳 15g	炙枇杷叶 10g	化橘红 10g	甘草 6g

此方对痰热壅肺之咳嗽最为适宜，症见咳嗽痰稠，不易咳出，苔微黄腻，脉滑数。法当清肺泄热，化痰定咳。随症加减：兼风热者加荆芥、薄荷、连翘；肺热甚者去橘红加大青叶或生石膏；兼湿热者去甘草，加清化湿热之生薏苡仁、竹沥半夏；夜咳甚者加当归；咽痒加僵蚕；燥咳加北沙参、麦冬。

2. "五子镇咳汤"治百日咳 百日咳又名顿咳，较为顽缠。我拟定"五子镇咳汤"治之。一般连服 4～7 剂可愈。方用：

南天竹子 6g	白苏子 6g	车前子（包）6g	甜葶苈子 4g
六轴子 1g	百部 8g	甘草 3g	

该方具有镇咳、降逆之功。疗程较短，药价亦廉。

3. **"定喘散"治慢性咳喘**　本散治疗虚性咳喘（包括心源性哮喘、支气管哮喘、肺气肿及支气管扩张咳喘），可以制止喘逆，减少痰量。坚持服用，可获根治。方用：

红参 15g	蛤蚧 1 对	北沙参 15g	五味子 15g	麦冬 9g
化橘红 9g	紫河车 20g	共研极细末，每服 2g，每日 2～3 次。		

如服后效不显者，可酌增其量。如合并感染发热者，宜先服汤药以挫之，待热退后始可服用。在不发作时，可每日或间日服 1 次，以增强体质，控制复发，巩固疗效。又幼儿平素易于感冒，经常咳呛，甚则喘息者，由于经常发作，体质羸弱，影响发育者，用此散坚持服用，可以减少感冒之发作，增强体质，促进发育，有根治之效。如有其他不适，应暂停服用。

〔写于 2006 年〕

"止咳化矽糖浆"配合"抗矽14"治疗矽肺的疗效观察

矽肺现称硅沉着病，是由于长期吸入含有二氧化硅的粉尘而引起的以肺部弥漫性纤维化为主要特征的一种职业病，它严重地影响工人的健康和妨碍劳动生产。为此，积极探索矽肺的防治措施是一个重要的课题。

我国早在 3000 多年前，就有石器、陶器、铜、铁、锡的生产，所以在那时必然就有矽肺的发生。它的主要症状是胸痛、胸闷、咳嗽、咳痰和进行性气急，历代文献虽无"矽肺"之名，但在咳、喘、胸痛、虚劳等门中是可以找到线索的。

《内经·大奇论》载曰："肺之壅，喘而两胠满。"《内经·痿论》称："肺热叶焦，而成肺痿。"《金匮要略》有"肺痿肺痈咳嗽上气病脉证治"及"胸痹心痛短气病脉证治"等专篇，从描述的症状来看，是包括矽肺在内的。

由于矽肺患者正气亏虚，抵抗力较低，据统计有 1/3～1/2 的矽肺患者可能会合并肺结核。所以在唐代就有"石痨""石工肺痨"之病名，到了宋代孔平仲《孔氏谈苑》更有"贾谷山采石人，末石伤肺，肺焦多死"的记载，明确指出矽肺的发生与职业和粉尘有关的严重预后，这是十分精细的观察，非常可贵的总结。

在病机方面，由于病灶在肺，主要可从肺的藏象学说来阐述。肺主气，司呼吸，倘粉尘沉积肺络，必将阻滞气机，而影响肺之肃降功能，呼吸为之不利，从而出现咳呛、胸闷、气短的症状。矽尘属于金石之类，《内经》说："石药之气悍"，张子和径指为"金石燥剂"，所以《孔氏谈苑》作出"末石伤肺，肺焦多死"的结论。粉尘久郁肺内，既易于化热伤阴，又能灼津为痰，甚则痰中带血。而痰壅气滞，必将引起血瘀，痰瘀交凝，痹阻肺络，胸部刺痛随之出现。

从上所述，可见矽肺的病机，一是正虚，肺之气阴亏虚；二是邪实，矽尘沉积于肺，痰瘀凝结，阻滞肺脉。所以在治疗上就要攻补兼施，扶正以固本，祛邪而攻病。我市卫生防疫站职防科马玉兰医生邀余参与矽肺中西医结合的临床科研工作，我从辨证与辨病相结合的角度着眼，提出补益气阴、调理肺脾以扶正固本，化痰散瘀、软坚消结而祛邪攻病的原则，拟订了止咳化矽糖浆，配合抗矽14治疗矽肺进行观察，从马玉兰医生写的《从生化指标观察止咳化矽糖浆结合抗矽14治疗各期矽肺患者的疗效》一文结果来看，疗效是比较满意的，兹作初步探讨。

观察的患者共14名，Ⅲ期矽肺1人，Ⅱ期4人，Ⅰ期9人。患者工种：瓷厂原料粉碎工6名，玻璃厂料房及司炉加料工6人，矿石粉碎及炉工各1人。工龄长短不一，病程均在2年以上。

止咳化矽糖浆是由党参、北沙参、百合、白及、夜交藤、金荞麦、白花蛇舌草、金钱草、合欢皮、石韦、甘草11味药物组成，熬制为糖浆，每服30～50mL，每日2次，配合抗矽14，每周0.5g，连服4个月为1个疗程。

患者服用上药后，普遍反映胸闷、气急情况改善，神疲好转，食欲较馨，体重有所增加，特别是血清血蓝蛋白有显著下降（见下表），证明止咳化矽糖浆加抗矽 14 治疗各期矽肺患者有明显的疗效。

各期矽肺患者血清血蓝蛋白值

病期	例数（人）	治疗前血蓝蛋白（单位）	治疗后血蓝蛋白（单位）	t	P
Ⅲ	1	20.6	20.6	—	—
Ⅱ	4	23.85 ± 1.84	14.55 ± 1.84	4	<0.05
Ⅰ	9	24.84 ± 7.79	16.0 ± 50.4	3.773	<0.01

从上表看出，1 例Ⅲ期矽肺患者的血蓝蛋白在治疗前后无变化，均为 20.6 单位；Ⅱ期和Ⅰ期矽肺患者治疗前后血蓝蛋白有显著和极显著差异。血蓝蛋白在矽肺患者肺内矽结节由纤维蛋白转化成胶原时起着重大作用，因此血清血蓝蛋白的含量可以反映出肺部纤维化的程度。随着矽肺病情加重，肺部纤维化也愈严重，血清血蓝蛋白的含量也就增高。服用上药后，血清血蓝蛋白有明显下降，说明此药能延缓肺部纤维化，对矽肺治疗有一定疗效。

测定 14 例矽肺者的尿羟脯氨酸值无规律性，与河南省测定结果一致，而与湖南、广东、湖北等地不符。同时从患者治疗前后所拍摄的胸片来看，变化也不大。今后还要作进一步的深入研究和较长时间的观察。

从本方的药物功效来看，是符合上述治疗原则的。

党参 药理实验对神经系统有兴奋作用，能增强机体抵抗力，这与《本草正义》"力能补脾养胃，润肺生津，健运中气"及《本草从新》"补中益气，和脾胃，治烦渴"之论述一致，所以对于气虚不足，倦怠乏力，气急喘促，脾虚食少等症有效。

北沙参 《本草从新》谓其"专补肺阴，清肺火，治久咳肺痿。"既清肺养阴，又益肺气，是治肺虚热咳的要药。

百合 《神农本草经》曰："主邪气腹胀，心痛……补中益气。"《本草纲目拾遗》："清痰火，补虚损。"用于肺燥、肺热之虚损久咳最合。

白及 《滇南本草》谓："治痨伤肺气，补肺虚，止咳嗽，消肺痨咯血，收敛肺气。"《中国植物图鉴》明确指出它善治矽肺，因为近代实验证实，用其制成片剂，治疗44例单纯型矽肺患者，服药3个月至1年后，胸痛、气急、咳嗽、吐黑痰、咯血等症状均显著减轻或消失，体重增加，肺功能改善，血液中浓枸橼酸钠反应有所进步，但X线改变不太显著。此外，对结核分枝杆菌有抑制作用，并有收敛止血、消肿生肌之功。因此，它对尘肺（现称肺尘埃沉着病）、肺结核、肺脓肿均有效。

夜交藤 《本草再新》："补中气，行经络，通血脉，治劳伤。"本品与上述诸药相结合，能增强补虚强壮作用，有利于肺功能之恢复。

白花蛇舌草 有抗肿瘤及抗菌、消炎作用。《泉州本草》："清热散瘀，消痈解毒。又能清肺火，泻肺热，治肺热喘促，咳逆胸闷。"它能刺激机体内皮系统和嗜银物质，可以提高机体免疫功能，对于矽肺之肺热喘咳颇合。

金荞麦 又名苦荞麦、野荞麦，其成分主要是黄烷醇类物质。有活血消肿、止咳化痰作用。临床观察发现，它不仅可以改善临床症状，还能提高机体免疫功能，而有利于疾病趋愈。

金钱草 又名活血丹，《植物名实图考》言其："止吐血、下血。"《中国植物图鉴》："可作强壮剂，治慢性肺炎。"《陆川本草》："消肿止痛，破积。"具有清热解毒、镇咳止血、活血化石之功，对矽肺的治疗有帮助。

合欢皮 《神农本草经》："主安五脏，和心志。"《本草纲目》："活血，消肿，止痛。"《动植物民间药》："治咳嗽。"有强壮、兴奋、镇痛、安神、止咳及利尿等作用。

石韦 《本草从新》："清肺气以滋化源，通膀胱而利水道。"《名医别录》："止烦下气，通膀胱满，补五劳，安五脏，去恶风，益精气。"因此，本品有清肺泄热、止咳定喘、利水排石之功，有利于矽肺之向愈。

甘草 有肾上腺皮质激素样作用，能抗炎、抗变态反应及解毒、镇咳、镇痛。《名医别录》云其："主温中，下气，烦满，短气，伤脏，咳嗽，止渴，通经脉，利血气，解百药毒"，对甘草功能作了全面概述，本品能调和诸药而起协同加强作用，能提高疗效。

综合上述药物功能，我们认为，每味中药的作用就是一个小复方，而集中多种药物于一方中，不仅可以面面俱到，改善其临床症状，又能针对病灶实质使之消除，同时汇集诸药于一炉，还可起协同加强作同，从而提高疗效，产生新的效能，发挥中药的卓越作用。在止咳化矽糖浆的基础上，再配合抑制矽肺病发展的抗矽14，必可比单纯用中药或西药的疗效要高得多。实践结果证明了这一点，这对今后如何设计中西医结合的科研方案，是有所启迪和借鉴的。

〔原载于《江苏省中医学会论文选编》1982年4月〕

支气管扩张咯血治验

马某，女，30岁，工人，1989年11月15日就诊。

【主诉】经常咯血，其量或多或少，已历12年之久。

【病史】1977年秋因高热引起咳呛痰多，经治热退，而咳呛未已，痰多而稠，并带有血液，甚至咯血10余口，时作时辍。迭经治疗，迄未好转，乃于1985年1月9日在南通医学院附院作支气管碘油造影，确诊为：左肺下叶及右肺中下叶支气管扩张症（柱状扩张），因两肺均有病变，不宜手术，缠延至今未见好转。平时胸闷，咳呛痰多，常伴血液，其量或多或少，约三四日而趋缓，恒1～2周即作1次，颇以为苦。经病友介绍，前来求治。

【检查】形瘦神疲，胸闷不畅，咳甚则气促，口唇干燥，苔薄质红，脉细弦。

【诊断】痰瘀壅肺，肺阴耗伤，阳络为损之咯血（支气管扩张）。

【治则】泄化痰瘀，润肺固络。

【处方】

川百合 20g	白及 15g	葶苈子 12g	鱼腥草 30g
蒸百部 12g	海浮石 15g	黛蛤散（包）15g	花蕊石 20g
三七末 3g（分吞）	炙紫菀 10g	北沙参 10g	甘草 4g 10剂

二诊（12月6日）：药后胸闷较舒，痰量减少，痰红亦少，口唇

120

已不干燥，此佳象也。苔薄质微红，脉细弦。前法继进之，上方再服 10 剂。

三诊（12 月 18 日）：痰量已少，咯血也止，苔薄脉细，再给予散剂巩固之。

川百合 90g	白及 90g	蒸百部 90g	北沙参 60g	川贝母 30g
海浮石 90g	钟乳石 90g	化橘红 30g	花蕊石 90g	三七 20g
炙紫菀 90g	怀山药 120g	甜杏仁 60g	制黄精 90g	甘草 20g

上研极细末，每服 5g，每日 3 次，开水冲服。

1990 年 4 月 15 日随访：服药粉以来，咯血未作，精神振爽，已恢复工作，临床基本治愈。

【按】本病属于中医学之咳嗽、痰饮、肺痿、血证等范畴，多由感受风热之邪，蕴遏肺络，加之体质偏虚，痰热浊瘀互结，上壅于肺，缠绵不已，久则益致耗伤肺之气阴，损伤肺络，则咳痰频仍，时时咯血矣。此病反复发作，时轻时剧，一般疗法，恒不易奏效。必须全面考虑，标本并顾，始克臻功。此病阴虚偏热者为多，故药宜养阴清肺，常选百合、北沙参、麦冬、生地黄等以滋耗损之肺阴；痰热蕴遏者，宜选用川贝母、海浮石、紫菀、杏仁、金荞麦、鱼腥草、葶苈子等以清肺热，肃肺气，定咳逆；瘀血停滞肺络而致胸痛者，宜伍三七、花蕊石以化血中之瘀，通络中之滞，始可血止而不留瘀；白及不仅善补肺络之损伤，而且长于消肿、生肌、治疮，以其苦能泄热，辛可散结，涩中有散，补中有破，故能去腐、逐瘀、生新，是针对病灶，推陈致新之佳品；口干而苦，苔黄脉数者，宜用百部、桑白皮、黄芩，清泄肺经之郁热；木火刑金者，宜用黛蛤散、焦栀子等以泄热平肝；久咳阴损及阳，肺气耗损，又宜佐钟乳石以温肺纳气；久病体虚，反复发作者，更加山药、黄精等以扶正培本。汇诸药于一炉冶，冀其效著也。

此方历年来使用，均甚应手，可进一步验证总结，予以推广。

乳癖治验

岳某，女，29岁，教师。1988年9月5日就诊。

【主诉】两侧乳房出现硬核，逐步增大，已1年余。

【病史】1年前两侧乳房出现硬核，逐步增大，并随喜怒而消长，在月经前1周左右，胀痛增剧，经行后则显减。服药未瘥，颇虑恶变，曾做活检：乳腺间质良性增生，未发现异常细胞。要求服用中药治疗。

【检查】面色少华，头眩胸闷，心烦易怒，夜寐多梦，月事紊乱；左侧乳房有硬核3枚，右侧有硬核2枚，大者如核桃，小者若银杏，质韧实，推之可移，微有压痛。苔薄质紫，脉细弦。

【诊断】乳癖（乳腺小叶增生）。

【治则】疏肝解郁，和血消坚，调理冲任。

【处方】

柴胡10g	当归10g	赤芍10g	白芍10g	炙僵蚕12g
炙蜂房10g	香附10g	橘核10g	荔枝核10g	青皮4g
陈皮4g	夜交藤30g	甘草4g	7剂	

二诊（9月24日）：药服3剂，乳核按之即有缩小之感，尽剂小者已消失，大者逐渐缩小，苔脉无著变，前法继进之。上方加生牡

蛎 20g，7 剂。

三诊（10 月 6 日）：乳核已悉消失，精神亦爽，自觉甚适，续予逍遥丸、归脾丸善后之。

【按】本病多由情志内伤，肝气郁结，冲任失调，痰瘀交凝，积于乳络而致，故治疗上既要疏肝解郁，调理冲任，又需化痰消瘀而解坚凝。方中柴胡、白芍、香附、橘核、荔枝核、青陈皮疏肝解郁；当归、赤芍和血消瘀；僵蚕、蜂房软坚消核，是方中之要药，因为僵蚕既善化痰消坚，又有活络解毒之功；蜂房既可解毒疗疮、散肿定痛，又能调理冲任；如此既治标，又治本。夜交藤功能养肝肾、通经络、定心神、消痈疮。合之为方，收效较为满意，一般服 7～14 剂可以获效；顽固者，可续服之。其阴虚较甚者，可加女贞子、墨旱莲各 10g；肝火偏炽者加焦栀子 10g、龙胆 4g；胸闷胁痛较著者加川楝子、合欢皮各 12g。

〔写于 1990 年〕

鼻药疗法初探

鼻药疗法，就是将药物塞置或吸入鼻腔而达到治愈疾病目的的一种方法，它不仅能治愈局部病变，如鼻渊、鼻内息肉等疾患，而且能治疗多种全身性或四肢疾病，这是中医学范畴内的一种独特的治疗方法。由于它在临床上屡奏殊功，有深入钻研与阐发的价值。兹就见闻所及，结合临床实践的体会，试作如下初步探讨。

一、鼻药疗法奏效的机制

《灵枢》："十二经脉，三百六十五络，其血气皆上于面，而走空窍，其宗气上出于鼻而为嗅。"可见早在公元前 300 年的《内经》就指出了鼻与整体的密切关系。嗣后历代医学家对此加以论述的为数甚众，且多精辟卓见。例如宋代窦汉卿在《疮疡经验全书》中曾说："鼻在面中，为一身之血运；而鼻孔为肺之窍，其气上通于脑，下行于肺；若肺气清，气血流通，百病不生；肺气盛，一有阻滞，诸病生焉。"明代方贤在《奇效良方》中进一步予以说明："鼻者肺之通窍，主清气出入之道路；若气血和平，阴阳升降，则呼吸通和，荣卫行焉。"张介宾在《景岳全书》中更明确地叙述了鼻与周身病变相互联系的机制，他说："鼻为肺窍，又曰元牝，乃宗气之道，而实心肺之门户，故经曰：'心肺有病，而鼻为之不利也'；然其经络所至，专属阳明，山根以上，则连太阳督脉，以通于脑，故此数经之病皆能及之。"从以上的引证，充分地反映出鼻与四肢百骸、营卫气血的关系。气血紊乱，营卫失调，脏气不平，固能影响及鼻，而鼻为呼吸出入之道，纳药鼻内，亦可借其内在之联系以调其气血，和其营卫，平其偏胜，开其闭塞，使病邪得以解除。从现代医学理论来说，可能是远距离刺激的作用，由于药物在鼻腔内所形成的局部刺激点而产生远距离的传导，使相应的病变脏器得到调整，而趋正常。这是"鼻药疗法"所以能治愈疾病的一些机制，但其中精理奥旨，未能阐明者依然很多，犹待今后大家进一步地共同钻研与发扬。

二、鼻药疗法在临床上的应用

"鼻药疗法"通过实践，证实能治疗喘息、外感时气、痧气、黄疸、疟疾、偏正头风、鼻渊、鼻息肉、乳痈、瘰疬、闪腰疼痛、疔疮、牙痛、各种眼疾等内外科疾病，它的应用非常广泛，而效验又卓著可靠。至于"嚏法"，也是鼻药疗法的一部分，它多用于急性疾患，有开窍、发散、催吐、升提等作用。兹择临床常用者列述于次。

（一）哮喘（单方）

【主治】哮喘之属于寒哮者。

【处方】巴豆霜、姜汁适量。

【用法】将上药拌调为丸如枣核大，用皮纸或药棉裹塞鼻内，片刻后鼻内有热灼感，而喘逆即渐平复。喘平后即可将药取去。

（二）伤寒时气（《外治寿世良方》"金丹丸"）

【主治】一切风邪、伤寒、绞肠痧、头痛、牙痛、浑身疼痛、心中刺痛、水泻、痢疾、赤白带下症。

【处方】乳香、麝香、雄黄、朱砂、巴豆、猪牙皂、沉香、肉桂、大黄、川乌、高良姜、细辛、硼砂各等份。

【用法】研为细末，以红枣肉为丸，如黄豆大。用药棉包塞鼻内，男左女右，片刻后得汗而解，不瘥者可继续塞用一次。

（三）痧气

1. 卧龙丹（验方）

【主治】治一切痧气霍乱、五绝猝倒、急暴之症。

【处方】犀牛黄、飞金箔各 1.25g，麝香、猪牙皂各 1.66g，朱砂 1.88g，冰片、荆芥、闹羊花各 6.25g，灯心灰 6.88g。

【用法】共研细末，瓷瓶密储。以少许鼻内，取嚏即效。

【注意】药铺有成药出售，可以购备应用。孕妇慎用。

2. 辟瘟丹（验方）

【主治】暑月受寒、腹痛吐泻、头目昏眩之症。

【处方】白芷、飞朱砂各 68.75g，冰片 15.6g，檀香 9.38g，木香 4.06g，薄荷冰、降香、公丁香各 3.13g，白豆蔻 1.88g，佩兰 1.56g，麝香 0.31g。

【用法】共研极细末，以甘油调匀，用锡盒装 0.62g。每取少许抹搽鼻腔内，每日 3～4 次。

【禁忌】孕妇禁用。

（四）黄疸

1. 阳黄吹鼻卓效药（河北省中医中药展览会医药集锦）

【处方】瓜蒂、赤小豆、冰糖等份，麝香少许。

【制法】将上药分别研成极细末，合一起，加麝香即成。

【用法】吹鼻内，即流黄水，水尽即愈，不过 3～5 次。

2. 黄病闻药（河北省中医中药展览会医药集锦）

【处方】瓜蒂末 3g，徐徐闻入鼻内。

【疗效】闻后喷嚏，鼻中流出黄水，黄疸病即愈。

【按】上列两方，其主药均为苦丁香，该药乃瓜蒂之别名，即甜瓜未成熟之蒂也。味苦性寒，无毒，苦能涌泄，也能祛湿，故本品乃除湿热、蠲痰壅、消食积之效药。含有"甜瓜蒂苦毒素"，服后能刺激胃的感觉神经反射，使呕吐中枢兴奋而具催吐作用。早在《神农本草经》即采用为涌吐药。张仲景在《伤寒论》《金匮要略》中指出瓜蒂的两种用法，一为吐胸中之痰饮而设，如"胸中痞硬，气上冲喉咽不得息者，此为胸有寒也，当吐之，宜瓜蒂散"；一为瓜蒂塞鼻法，如《痉湿暍病脉证治》篇："湿家病，身疼发热，面黄而喘，头痛鼻塞而烦……病在头中寒湿，故鼻塞，内药鼻中则愈。"《金匮要略》纳鼻之药未载，乃古本脱漏，至《千金翼方》《外台秘要》二书始补载之，此即仲景治黄疸开始用瓜蒂嗅鼻之证。日医今村了庵《医事启源》亦根据之，并云："《千金翼方》及《外台秘要》删繁方，嗅并用瓜蒂。"再考陶弘景《名医别录》亦以瓜蒂去鼻中息肉，疗黄疸，盖其法皆源于仲景。另外太阳中，身热疼重而脉微弱，用一物瓜蒂汤顿服。《外台秘要》于诸黄方中亦载瓜蒂二七枚作一服，治天行黄疸。前后两方，一用吹鼻，一用内服，而所治黄疸则一。今河北省之验方，即古法遗传。盖黄疸多为湿热壅遏所酿成，而本品功能蠲除湿热，嗅药后鼻流黄水，正湿热外泄之征，宜其效如桴鼓也。

（五）疟疾

1. 疟疾粉（四川周氏方）

【处方】苍术、白芷、川芎、桂枝等份。

【用法】研极细末。瓶装密封，以免泄气。临用时取药粉1g，以纱布两层包裹成长形，于疟发前1～3小时塞入任何一个鼻孔，令患者卧床休息。闻药时间越长越好，约半至一天方取去。若闻药时症状仍发作者，勿将药取出，待症状发作后再取出，这样同样会产生疗效，有的次日就不发作了。

【疗效】此方根据云南省德宏傣族景颇族自治州疟疾防治站实践报道（中医杂志，1959 年 4 月号），认为对恶性疟或间日疟等疟原虫均有抑制作用，一般疟原虫在闻药后 6～48 小时内消失，最迟 96 小时左右。通常用药 1～2 次后即有 50％以上患者疟原虫消失，症状停止。在用药 4 次后，疟原虫 100％消失，症状也全部停止。值得重视的是，使用此药者无 1 例复发，说明其还具有抗复发和预防等效果，对防治疟疾有很大的作用。另一方面，用此药放于脐部，以胶布或膏药封贴 5～10 日，其效亦同，则更为方便了。

2. 治疟验方

【处方】鳖甲 15.6g，胡椒 15.6g，雄黄 6.2g。

【用法】上药共为极细末，于疟发前 1 小时，以少许闻鼻内，多于 1～2 次获效。

（六）偏正头风

1. 《得配本草》方（甲方）

【处方】人中白、地龙末等份。

【用法】羊胆汁适量，拌研细末，晒干。嗅鼻内，不止，可续使用一两次。

2. 康保县赵顺荣大夫方（乙方）

【处方】飞雄黄、北细辛各等份。

【用法】共研极细末。取 0.03～0.06g 嗅鼻内，闻后 10 分钟即止。

3. 止痛良药（丙方）

【主治】头痛、牙痛。

【处方】白芷 31.25g，冰片 0.62g。

【用法】研极细末，用 0.03～0.06g 闻鼻内。

【疗效】本方效果甚著，闻后2～3分钟即效。

【按】上三方对头痛均有制止作用，但一温一凉，另一则寒温并用。甲方用于肝旺而风阳挟热上扰者最宜；乙方对于风寒袭踞颠顶者较合；而丙方寒温并用之验方，对各型头痛、牙痛均适用之，且疗效速。临证之际，可分别选用。

（七）鼻渊（笔者经验方）

【主治】鼻渊、脑漏久治不愈者。

【处方】辛夷12g，黄连6g，鹅不食草9g，冰片0.6g，鱼脑石3g。

【用法】研极细末，瓶储。每取少许入鼻内，每日4次。

【疗效】用药后鼻塞即渐通，分泌物逐步减少，连续使用，可获痊愈。

（八）鼻息肉（验方）

【处方】生白矾1.6g，筒轻粉0.16g。

【用法】共研极细末。吹入鼻中，每日用3次。

【按】个别病例，用一次后即气通息落，但一般须连续吹药至5日以上或半个月以后，方能消失，均屡试不爽。

（九）乳痈塞鼻药（笔者收藏之验方）

【主治】乳痈（乳腺炎）红肿疼痛尚未化脓者。

【处方】麝香1.2g，广木香2.4g，朱砂2.4g，铅丹2.4g。

【用法】共研极细末，瓶储勿泄气。临用时每取约如黄豆大一粒，包于药棉中，倘患在左乳即塞右鼻孔，患右则塞左，24小时后取去。如未尽消者，可续用1次。

【疗效】使用方便，药价低廉，疗效迅速，一般用1次即能消散，多则2～3次。我院先后用治数百例，除已化脓者外，无一例失败。个别热势较甚者（39℃以上），则需配合清泄解毒之中药内服。

（十）瘰疬塞鼻药（笔者收藏之验方）

【处方】大黄、雄黄各 15.6g，黄连 6.2g，巴豆 10 粒（不去油）。

【制法】上药研末，黑枣 250g，煮去皮核，捣泥，晒略干，和药末作丸，如枣核大，择晴日制之，以便一日晒干。

【用法】以药一枚塞入鼻孔，病在左侧塞左鼻，在右塞右，如两边皆有，则先塞一边，或间日轮塞，切戒房事，连用 100 日，重证亦愈。如觉辣味难忍，或出汗太多，觉难受者，则塞数日停数日也可。药在鼻内，渐渐融化，听之可也。用时宜先静坐片刻，排除杂念，然后塞药，静卧一两小时。

【疗效】本方不论瘰疬之已溃、未溃，连续用之，均有疗效。但已溃者，需适当配合外科处理始妥。体质羸弱过甚者，宜辅以培补正气之品，则疗效更佳。

（十一）闪腰岔气、急性腰痛不能转侧者之立效方（深县医院中医科验方）

【处方】广木香 6.2g，麝香 0.15g。

【用法】共研细末，密储备用。如系腰左侧痛，则将药粉吸入右鼻孔，右侧痛吸入左鼻孔。吸药粉后立即做全身活动，两手上下开合一次即愈。

（十二）疔疮（五毒散，河北魏县王玉葙祖传方）

【主治】疔毒初起，头痛寒热，恶心呕吐，目睛红赤，心中灼热，言语困难，不省人事。

【处方】蜈蚣 1 条（去头），巴豆 2 粒（去油），朱砂、轻粉、砒石各 0.94g，珍珠 0.15g，斑蝥 2 个（去足翅）。

【用法】共研细末，枣泥为丸，分成 2 个，男用左手右鼻，女用右手左鼻，把药丸塞在鼻孔 1 个，握在手心 1 个，多喝汤水，盖被发汗，20～30 分钟后去丸，汗后即愈。

【反应】用后鼻孔起疮，但无妨碍，或搽抹硼酸软膏。

【按】如已酿成"败血症"，症情险重，且用上药后病势仍不见好转者，即需中西医结合进行抢救，以免贻误。

（十三）牙痛（验方）

【处方 1】荜茇、白芷、细辛各 3g，高良姜 2.5g。

【用法】焙黄，研细末。将细末吹入鼻腔，左牙痛吹右鼻孔，右痛吹左。

【处方 2】盐全蝎 1 个，小茴香 0.9g，白芷 0.9g。

【用法】共研极细末，用桑皮纸卷成药捻，左边牙痛，将药捻塞入左鼻孔；右痛塞入右鼻孔，立时奏效。

（十四）各种眼疾

1. 治眼毛倒睫方（河北李步东验方）

【处方】木鳖子 1 个。

【用法】去皮捣烂，用布包裹塞鼻孔内。右眼倒睫塞右鼻孔，左眼塞左鼻孔，双眼者则左右鼻孔轮塞之，12 小时换药 1 次，3～5 次即愈。

【反应】用药后除鼻内觉有发热感外，余无其他不适。

2. 移星散（如东县王维华方）

【主治】眼生云翳。

【处方】木鳖子毛 0.03g，白豆蔻 1 粒，丁香 2.5g，冰片少许。

【用法】共研细末。用药棉包裹如珠状塞鼻内，男左女右，轻则三五日，重则七八日即消，但不可中途拔去，否则无效。初用时有头痛反应，1周即止。

3. 初起黑眼生翳（包括角膜溃疡，验方）

【处方】鹅不食草。

【用法】鲜者捣烂，棉裹塞鼻。右眼塞右鼻孔，左眼塞左鼻孔，连塞2夜即效。试用数例，功效显著。同时对鼻渊、鼻息肉、头痛、哮喘、疟疾，也均有效。

（十五）综合疗法

所谓综合疗法，是指其适应证比较广泛，所治之疾患较多，列述于下：

1. 救苦神膏（《外治寿世良方》续编）

【处方】大黄、三棱、生地黄、川乌、莪术各30g，香附、芫花、桃仁、槟榔、杏仁、细辛、独活、防风、厚朴、全蝎、草乌、玄参、穿山甲、天花粉、五倍子各21g，蜈蚣10条，羌活、白芷、黄柏、大戟、巴豆、皂角、肉桂、麻黄各24g，蛇蜕、黄连各15g，枳实24g，当归45g，甘遂、木鳖子、蓖麻子各60g，密陀僧12g，铅丹700g。共研细末，用香油3000g浸瓷盆内5日后熬膏。

【主治】本方泛治内外诸证，既能塞鼻，又可内服外敷，功难尽述。兹择其通过塞鼻而奏效之部分列下：

一治星障翳膜、眼毛倒睫、迎风流泪等症，卷条，左患塞左鼻，右患塞右鼻，口含甘草汤咽之，即多年者亦效。

一治中风牙关紧闭灌药不入者，作条塞鼻孔中，用甘草汤灌之，俟甘草气到，即可好转。

一治小儿惊风，两目上翻，气喘痰壅，作条塞鼻，并摊一膏贴于脐上，如症势危急者，可作丸服之，勿饮甘草汤。

2. 塞鼻丹（《外治寿世方》）

【处方】沉木乳没四香味，牙皂荜茇大良姜，

安桂细辛各等份，巴豆川乌好麝香，

又加雄黄朱砂等，血竭硇砂共裹囊。

【主治】丸作一粒小指大，呼吸鼻气病离床；

心疼肚痛塞鼻孔，腹胀痧气不须忙；

水泻痢疾时间住，牙痛见了笑一场；

赤白痢下俱痊可，浑身疼痛即安康；

若将一粒随身带，途中百病亦无妨。

【用法】男塞左鼻孔，女塞右鼻孔，见效后即取去。

三、小结

"鼻药疗法"是中医学宝库中的一种独特疗法，通过局部给药而能治疗许多疾患，不仅廉便，而且某些疗效是非常显著的，在进一步贯彻党的中医政策的今天，值得我们重视和深入钻研。有关鼻药疗法奏效的机制，本文仅是初步的引述，其具体疗愈机制，应该通过实践观察与中西医结合的研究，进一步加以探讨和阐明。

关于塞药的部位，从本文所引述的方药来看，似乎有一个规律：凡颈部以上的疾患，也就是与鼻部近距离的疾患，多是病在何侧，即塞药同侧的鼻孔；而颈部以下的疾患，也就是与鼻部远距离的疾患，塞药部位与病位多成交叉状；至于周身性疾患，则又以男左女右来塞药。这与经络或神经的传导途径可能有一定关系，值得我们今后进一步观察总结，找出规律，加以肯定。

南京地区中西医结合"中医内病外治外病内治"专题研究协作组所编之《中医外治法资料选辑》第一辑，对中医外治疗法进行了

汇集整理，搜罗丰富，其中包括了一部分鼻药疗法，是一份很有价值的材料。这项工作，个人认为是很有意义的，建议继续编写二辑、三辑……

本文仅是选辑了个人见闻所及并使用过的鼻药疗法的一部分材料，作了初步的介绍，希引起同道的注意，加以试用推广，并进一步共同蒐集交流，整理发扬。这是草写本文的动机，也是个人殷切的企望！

〔原载于《江苏中医杂志》1962 年第 10 期〕

慢性肝炎证治

目前全世界约有 4 亿慢性乙型肝炎病毒的感染者，我国约占 1/3，慢性乙型肝炎的患者约为 3000 万。最近的一项研究表明，5 年间慢性乙型肝炎患者肝硬化发生率为 12%～20%，代偿性肝硬化发展成失代偿性肝硬化为 20%～23%，发展成肝癌为 6%～15%，在中国慢性乙型肝炎患者中的 25%～40%，最终或将死于肝硬化或合并肝癌。

中医认为，慢性肝炎由于湿热之邪留恋，肝脾久病，而致气虚血亏或气滞血瘀，迁延不愈，转为慢性，属于中医胁痛、郁证和癥积的范畴。因为病程较长，肝功能长期损害，正虚邪恋，往往不易骤效。其病理变化各有不同，必须把握时机，知常达变，方能提高疗效，缩短疗程。现将其证治分为三个部分论述。

一、疏肝与养肝相结合

疏肝与养肝是治疗肝脏自病的基本大法。这一提法，是以肝脏的生理功能为理论基础的。肝为刚脏，体阴而用阳，其经脉络胆，职司疏泄，性喜条达，善于调节气机的运行，气行则血行，从而协调脾胃之气的升降，胆之精汁的分泌，三焦的决渎，水道的通调。肝属厥阴，但中寄相火，易于化火动风，所以前人用"体阴用阳"

来概括它的生理功能。肝性疏泄，喜条达，唯疏泄有度，则肝气不郁。而肝脏的疏泄功能是与肝体密切相关的，肝血充沛，肝体不燥，则疏泄有度；若肝血不足，肝气有余，则易于横逆致变。

治肝方剂，疏养结合是普遍规律，不过各有侧重而已。例如四逆散，是疏泄厥阴的代表方剂，既用柴胡疏肝理气，枳实宣通结滞；复用白芍柔肝敛阴，甘草和中缓急。以疏理为主，柔养为次，并行不悖，开合有度，在疏泄中不忘柔养。一贯煎是柔养肝体之要方，方取北沙参、麦冬、生地黄、枸杞子滋阴养血之品，当归之辛润活血，川楝子之疏肝，全方符合肝喜疏泄之特性。应当注意的是，柴胡与川楝子虽同为疏肝药，但柴胡其性升疏，川楝子功在泄降。一般而论，肝气郁结，阴伤未著者，取柴胡；若肝郁化热，肝阴已伤，则取川楝子。

慢性肝炎症见情怀抑郁，胸闷不舒，欲嗳不爽，两胁胀痛，食欲减退，舌苔薄腻；或上有垢浊，脉弦细或濡滑之"肝胃不和型"，在治疗上以疏肝为主，参用健脾和胃之品。因为肝病最易引起脾胃受纳运化功能失调，疏肝和胃，就能消除气机之壅滞，湿浊得以宣化，促使脾胃恢复气机升降功能，使胁肋胀痛、脘闷纳呆等症迅速消除。而脾胃健运，食欲增加，气血即有生化之源，可以增强免疫功能的调节，促使肝功能的加速恢复，从而提高了疗效。常选柴胡疏肝散（四逆散加制香附、川芎）化裁，加蚕沙以泄浊；薏苡仁、茯苓、半夏、大豆黄卷化湿和中。若郁久化热，小便色黄者，去川芎，加栀子、蒲公英清泄之。若久病伤阴，症见烘热体倦，口干思饮，胁肋疼痛，情绪易于激动，大便干结，舌红，苔少而干，脉弦带数之"肝肾阴虚型"者，当以柔养为主。因肝肾同源，肝阴受损日久，势必下及肾阴，故此类证候特点是伴见肾阴亏虚，养肝需参益肾，因为既是"乙癸同源"就应"肝肾同治"，方能提高疗效，常取高鼓峰疏肝益肾汤化裁。此方是由六味地黄汤加柴胡、白芍而成，既可养肝益肾，又能达肝郁，泄湿热，唯方中山茱萸有温助肝阳之弊，不妨删去，加女贞子、墨旱莲清润之品。若阴虚不耐柴胡升疏者，可用川楝子、生麦芽、刺蒺藜以代之。随证加减，多收良效。又善治肝肾不足和气血亏虚的妇科良药"乌鸡白凤丸"，用以移治肝肾两亏之慢性肝炎肝功能异常者，颇有助益，服后大部分患者病情减轻，肝功能恢复，清蛋白升高非常明显。

值得一提的是柴胡，其有效成分之一柴胡皂苷素具有抗炎、抗渗出，对结缔组织有类固醇样作用，但无类固醇所致的肾上腺及胸腺的萎缩反应。柴胡有抗肝损伤的作用，具有明显的抑制纤维增生之效。柴胡宜与活血化瘀类药物配伍使用疗效更好，不仅可发挥其药效，同时也可防止其不良反应。

二、扶正与祛邪相结合

肝经湿热之邪是形成慢性肝炎的主要原因，而疫毒又是导致本病的主要病机。所以祛邪仍是慢性肝炎治疗中的重要环节。但是，假如把祛邪机械地理解为清热解毒，一味追求降低肝功能指标，称其为降低转氨酶之特效药，则是片面的。按照中医学的观点，"邪之所凑，其气必虚""至虚之处，便是容邪之所"，可见慢性肝炎的病理变化，离不开邪正之纷争，对其治疗，必须正确地运用扶正以祛邪，或在祛邪中不忘扶正的治疗原则。

慢性肝炎多属虚实夹杂，邪实主要表现为肝气郁结和肝血瘀阻；正虚主要表现为脾胃气虚和肝血不足。但正虚多由实邪流连日久所致，只有肝气得舒，脾胃才能健运；瘀血得去，新血才能化生，故应攻补兼施。

慢性肝炎用补法，必须在明确病位的基础上，区别阴虚，抑为阳虚，方能对证发药。凡阴虚者，宜补而兼清；阳虚者，宜补而兼温。

凡肝脾阴伤，症见爪甲少华，口干溲黄，烘热肢软，纳谷不香，食后胀闷不适，大便干结，两胁胀痛，舌红苔少，脉细带数者，当以养肝濡脾为主，参以和中助运之品。此等证候，不宜用人参、黄芪之温补，用之反觉胀闷不舒。可取大剂黄精为主（一般用 30g），配合枸杞子、北沙参、山药、制何首乌、鸡血藤等，佐以川楝子、木瓜、生麦芽为基本方，随证化裁；气阴两伤，重加太子参。方中黄精滋柔生津，平补肝脾肾；木瓜酸能生津，又可制肝，且能入脾消胀，为养阴抑肝之良药，均值得选用。

慢性肝炎伤阴最多，但亦有伤及肝阳者，阳虚气弱，则肝用不及，其主要临床表现为疏泄无力，症见面色灰滞，气短乏力，不耐疲劳，稍劳则精神倦怠，纳谷乏味，食后腹胀，大便干溏不一，小便时黄，脉弦细，舌质淡、苔白。总之，阳虚则全身功能低下，精神为之不振；而气虚常是阳虚之先导；气虚则血滞，气虚则失却疏泄助运之功能；阳虚往往有怯冷之表现，临床不难辨识。肝气虚者，重用黄芪（30～60g），配合当归、桂枝、白芍、杜仲、川芎、甘草、生姜、大枣为基本方，即以当归补血汤合桂枝汤加味。若阳虚怯冷，则加鹿角胶、附子、淫羊藿。临床上还可见到一种情况，患者既有肝阳虚衰的一面，又有郁毒深藏的一面，除上述见症外，伴见口苦、溲赤，在此情况下，不妨温阳与解毒并举。温阳药能振奋功能，提高机体抗病能力，而解毒药则有直接针对病原之意图。可在上方基础上，加用板蓝根、黄柏、牡丹皮、白花蛇舌草等。

慢性肝炎进一步发展，还会出现肝肾精血亏损、癥块癖积的证候，斯时患者面色晦暗，肌肤甲错，胁肋刺痛，肝脾大、质较坚硬，伴见肝掌、蜘蛛痣，舌有紫气或瘀斑，脉细弦；在妇女则月经量少或闭经。慢性活动性肝炎多属正虚，细胞免疫力低下，故在治疗时，要以辨证论治为指导，结合机体免疫反应，选用部分有促进细胞功能之品，如党参、黄芪、淫羊藿、白术、白芍、当归、女贞子等健脾、补气、补肾、补血、补阴之品。但单纯使用扶正，而忽视攻坚祛邪则欠妥帖。多年来，使用自拟之"复肝丸"效果较好。证明其对慢性肝炎之癥块癖积及早期肝硬化，确有改善症状与体征，促进肝功能好转之疗效。复肝丸用药及制作为：

红参须、三七各 40g，䗪虫、紫河车、炮穿山甲、广姜黄、广郁金、鸡内金各 100g，共研极细末。另用虎杖、石见穿、糯稻根各 250g 煎取浓汁，与上药粉泛丸如绿豆大（或轧成药片亦可）。

每服 3g，每日 2 次，餐前服。1 个月为 1 个疗程，一般服 2～3 个疗程，可获稳定或基本治愈之效。

方取紫河车大补精血，红参须益气通络，两味用以扶正；三七活血止血，散瘀定痛；䗪虫破血消癥，和营通络；更加郁金、姜黄疏利肝胆，理气活血；鸡内金、炮穿山甲磨积消滞，软坚散结。故补不壅中，攻不伤正，小量长服，确有使癥积潜移默消，肝实质改善与恢复之功。但是对于肝胆湿热壅遏，转氨酶明显增高者，此丸不宜早用，必待湿去热消，方可斟酌用之。

值得一提的是郁金，含有挥发油，主要成分为姜黄烯、倍半萜烯醇莰烯等。郁金挥发油除具有促进胆汁分泌外，黄色素可使胆囊收缩，并能促进肝内循环，增强肝内血液供应，与茵陈配伍其降酶退黄作用显著。临床上大量用能提高血浆蛋白，纠正血清蛋白倒置，达到营养保肝的功效。

还有黄芪，近来实验证明，黄芪有促进机体非特异性免疫功能，增强网状内皮系统吞噬功能。也能促使小白鼠对病毒诱生干扰素，促使小鼠对绵羊红细胞产生抗体，可使血浆环磷腺苷升高，能改变细胞能量代谢水平。因此具有促进体液免疫反应的作用。

三、区分在气与在血

对慢性肝炎之各种证候，区别是在气分还是在血分，有利于根据病理层次进行辨证治疗，故不容不辨。

所谓在气，指慢性肝炎因气机失调所导致的一系列病理变化，如肝郁气滞，湿热壅遏；或脾虚气弱，湿浊不化等。前者症见胸胁苦满，食欲减退，口苦，溲赤，舌苔薄黄，脉弦，可选小柴胡汤出入。取柴胡、黄芩疏肝清热；半夏、枳壳、瓜蒌皮、郁金宣通气机；薏苡仁、茯苓、滑石淡渗利湿。后者症见头晕乏力，稍劳则气短心悸，食欲欠佳，大便干溏不一，面肢轻度浮肿，舌淡胖，或舌边有齿痕，苔薄脉虚大，当取补中益气汤为主方。方中参、芪、术、草益气健脾；当归养肝血，陈皮调气；尤妙用升麻、柴胡二味，柴胡除升阳外，兼有疏肝作用；升麻宜生用，意在兼以解毒。故慢性肝炎以脾虚为主要见症者，选此汤为优。

所谓在血，是指病邪由气入血所产生的一系列病理变化，或气滞以至血瘀；或热毒入血而耗血动血。且病程已久，正气不足，湿热病邪混入血络之中，亦属于血分之证治范围。

慢性肝炎以肝脾虚损为本，血瘀为标。其血瘀之表现，主要有气虚血瘀和阴虚血瘀之不同。对于气虚血瘀，用黄芪配莪术、山药配鸡内金两个对子药。其中黄芪、山药均需重用至30～60g，随症加用丹参、石见穿、三七、郁金等。阴虚血瘀，当养阴化瘀，软坚散结，可用一贯煎加丹参、泽兰、牡蛎、莶莔子等。其中莶莔子为菊科植物莶莔之种子，用治肝硬化及腹水，颇有助益。热毒入血，有出血倾向者，往往鼻衄、齿衄时见，口干口苦，或伴见午后低热，夜有盗汗；或大便干结难解，舌质红、苔薄黄，脉弦带数，亟当清营解毒，可取犀角地黄汤为主方。其中犀牛角可用水牛角代之，唯用量需达30～60g，其效始显。随症加用大小蓟、贯众、白薇、枸杞子、女贞子、墨旱莲、制鳖甲等。若热毒耗灼真阴，大便干结，可暂加大黄泄热通腑。

按照中医学的观点，初病在经在气，久病入络在血，故慢性肝炎尤多络病。其特点为肝区疼痛，牵及背部，舌质有紫气、苔薄腻，脉弦涩，肝功能长期不正常，对其治疗，疏肝养肝必兼通络，通络必兼解毒。一般可用《金匮要略》旋覆花汤为主方，取茜草代新绛，药如旋覆花、茜草、丹参、泽兰、柏子仁、紫草、菝葜、路路通、三七等。不效，需参用虫类药，叶天士"取虫蚁之品，以松透病根"，确是经验之谈。常选用九香虫、全蝎、三七各等份，研细末，胶囊装盛，每服5粒，每日3次，收效甚佳。虫类药对慢性肝炎的治疗，大有前途，值得进一步加以研究与应用。

值得一提的是丹参，现代药理研究证明丹参有扩张血管、活血通瘀，对改善门静脉和肝内血液循环，防止微血管内凝；促进纤溶功能，减少部位缺血状态；丰富肝细胞营养和活化肝细胞，加速病灶的修复等作用。中医认为，丹参能解郁、散瘀、消坚，兼有养血安神之功效。

同时，丹参能改善肝脏生理功能，促使肝脾缩小变软。因丹参有扩张外周血管作用，故推测能降低门静脉压力，使肝内血液循环改善，从而减轻瘀血，使肝脾回缩；由于肝内血液循环改善，组织灌注增加，使肝细胞营养和氧的供应改善，促进肝细胞再生而使肝脏生理功能好转。

黄芩其化学成分主要是黄芩苷、次黄芩素、黄芩苷元等。对慢性肝炎有明显疗效，表现在降酶速度快，对浊絮、蛋白倒置也有作用，黄芩苷具有明显的解毒作用，主要是由于葡萄糖醛的结合解毒作用。

"复肝丸"治疗早期肝硬化的临床体会

肝硬化是由各种慢性肝病迁延发展而来，具有广泛肝细胞损害及结缔组织增生的慢性进行性疾病。根据临床症状和体征，早期肝硬化属癥积、痞块范畴，晚期肝硬化，则在鼓胀门中辨证论治。如喻嘉言在《医门法律》中说："凡有癥瘕、积块、痞块，即是胀病之根，日积月累，腹大如箕，腹大如瓮，是名单腹胀。"

肝硬化的病理改变，是肝实质的损害，以气血郁滞、瘀凝脉络为主要矛盾。由于瘀结日久，肝脾损伤，其临床表现多呈本虚标实，治疗较为棘手。我曾于1959～1962年拟订"复肝散"，治疗早期肝硬化肝功能损害的患者60余例，对于改善症状和体征，促使肝功能好转，取得一定的疗效（处方发表于《中医杂志》1963年第8期）。以后更在原方的基础上加以修改，制成丸剂，定名为"复肝丸"，结合辨证用药，疗效有所提高。处方见130页。

该丸适应范围为早期肝硬化肝功能损害，肝、脾大，或仅肝大，胁痛定点不移，伴见脘闷腹胀，消瘦乏力，面色晦滞，红丝血缕或朱砂掌，舌暗红或有瘀斑，脉象弦涩或弦细等症。

肝硬化虽病由肝起，却是一种影响全身的错综复杂的慢性病变，在整个病情演变过程中，多影响到脏腑之间的功能紊乱，表现出虚实交错的病机。为了探讨本病的治疗规律，除了肝郁血滞，瘀结为癥癖的基本证型外，另分下列 4 种证型施治。

一、肝郁脾虚：重在疏肝益脾，扶正消癥

肝失疏泄，气血痹阻，脾运不健，生化乏源。其症肝、脾大或仅有肝大，质地Ⅱ度，按之则痛，胃纳减少，腹胀便溏，四肢倦怠乏力，面浮而色晦黄，入暮足胫微肿，舌色暗红不泽，舌体较胖或边有齿印，脉象虚弦，重按无力。治用疏肝益脾，活血消癥。复肝丸配合逍遥散、异功散、当归补血汤加减。常用药物如柴胡、当归、白芍、党参、黄芪、白术、丹参、炙甘草、广郁金、广陈皮、茯苓等。

【病例 1】顾某，男，67 岁，退休职工。

于 1972 年患急性黄疸型肝炎后，肝功能长期损害，血清清蛋白/球蛋白比例倒置，检查确诊为早期肝硬化，迭经中西药物治疗，效不显著。1974 年 3 月来我院门诊。主诉胁痛纳差，脘腹胀，肢乏便溏。视其面色晦滞，苔腻，舌质衬紫，颈左侧有蜘蛛痣 1 枚，肝掌明显，脉细弦。触诊肝肋下 1.5cm，剑突下 4cm，质地Ⅱ度，脾大肋下 1cm，质软，表面润滑。肝功能检查：麝浊度 10U，锌浊度 14U，丙氨酸氨基转移酶正常，胆红素 20.5μmol/L（1.2mg％），碱性磷酸酶 18U，清蛋白 28g/L（2.8g％），球蛋白 30g/L（3g％）。证属邪毒久羁，肝郁脾虚，气血痹阻，瘀结为癥癖。拟用复肝丸，每服 3g，每日 2 次。煎剂处方：

生黄芪 30g	当归 10g	潞党参 12g	炒白术 10g	软柴胡 6g
炒白芍 10g	炙甘草 6g	生鸡内金 10g	麸炒枳壳 6g	生麦芽 30g
石见穿 15g	糯稻根 30g	每日 1 剂。		

服药半个月，诸恙减轻，精神较振，仍予原法出入为方。调治 3 个月，

复查肝功能已在正常范围：血清总蛋白 72g/L，清蛋白 42g/L，球蛋白 30g/L。停煎剂继服复肝丸半年，自觉症状消失，面色转荣。随访 4 年，未见复发。

【按】 肝藏血，主疏泄；脾统血，主健运。血之运行上下，有赖于脾气之升降；脾之生化气血，又依靠于肝气之疏泄。一旦肝脾两病，疏泄运化失司，则肝气郁而血滞成瘀，脾气虚而生化乏源。本例先病在肝，后病及脾，血滞为实，气怯为虚。故以疏肝益脾、补气和血之剂，配合复肝丸标本兼施，以达扶正消癥之目的。

二、肝胆湿热：急当清肝利胆，通腑泄浊

湿遏中焦，邪从热化，肝失疏泄，移热于胆。其症肝脾俱大，胁痛脘痞，头眩口苦，纳减腹胀，心烦易怒，尿短而黄，大便秘结或溏滞不爽，并可出现黄疸，苔黄厚腻，脉多弦数。治宜清肝利胆，泄热渗湿。以龙胆泻肝汤、茵陈蒿汤加减。常用药物如龙胆草、茵陈、柴胡、栀子、当归、黄芩、大黄、玄参、白花蛇舌草、虎杖、金钱草、车前草等。不宜早用复肝丸。

【病例 2】 张某，男，46 岁，干部。

于 1971 年春季罹黄疸型肝炎，肝功能长期不正常，纳减，倦怠无力，持续 3 年，症情不见好转，形体日趋消瘦。曾在南京、上海等地医院检查，确诊为早期肝硬化。1973 年 11 月来我院诊治。

主诉胁痛纳差，口苦溲黄，齿龈渗血，夜寐梦多。诊脉弦大，苔黄腻、舌质殷红，巩膜微黄，面色晦滞。触诊肝大肋下 1.5cm，剑突下 5cm，质地Ⅱ°。脾可触及，压痛（＋）。责之湿热蕴结，肝胆疏泄失司，迁延日久，进而气滞血瘀，络脉痹阻。先宜清泄肝胆湿热，以治其标。药用龙胆草、茵陈、苦参片、柴胡、生大黄、栀子、黄芩、当归、生地黄、地骨

膜黄染已退，苔腻亦化，脉象弦细，复查肝功能基本正常。改投复肝丸，每服 3g，每日 3 次。间或伍以疏肝养肝、化湿和脾方药。治疗半年，面色红润，诸恙蠲除。检查肝大肋下 1cm，剑下 3cm，质地Ⅱ°，肝功能也在正常范围。于 1975 年 3 月恢复工作，迄今一切良好。

【按】肝郁脾湿，久结不解，正气尚实，邪从火化，出现以胁痛、口苦、尿黄、目黄为主的肝胆湿热证。其病理机转是肝胆湿热而影响脾胃壅滞。吴氏《医方考》云："肝为至阴，胆无别窍，怒之则气无所泄，郁之则火无所越……故病则气血俱病。"治宜苦寒直折肝胆之火，通利脾胃壅滞之邪。本案病程虽长，癖积已成，但体气未虚，祛邪为急，故以龙胆泻肝汤加减。两周而湿火之邪得泄，继用复肝丸以治其本，获得肝肿缩小之良效。

三、脾肾阳虚：法宜温补脾肾，益气化瘀

气血瘀滞，肝脾久伤，由脾及肾，损及肾阳。其症脾大较肝大为甚，恶寒怯冷，腰膝酸软，面黄无华，精神委顿，饮食少思，腹胀便溏，舌淡胖嫩或淡紫，脉多沉弦而细。治用温补脾肾、益气化瘀。以复肝丸为主，配合景岳右归丸、当归补血汤加减。常用药物如熟附子、肉桂、鹿角胶（或鹿角片）、菟丝子、淫羊藿、黄芪、当归、党参、白术、茯苓、甘草等。

【病例 3】刘某，女，54 岁，职工。

于 1974 年 6 月患病毒性肝炎，迁延 2 年不愈。1976 年在某医院确诊为早期肝硬化，迭经中西药物治疗，效不显著。至 1977 年秋后，症情日趋严重，11 月 20 日来我院门诊。

主诉胁痛纳减，腹胀溲少，便溏不实，精神萎顿。诊脉沉弦而细，苔

国医大师／朱良春全集

白腻、舌质衬紫。触诊腹膨而软，肝脾未满意扪及，两下肢轻度凹陷性水肿。肝功能检查：麝浊度11U，锌浊度18U，丙氨酸氨基转移酶56卡门单位，清蛋白23g/L，球蛋白28g/L，黄疸指数9U。A型超声波：密集微小波，并见分隔波，有可疑腹水平段。证属湿毒久羁，气血瘀滞，肝脾损伤，肾阳虚衰。拟方温补脾肾，益气化瘀。药用：

> **生黄芪 30g　　当归 10g　　熟附子 6g　　茯苓 12g　　淡干姜 2g**
>
> **生白术 10g　　熟地黄 15g　　菴闾子 15g　　另用益母草 100g、泽兰叶 30g 煎汤代水煎药。**

连服 5 剂，小溲畅行，腹胀已松，足肿消退，眠食俱安。继用原方去益母草、泽兰叶，加炙鳖甲、怀山药等，配合复肝丸。治疗 2 个月，患者食欲增加，自觉症状不著，复查肝功能正常，清蛋白38g/L，球蛋白30g/L。停服煎剂，续予复肝丸巩固疗效。半年后恢复工作，随访至今，一切正常。

【按】肝病日久，疏泄不及，出现食少腹胀，倦怠便溏等症。虽是脾虚表现，实系命火不足。盖肾为先天之本，藏真阴而寓元阳，脾胃之健运，肝胆之疏泄，均有赖于肾气之鼓动、肾阳之温煦。肝病损及脾肾，三脏阳气偏衰，互相影响，互为因果。本案病由肝起，累及脾肾，气血瘀滞，鼓证已成。故重用黄芪升补肝脾之气，桂、附、干姜温煦脾肾之阳，又以大量益母草、泽兰叶活血化瘀而利水通淋，更加白术健脾，熟地黄益肾。药后小便畅行，胀消肿退，终以复肝丸扶正消癥而获根治。

四、肝肾阴虚：治应滋养肝肾，凉营宁络

邪毒久羁，肝血亏耗，肾阴损伤，热郁脉络。其症脾大明显，肝大不著，面色黧晦，红丝缕缕，胁痛腰酸，鼻衄或齿龈渗血，咽喉干燥，夜寐梦多，舌红绛少苔，或苔腻中剥，脉象弦细而数。治

用滋肾柔肝，养阴和络，以一贯煎加减。常用药物如北沙参、生地黄、枸杞子、天冬、麦冬、生白芍、川楝子、绿萼梅、女贞子、墨旱莲、玄参、甘草等。兼心阴虚而心悸心烦者，加西洋参、龟甲、酸枣仁之类。阴虚阳亢，热伤阳络，出血较甚者，加阿胶、水牛角、牡丹皮之属。齿衄不止，可用鲜地骨皮 60g 煎汤含漱，有止血之效。

【病例 4】 李某，女，39 岁，工人。

患慢性迁延性肝炎已经 3 年，症情时轻时剧，肝功能检查反复波动。于 1976 年发现脾大。肝扫描：肝显影尚规则，左叶稍大，放射性分布尚均匀，未见稀疏及缺损区，脾脏显影符合早期肝硬化图像。于 1977 年来我院诊治。

主诉肝区刺痛，腰膝酸软，口燥咽干，夜寐梦多，齿龈渗血，偶见鼻衄。脉弦细，舌红绛。责之肝肾阴虚，郁热瘀阻。拟方清滋肝肾，柔阴宁络。药用：

北沙参 15g	生白芍 10g	生地黄 15g	枸杞子 12g
地骨皮 12g	玄参 15g	生鳖甲 30g	天冬 10g
麦冬 10g	阿胶 10g（烊和）	三七 2g（研冲）	白茅根 30g

服药 10 剂，齿龈出血已止，胁痛腰酸亦减，仍感倦乏少力，口干少寐。原方去阿胶、地骨皮，加黄芪、当归等治疗 2 个月，诸恙轻减，精神亦振，苔腻白、舌红转淡，脉数已平。仍予原法加减，配合复肝丸，每服 3g，每日 2 次。调治半年，3 次检查肝功能均在正常范围，触诊肝大肋下 1.5cm，脾大 3cm，于 1978 年 4 月恢复工作，至今病情稳定。

【按】 肝肾精血，相互资生，所谓"乙癸同源"，故肝血不足或肾阴亏耗，均可出现肝肾两虚之见症。肝郁化火，肝火亢盛，耗伤肝阴，日久必损及肾阴。但肝硬化的形成，基于肝郁血滞，所以肝肾阴虚，尤多挟瘀而络损血溢。本案即是肝肾阴虚、郁热瘀阻之典型。初投清滋宁络，继用扶正化瘀，得获佳效。临床所见之阴虚挟瘀证型，其机制颇为复杂，往往是趋向恶化之征兆，必须提高警惕，随证施治，阻断病势之发展。

五、讨论

现代医学认为肝硬化的病理特点是，肝细胞变性坏死后，出现纤维组织增生、肝细胞结节状再生、假小叶形成，三种改变交错进行。由于结缔组织增生和小叶结构的改变，使肝血管的分布发生一系列的变化，即肝内血管网减少和血管网发生异常吻合。这种变化常是肝功能不全和门静脉高压的发生基础。这与中医肝郁血滞、瘀凝络脉的病机颇为一致。近年来，由于免疫学的迅速发展，发现慢性肝炎和某些肝硬化的形成均与自体免疫有关，在病程中均有细胞与体液免疫功能异常的表现，而活血化瘀法，不仅有能扩张肝内的血管，改善肝细胞供血，提高肝细胞耐氧等能力，对损伤之肝细胞有修复作用；同时还具有抑制成纤维细胞的形成，减少胶原物质的分泌，抑制肝纤维组织增生，促进正常免疫功能和抑制异常免疫反应的作用。从中医辨证角度来说，肝郁血瘀的产生，和人体正气的强弱是有密切关系的，因此，针对肝硬化虚中夹实的病机，采用扶正祛邪的治则，拟订复肝丸益气活血、化瘀消癥。方取紫河车大补精血，红参须益气通络，两味用以扶正；三七活血止血，散瘀定痛；䗪虫活血消癥，和营通络；更加郁金、姜黄疏利肝胆，理气活血；生鸡内金、炮甲片磨积消滞，软坚散结。全方着眼于肝血郁滞、瘀凝脉络的主要病机，着手于扶正祛邪、消补兼施的治疗原则，又以丸药小剂量常服之法，补不壅中，攻不伤正，以冀癥积潜移默消，促使肝脾病变的改善和恢复。通过临床实践，疗效尚称满意。虽然观察病例不多，但颇有进一步探索的价值。

早期肝硬化肝、脾大，肝功能表现为麝浊度和锌浊度增高、血清蛋白改变者，一般以肝郁脾虚证最为多见，用复肝丸配合益脾疏肝方药，多数患者在 1～2 个疗程后，可以改善症状和体征，肝功能也随之好转；脾肾阳虚型，以温补脾肾方药与复肝丸同时并进，对于增强机体免疫功能，促使肝脾病变的改善，有相得益彰之妙。但疗程较长，不能急于求功。肝肾阴虚型，除阴虚阳亢，营热伤络，临床表现郁、热并著者，治宜养阴解郁、凉营宁络为主，暂时停服复肝丸外，一般可以配合滋阴柔肝解郁煎剂，汤、丸并进，对于控制"脾亢"、纠正血清蛋白的倒置有一定作用，而未见助阳伤阴、攻邪伤正之弊。至于肝胆湿热证型，丙氨酸氨基转移酶明显增高时，复肝丸则不宜早用，否则，往往出现烦热不寐的反应，如复查肝功能转氨酶也可继见上升，故用之宜慎。

通过对复肝丸的临床观察，初步认为，只要重视肝硬化病理改变的特点，从化瘀消癥着眼，扶正祛邪着手，争取早期诊断和治疗，是可以提高疗效、缩短疗程的。

〔注〕本文乃与故友陈继明主任医师合写，特此说明，并志缅怀之情。

〔原载于《上海中医药杂志》1980 年第 6 期〕

肝炎眼血管变化初探

"望而知之谓之神"，望神、察色在中医诊断学上占有重要之位置。因此在广泛使用前人经验基础上，如何进一步摸索新的线索，总结新的规律，更好地提高辨证识病的水平，是我们这一代中医的职责。兹就望诊观察肝炎眼血管变化，作一初步探讨，就正于同道。

《内经》："肝开窍于目。"肝炎病情的轻重及转变，必然反映于目。我在临床上发现，多数肝炎患者的眼血管均有不同程度的变化，而这些变化对急、慢性肝炎的诊断和预后，有密切的关系。我曾请南通医学院附院眼科采用角膜显微镜、眼底镜等仪器协助检查了28个病例，其结果如下表：

肝炎病例	病例数	球结膜血管			视网膜血管				正常
					静脉		动脉		
		扩张	弯曲	正常	扩张	细小痉挛	扩张	细小痉挛	
无黄疸型肝炎恢复期	5	1		4	1			1	4
慢性活动性肝炎	12	6	9		8		4		
慢性迁延性肝炎	11	6	9		7		7		
小计	28	13	18	4	16		12		4

从上表可以看出，绝大多数患者的球结膜和眼底视网膜血管都有变化，其变化与病情基本成正比。病情较轻或趋向痊愈者，其眼血管变化较少或正常；而病情严重者，其眼血管变化也较突出。眼

血管变化较显著的患者，其肝功能大多不正常，肝大消退也缓，并有眼花或视力减弱、昏糊、眼前似有金星出没等肝血不足之征象。后来为了简化检查过程，便直接用肉眼观察了 100 多例肝炎患者，其结膜血管不仅充血，而且还有如锯齿状的弯曲出现。凡是眼血管弯曲明显者，为早期象征；扩张较剧，色鲜红者，为病势演进之征；模糊或不太明显者，则为病情向愈之征。其血管末端有黑点者，表示肝区疼痛较剧。病症向愈的患者，肝大已缩小或不能触及，其眼血管变化随之逐渐消失。基于眼血管变化对肝炎的病情进退有一定的参考价值，建议作进一步的验证总结。

〔1988 年在中华全国中医学会中医内科辨证检测学组学术交流会交流〕

漫谈萎缩性胃炎之证治

中医学十分重视整体观念，常从辨证求因、审因论治着眼。因此，慢性萎缩性胃炎就有气滞、血瘀、湿阻、热郁、气虚、阴虚、脾虚、肾虚等不同的病机分析。其临证亦错综复杂，既有胃失和降、脾胃湿热、胃阴不足之征象；又有脾胃虚寒、脾失健运，或脾不升清、肝气郁滞的证候。

目前国内有关报道，在分型上大致有以下5种：❶肝胃气滞（肝胃不和）型；❷脾胃阳虚（脾胃虚寒）型；❸胃阴不足（肝胃阴虚）型；❹脾胃湿热型；❺血瘀热郁（气滞血瘀）型。在治疗方面，当前各地报道多按证型审定处方。但由于各地对证型尚有不同看法，故在治疗上遂各有侧重。但用药要注意滋而不腻，温而不燥，补而不壅，攻而不峻，方得其治之要。

个人对此病略有体会，并根据临床实际，分为3型（见表）。

此3型临床较为常见，所列基本药物按型分别施治，各有侧重。但其病理改变则一，故凡病理切片报告见有肠上皮化生或不典型增生者，均应加用刺猬皮、炮穿山甲，以软坚散结，消息肉，化瘀滞。舌质红、脉弦者，可再加白花蛇舌草、蒲公英、白英等。黄芪配莪术，能益气化瘀，剂量宜视症情而增减，有祛瘀生新之功，坚持服用，对病变往往可消弭于无形。疼痛甚者，加用活血化瘀、散结止

证治分型	症状	治法	基本药物
脾虚挟瘀	形体消瘦，面晦少华，纳呆脘胀，刺痛掣及两肋，便溏，苔薄腻、舌衬紫，脉细弦	益气消瘀	黄芪、莪术、鸡内金、三七、玉蝴蝶、凤凰衣、甘松、徐长卿、白术等
阴虚木横	神疲乏力，脘腹胀，时感灼痛，嗳气稍舒，纳呆，口干欲饮，偶感嘈杂，便干结，苔薄、舌边红，脉细弦	养胃制肝	北沙参、麦冬、白芍、天花粉、乌梅、枸杞子、柿霜、绿萼梅、佛手、失笑散、蒲公英等
阳虚挟湿	神疲气怯，胃脘胀痛，其势隐隐，食后更甚，得按稍舒，纳谷不馨，便溏，苔白质淡，脉细软	温脾化湿	黄芪、苍术、太子参、良附丸、升麻、鸡内金、萆薢、徐长卿、熟薏苡仁等

痛之失笑散，因其不仅善于止痛，而且有改善微循环，调节代谢失调和神经血管营养，从而促使肠化生和增生性病变的转化和吸收。余之经验，凡脘胀甚者，徐长卿必不可少，以其善于行气消胀，缓急止痛。至于凤凰衣、玉蝴蝶二药，功擅养阴清肺，通常均用于久咳、咽痛、音哑，其实还有补虚、宽中，消除慢性炎症及促进食欲之功，我对于溃疡病及慢性萎缩性胃炎，屡用得效。幽门螺杆菌感染阳性者，加用重楼 10g，鱼腥草 15g，白花蛇舌草 15g，火麻仁 10g，有杀灭之效。

在症情基本稳定后，改用散剂，坚持服用，可获根治。个人常用之方为：

生黄芪 90g	莪术 50g	潞党参 90g	怀山药 90g	蒲公英 90g
枸杞子 90g	鸡内金 60g	刺猬皮 60g	生蒲黄 60g	五灵脂 60g
徐长卿 60g	炮穿山甲 45g	玉蝴蝶 45g	凤凰衣 45g	甘草 30g

　　上为基本方，偏阴虚者加北沙参、麦冬各 60g，生白芍 90g；偏阳虚者加高良姜、炒白术各 60g，荜茇 30g。共研极细末，每服 4g，每日 3 次，餐前半小时服。慢性萎缩性胃炎在整个病程中是错综复杂的，有时较单一，有时诸多症情同时出现，辨治时贵在辨证明确，切中病机，切忌见病治病，就事论事。我在选方用药时，以"久病多虚""久病多瘀"为根据，各有侧重，虚实兼顾，力求补而不滞，滋而不腻，祛邪而不伤正，理气而不耗阴。一旦药中肯綮，则需坚持服药，不宜轻易更方。如药后病情已获好转，即予散剂冲服，一则服用方便，患者易于坚持，以巩固疗效；二则有利于药物充分吸收，若用之得宜，则效如桴鼓。除此而外，尚应注意饮食，掌握食疗，调节情志，避免忧怒，以利于胃体之康复，疗效之巩固。（余治萎缩性胃炎之经验，朱剑萍整理，已载于《新中医》1986 年第 2 期，兹不详述，请参阅之）

〔写于 1987 年〕

灌肠治胰汤治疗急重型胰腺炎探讨

　　胰腺炎在病程上可分为急性、慢性两种，以急性发作居多。在病理上，可分为水肿型、出血坏死型两类，以水肿型为多见，一般病情较轻；而出血坏死型者，病情极为严重，临床较为少见。本病发病急骤，来势甚猛，呈剧烈脘腹胀满疼痛，并向左侧肩、背、腰部放射，经胃肠减压后，疼痛可稍缓，恶寒发热，热度呈持续性上升，恶心、呕吐频频发作，便秘、溲赤等症状为主，部分伴见黄疸。多以饱食、酗酒、情绪过度激动或疲劳、受凉而诱发。中医属于胃脘痛、胃心痛、脾心痛、结胸膈痛等范畴。由于过食肥腻、膏粱厚味，"饮食自倍，肠胃乃伤"，致中焦湿热积聚，波及胆胰而发病。脾胃湿热，壅阻中焦，蕴蒸化火，乃本病发生之关键，所以在治疗上，着眼"六腑以通为用"，多采用大柴胡汤、大陷胸汤、厚朴四物汤、茵陈蒿汤等损益救治，轻症多能奏效。出血坏死之重症，每多采取手术抢救，但年高、体弱，或有兼夹症者，则难以接受手术，颇感棘手，因此我创订灌肠治胰汤，对此等重危之候，有斡旋扭转、化危为安之功。女儿朱建华教授在南通大学附属医院中医科任科主任时，曾受该院外科邀请会诊，以我诊治之经验方治疗多例胰腺炎重症，均应手而愈。该院大外科主任陈玉泉教授曾将该方列入科研课题，与海安县人民医院外科合作观察急慢性胰腺炎 100 例，经总结鉴定，获得市科技成果奖，说明疗效满意。组成：

生栀子 20g	生大黄 20g	广郁金 20g	黄芩 20g	半夏 20g
柴胡 15g	赤芍 15g	蒲公英 30g	败酱草 30g	茵陈 30g
生薏苡仁 40g	炒枳壳 10g			

【功能】通腑泄热，凉血泻火。

【主治】适用于急性胰腺炎，伴有出血、坏死，因年高、体弱，又不能手术者，用之救治，水肿型之轻症更具佳效。

【用法】每剂煎取 150～200mL，待温，点滴灌肠，保留半小时至 1 小时，轻症每日 1 次，重者每日灌 2 次。轻症还可以口服，少量多次饮服，一般胃肠减压后，然后再由鼻饲管注入；其病势重如出血坏死型，禁食禁水者，则点滴灌肠。

【加减】痛甚者加延胡索、生白芍各 30g；胀甚者加广木香、厚朴各 10g；呕吐甚者加生赭石 30g，竹茹 15g。

【病例】李某，男，78 岁，工会退休干部。

身体素健，偏胖，有高血压病史。平素嗜酒，每日必饮，喜食膏粱厚味，医者多次劝说戒酒，少食肥腻，自以体健，并未介意。2003 年 6 月 2 日，突然脘腹剧痛，呕吐不已，发热，汗出甚多，自感不支，即去医院求诊，经检确诊为急性出血性坏死型胰腺炎，而转外科拟手术处理。经会诊认为年近八十，且有高血压，手术难以承受，以保守治疗观察。禁食禁水，连续使用大剂量抗生素，输液纠正电解质紊乱，但发热未挫，日晡后仍达 39.9℃，白细胞 $19×10^9/L$，中性粒细胞0.89，血淀粉酶 1900U，腹部压痛明显，病情严重，医院发出病危通知。家属商得医院同意，邀请会诊。

诊见面色灰滞，精神困惫，时时呻吟，4 日未更衣，苔垢腻焦糙，脉弦数。脾心痛重候，湿热夹食滞，积聚中焦，蕴蒸化火，有燎原之势，危候也，亟宜通腑导滞，凉血泄热，以煎剂点滴灌肠，冀能有所转机则幸矣。

灌肠治胰汤加生赭石 30g，竹茹 15g。2 剂，每剂煎取 200mL，点滴灌肠，每日 2 次。

二诊：点滴灌肠约 1 小时许，即感腹部有蠕动感，随后排出焦黑黏便甚多，自觉腹部舒适，呕吐、疼痛减缓；两次灌肠后，又排出黏便，佳兆也。效不更方，继进之。上方 2 剂，如法灌肠。

三诊：热势下挫，神困略振，焦苔渐化，脉数略弦。原方大黄改为 10g，去姜半夏、赭石，继续灌肠，每日 1 次。

四诊：症情稳定，生化指标下降，热势亦挫，继续灌肠，每日 1 次。第 6 日，热度与生化指标已恢复正常，医院同意进食流质，灌肠改为间日 1 次，第 10 天出院，改为口服，原方略有调整，以疏肝理脾为主，以善其后，而获痊愈。

【按】本病急性期均禁食禁水，避免刺激胰腺，故以点滴灌肠为是。多以过食肥甘，经常酗酒，或情志过激，过度疲劳、受寒而诱发；多呈中焦湿热积滞，蕴蒸化火而暴作。故以生栀子泻三焦之火，既能入气分，清热泻火，又能入血分，凉血行血，故为首选之主药。近据大连医科大学贾玉杰教授等研究证实，生栀子对急性出血型、坏死型胰腺炎具有明显的治疗作用，可减轻胰腺的病理损害，纠正胰腺水肿、充血等病理障碍，促进代谢，改善血流，有助于胰腺功能的恢复，与我们的临床实践，可谓不谋而合。以生大黄、蒲公英、败酱草、广郁金、赤芍、茵陈、生薏苡仁等通腑泄热之品，其效益彰。佐使柴胡、黄芩，引药入于胆胰，疏泄郁热，枳壳行气，以奏全功。多年来应用，均收佳效。可见中医药在急腹症领域，应有大显身手之地，发挥中医药优势特色，更好地为广大人民健康服务。

应该指出，部分出血性坏死型重症胰腺炎诊治未及时而致出现内闭外脱，呈现脘腹剧痛，壮热呕吐，烦渴多汗，面色苍白，四肢厥冷，甚则伴见搐搦者，亟当通腑消瘀、回阳救逆：

（1）原方大黄、栀子、黄芩、半夏用半量，加制附子 18g，干姜 10g，生晒参 15g，厚朴 10g，生赭石、煅牡蛎各 30g，2 剂，煎分 3 次点滴灌肠。

（2）参附注射液静脉滴注。

待厥回搐止，仍以原方点滴灌肠，热挫症缓，治予疏肝调脾、活血利湿之品，以善后之。

总之，此症乃急危重候，变化多端，必须紧密观察，审证宜详，药随证变，不可疏忽。

又据门人何绍奇教授主编之《现代中医内科学》（中国医药科技出版社，1991 年 7 月版，333 页）所载戴长林经验：生大黄粉、生栀子粉各 10g，冰片少许，以蓖麻油或蜂蜜调成糊状，外敷疼痛部位，每日换药 1 次，亦有帮助，可以参用。

〔写于 2008 年 10 月，2014 年 10 月 2 日修订〕

治疗慢性肾炎的七点经验

慢性肾炎的致病因素比较复杂，脾肾两虚为发病的内在因素；风寒湿热为其发病的诱因；而脏腑、气血、三焦气化功能的失调，乃是构成本病发生的病理基础。在治疗上应标本兼顾，补泄并施，益气化瘀，通腑泄浊，庶可奏功。兹就其治疗谈几点体会。

1. 温补脾肾法则　慢性肾炎整个过程中，脾肾阳虚是主要证型，因此，温补脾肾是重要的法则。在实践中我认为附子、淫羊藿、黄芪是关键性的药物，除舌质红绛、湿热炽盛者外，均应选作主药。附子、淫羊藿不仅可以温肾，而且还有肾上腺皮质激素样作用。黄芪益气培本，促进血液循环，兼能利水，均有助于肾功能之恢复。其他则随证用药，因证制宜。

2. 自拟益气化瘀补肾汤　我在实践中发现益气化瘀补肾汤（自拟）对隐匿型肾炎疗效最为显著，观察了 10 例，4 例完全缓解，5 例基本缓解，1 例部分缓解，全部获得疗效。某医院曾分别拟定 5 种治法：❶清热凉血法；❷健脾益气法；❸补肾法；❹活血化瘀法；❺单方、验方。但治疗隐匿性肾炎疗效不够满意，34 例中原有蛋白尿（＋）以上者 18 例，治疗后无一例消失。我认为是否应当将活血化瘀、益气补肾等法结合起来的方药对隐匿性肾炎才具有较好的疗效。当然，我们观察的病例不多，还有待于今后临床进一步实践和探索。益气化瘀补肾汤组方为：

> 穿山龙 40g　　生黄芪 30g　　全当归 10g　　川芎 10g　　红花 10g
>
> 丹参 30g　　　淫羊藿 15g　　川续断 10g　　怀牛膝 10g　石韦 20g
>
> 以益母草 120g 煎汤代水煎药

【加减】

（1）慢性肾炎急性发作，各型慢性肾炎合并上呼吸道感染，或其他继发感染，出现严重蛋白尿者，去黄芪、红花，加金银花、连翘、漏芦、菝葜各 15g，䗪虫 10g，鱼腥草、白花蛇舌草各 30g，蝉衣 5g。

（2）各型慢性肾炎以肾功能低下为主者，加炮穿山甲 8g。

（3）临床辨证：阳虚者加附子、肉桂、鹿角霜、巴戟天；肾阴虚者加生地黄、龟甲、枸杞子、女贞子、墨旱莲；脾虚者加党参、白术、山药、薏苡仁；气虚甚者重用黄芪，加太子参 30g；肾关不固加金樱子、芡实、益智仁；浮肿明显，并伴高血压者，加水蛭 2g（研末，胶囊装，分吞）以化瘀利水；血尿者加琥珀 3g（研末，分吞），白茅根 30g；血压高者，去川芎，加桑寄生 30g、广地龙 15g。

3. 水肿治验　关于水肿的消除，温阳、益气、化瘀、泄浊、渗湿、养阴均可利水。我经常用生黄芪、制附子、石韦等，特别是益母草用大量，有明显的活血利水作用，屡用得效。如尿少短涩者，另用蟋蟀 20g、沉香 5g，共研细末，胶囊装盛，每服 6 粒，每日 2～3 次，有较好的利尿之功。

4. 尿蛋白、血高胆固醇治验　肾之闭藏失职，精气外泄，出现大量蛋白尿，并导致体内精气大亏，出现低蛋白血症。气为阳，血为阴，阳不摄阴，失去对血中水液之制约，致使水液泛溢于肌肤，流注于脏腑。

尿蛋白消退困难，除辨证外，可加重石韦用量，因石韦有消除肾小球肾性病变和抑制过亢之卫气之功。近代研究，也认为有抑制免疫反应之效，一般可用30～60g。仙鹤草、益母草对消除尿蛋白也有效。或用生槐花、土茯苓各45g，菝葜30g亦佳。

血胆固醇高者，加强运脾之品。颗粒、透明管型多者，应加强滋肾、补肾之品，如山茱萸、枸杞子等。

5. 尿毒症中药保留灌肠治验　慢性肾衰竭，肾虚为本，湿热、水毒、浊瘀为标。尤其在尿毒症阶段，更不能只治本，不治标。因此时血尿素氮和肌酐指标明显升高，这是观察尿毒症轻重的重要标志，所以降低血尿素氮和肌酐为治疗本病的关键。在温肾、补肾的同时，必须配合化湿热、利水毒、泄浊瘀之品，才能降低血尿素氮和肌酐，而有利于危机的逆转。清热解毒、活血化瘀法有抑菌抗感染，改善微循环，解除肾小动脉痉挛，增加肾血流量，抑制或减轻变态反应性损害等作用。

在肾衰竭的尿毒症阶段，由于尿素氮和肌酐持续升高，浊阴上干，出现频繁呕吐，症情危笃，服药困难，采取中药保留灌肠，是一种有效的措施，也可以说是"中药肠道透析法"。部分药液可在结肠内吸收，部分则直接发挥作用，它对呕吐、厌食、乏力、高血压及防止感染与出血有明显作用，并可降低血尿素氮和肌酐，使此等毒性物质从肠道排出，还可降低血钾，减轻肾周围水肿，改善肾血流量，有利于肾功能之恢复，促使症情好转。灌肠方由清泄、解毒、化瘀之品组成：

> 生大黄 10～20g　　白花蛇舌草 30g　　六月雪 30g　　丹参 20g
> 生牡蛎 30g　　　穿山龙 50g

有阴凝征象者加熟附子 15g、苍术 20g；血压较高或有出血倾向者，加生槐花 45g、广地龙 15g；湿热明显者加生黄柏 20g；阴虚者加生地黄、川石斛各 20g。全方煎成 200mL，每日 1～2 次，保留灌肠。同时推注"醒脑静注射液"，每次 2～4 支，加 10％葡萄糖注射液 40mL，缓缓推注，每 6 小时 1 次。一般次日神识即清，呕吐亦止，即改为每日 2 次，继用 3 日。并予温肾解毒、化瘀利水之品：

> 熟附子 10～20g　　生白术 20g　　姜半夏 10g　　丹参 30g
> 六月雪 30g　　　　接骨木 30g　　党参 15g　　　绿豆 30g
> 半枝莲 30g　　　　黄连 2g　　　白花蛇舌草 30g　另用益母
> 草 120g 煎汤代水煎药，每日 1 剂。

【加减】肌酐和尿素氮不降者，加白金丸 6g（包煎）；皮肤瘙痒者加白鲜皮、地肤子各 30g；血压较高或有出血倾向者加生槐花 45g、广地龙 15g。症情稍见稳定后，即重用黄芪 90g、淫羊藿 30g，以温肾助阳，益气利水。若尿量少者，另用蟋蟀 10g、人工牛黄 1g、琥珀 4g，共研细末，0.3g 胶囊装，每服 4 粒，每日 2 次，有解毒、化瘀、利水之功。

偶阅及《浙江中医杂志》2005 年第 4 期 148 页王坤明等报道，"肾衰汤治疗慢性肾衰竭临床研究"一文："从本病的病因、病机着手，以自拟的肾衰汤治疗，取得良效。方中当归、川芎、丹参、桃仁活血化瘀；车前草、金钱草、瓜蒌皮、薏苡仁、茯苓、大黄利水消肿、健脾化湿、通便排毒；谷芽、麦芽、党参、黄芪健脾胃、补气血，诸药合用，收标本兼治的功效。"组方周到，药性平稳，在肾功能失代偿期症情较缓时用之最合。现代药理研究显示，大黄可影响脂质、蛋白质代谢，改善肾脏微循环，促进残余肾功能的代谢状态，具有降低尿素氮、抗凝、降低血黏稠度、调节免疫功能、减少尿蛋白等作用；丹参能改善慢性肾衰竭高凝状态；黄芪有降低血黏稠度、调节免疫作用，从而延缓慢性肾衰竭的进展，大剂量黄芪对减轻蛋白尿疗效更佳。

该研究对慢性肾衰竭"血肌酐在 $178\sim442\mu mol/L$ 的患者有较好的疗效，总有效率达 95%，同时能降低尿蛋白，提高血红蛋白，改善血液流变学。"确是可以应用的有效方药，值得参考。

6. 观察舌体经验 舌体的胖大或瘦长，是预测肾炎预后的指征。慢性肾炎舌体瘦长而薄者，预后险恶；舌体胖大者，预后较佳。因舌为心之苗，而心与肾均属少阴经，足少阴肾经络舌本，有内在之联系。

7. 巩固疗效体会 慢性肾炎由于病程较长，体气亏虚，在治疗好转的情况下，必须继续治疗，以期巩固，切不可停药过早。在病情稳定后，应长期服用丸剂以巩固疗效，偏阴虚者可选六味地黄丸，偏阳虚者则用金匮肾气丸。而冬虫夏草不仅可以巩固疗效，而且有改善肾功能及提高细胞免疫功能的作用，对尿素氮和肌酐均有降低作用，同时对其以外的中分子代谢产物可起到某种调节作用，是治疗重度慢性肾炎和巩固疗效之佳品。每日用 1g 煎汤，连渣服用，或研末胶囊装盛，每日服 4 粒。其缺点是价格昂贵，货源又紧，造假不少，难以推广。但现在人工培养者，亦可代用。

同时，慢性肾炎患者在康复期间要注意生活多样化、节律化，静中寓动，在体力许可的情况下，做些户外活动，以适应时令变化，避免呼吸道感染，以免诱发宿疾；在饮食方面要以清补为主，不宜食用辛辣刺激以及含钠盐分过高的饮食，这对配合药物治疗，作用是不可低估的。

此外，经常按揉太溪穴，对慢性肾病有益。太溪穴属足少阴肾经，有补益脾肾之效。太溪穴位于足内侧，内踝后方，内踝与跟腱之间的凹陷处，平对内踝尖取之（见图）。每日按揉1～2次，每次

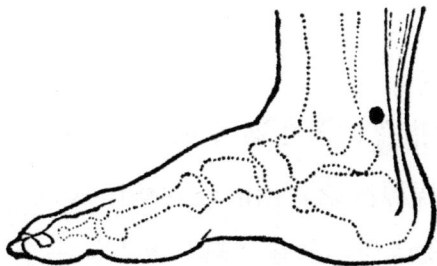

10分钟，以有酸胀感为度，不可用力过猛。慢性肾功能不全、慢性肾炎、糖尿病肾病等，特别是对慢性肾病，同时表现为浮肿、腰酸腿冷、浑身乏力的患者，效果更为明显。伴有高血压者，按揉后可使血压有所下降，尿蛋白明显减少，神疲好转，是一种辅助疗法。

〔原载于《江苏中医杂志》1986年第10期〕

淋证治验三要

中医之淋证是指急、慢性泌尿系统感染的尿道炎、膀胱炎及肾盂肾炎而言。《诸病源候论》论淋证的病因病机云："肾虚而膀胱热也"，颇得要领。我认为，如在"热"上再加一个"湿"字，就更符合临床实际了。盖湿热既是淋证的主要原因，而且又贯穿于该病的全过程。因此，历来以清热、利湿、通淋为治疗大法。我治淋证，恒多参合湿热的轻重、病情的缓急、病程的长短来辨证论治。

一、淋证急发，清淋须合凉血

《景岳全书·淋浊》载："淋之初病，则无不由于热剧……"淋证之始（急性期或慢性急性发作期），其来势骤急，多属邪实，常常热多于湿。热结膀胱，气化不利，则出现小便频急，灼热涩痛；热毒炽盛，入于血分，动血伤络，血溢脉外，与溲俱下，可见尿中带血。因此本病初起的治疗，我主张清热利湿的同时，须加用凉血之品。如生地榆、生槐角、大青叶等。凉血有助于泄热，遣用苦寒剂，多能挫邪于病始，可迅速复旧如初。自拟"清淋合剂"，具有清热泻火、凉血止血、渗利湿毒之功，用于治疗急性泌尿系感染或慢性泌尿系感染急性发作，屡收捷效。

急性泌尿系感染是内科常见病之一，在妇女中尤为多见。本病属于中医淋证范畴，其发病多由湿热之邪注于下焦而成。我们将"清淋合剂"（以下简称本品），用于急性泌尿系感染及慢性泌尿系感染急性发作者，取得了一定的疗效（承陈晓天、高丽玲等同志参与协作，附此致谢）。现将100例观察情况介绍于下。

1. 组成、剂量、服法

处方：

生地榆 30g	生槐角 30g	半枝莲 30g	白花蛇舌草 30g
大青叶 30g	木槿花 15g	飞滑石 15g	生甘草 6g

上药为一日剂量，煎制成合剂100mL，每日口服2次，每次50mL，重症剂量加倍。高热者，加软柴胡20g、炒黄芩15g。急性者疗程为1周，慢性急性发作者疗程为2周。

方中生地榆、生槐角，尤为治淋之要品。地榆生用凉血清热力专，直入下焦凉血泄热而除疾；生槐角能入肝经血分，泄血分湿热为其特长；淋乃前阴之疾，足厥阴肝经循阴器，绕腹里，肝经湿热循经下行，导致小便滴沥涩痛，槐角泻肝凉血而利湿，每建奇功。两药配伍治淋，有明显的解毒、抗菌、消炎作用，能迅速改善和消除尿频、尿急、尿痛等尿路刺激症状。

2. 本组病例的临床资料

（1）性别：女性97例，男性3例；已婚者97例，未婚者3例。

（2）年龄：15～20岁1例，21～30岁26例，31～40岁23例，41～50岁15例，51～60岁15例，60岁以上20例。

（3）病情分类：急性发作者52例，慢性急性发作者48例。

（4）病程：从急性发病至来院就诊时间计算，1～3天者36例，3～7天者19例，7天以上者17例，30天以上者28例。

（5）病因：本组病例，服用本品前尿培养均阳性，计大肠埃希菌感染 63 例，副大肠埃希菌感染 20 例，金黄色葡萄球菌感染 1 例，白色葡萄球菌感染 9 例，变形杆菌感染 1 例，乙型溶血性链球菌与链球杆菌混合感染 1 例。大肠埃希菌与副大肠埃希菌混合感染 4 例，大肠、副大肠埃希菌和产气杆菌混合感染 1 例，混合感染者均为慢性急性发作病例。

（6）确诊方法：本组病例均根据病史、症状（包括感染的一般全身症状，如发热、全身违和等，以及感染的局部症状，即膀胱刺激症状等）、体征（肋脊角压痛、输尿管及膀胱区压痛）及检验结果综合判断，并排除其他尿路疾患，而以尿沉渣镜检白细胞≥10 个／每高倍视野和菌尿阳性（清洁中段尿培养菌落≥10^5／mL）为确诊的主要根据。尿培养阴性者，不列入本组统计。

（7）由于本组病例绝大多数为门诊患者，服用本品后一律停用其他药物，如经随访发现患者自行加服其他药物，也不予统计。

3. 观察方法

（1）本组病例均设专用病历登记，服用本品前均做常规体检、尿常规、尿培养加药敏试验（西药药敏试验全部进行，药敏浓度按常规方法计算）。同时还做了 15 例本品药敏试验，其有效制菌浓度按血清浓度推算，暂定为 0.15%。

（2）每个病例服用本品后第 3、第 5、第 7 日均做尿常规及尿培养复查，临床治愈者于治愈后第 3、第 6 个月各做尿培养 1 次，追踪观察是否复发或转入慢性。

（3）服用本品后 48 小时，如症状及尿检无改善者，即调用其他药物，并列入无效统计；同样，西药治疗无效者，也可转入本组治疗。服药期间均登记症状及体征的演变和本品的不良反应情况。

4. 疗效评定标准及治疗效果　观察治疗效果主要有三个方面：一是感染的全身症状以降温为主要指标；二是感染的局部症状以膀胱刺激征为主要指标；三是检查方面以脓尿及菌尿的阴转为观察指标。结合三者，本品的疗效评定分为下列四种。

（1）速效：凡服用本品后 48 小时症状体征迅速消失，尿常规检验转阴，72 小时尿培养转为阴性者为速效；如再做二次尿培养阴性者，为临床治愈；如在第 3、第 6 个月做尿培养复查仍为阴性者为痊愈。本组病例治愈结果为速效者 40 例，占 40%。

（2）显效：症状体征在服药后 72 小时内基本消失，尿常规接近正常，但尿培养延至第 7 日转阴者为显效。本组治疗结果属显效者共 26 例，占 26%。

（3）好转：服药后症状体征明显减轻，尿常规复查接近正常，而第 7 日尿培养未能阴转，但菌落数$<10^5$/mL 为好转。本组病例属好转者 16 例，占 16%。

（4）无效：服药后症状、体征、脓尿、菌尿均无好转者属无效，本组共 18 例，占 18%。

本组实际近期治愈率为 66%，总有效率为 82%。此外，本组属显效病例中有 2 例，分别于第 2、第 6 个月症状及菌尿重现，均为副大肠埃希菌感染。因本院无法确定尿中细菌的血清型，故不能区别为复发或再感染，但从病史上推测，此 2 例均为慢性尿路感染急性发作，此次再发在停药 2 个月后，故以再感染的可能性为大。

5. 体会与讨论

（1）淋证之名，首见于《内经》，有"淋""淋溲""淋满"等名称。汉代张仲景在《金匮要略》中对本病的症状作了描述："淋之为病，小便如粟状；小腹弦急，痛引脐中。"《景岳全书·淋浊》描写更为具体："淋之为病，小便痛涩滴沥，欲去不去，欲止不止者是也。"历代医家对本病的病因病机、临床分类及治则亦均有阐述。一方面突出了热邪、热毒、湿热的致病因素，又提出了脏腑气血病变与淋证发生的关系。现代医学认为，泌尿系感染的致病菌以大肠埃希菌最为多见，其次还有变形杆菌、葡萄球菌、铜绿假单胞菌等，侵入途径有上行、血行、淋巴等方式，其发病与机体免疫防御功能低下等有关，这些认识与中医学的看法颇为吻合。根据临床表现，急性泌尿系感染相似于中医的热淋、血淋，慢性者相似于劳淋等证。

由于感受湿热是本病的主要原因，而且湿热在疾病的全过程均存在，"清淋合剂"即据此而制订，急性泌尿系感染或慢性急性发作者均是湿热下注的征象，所以本品组成药物多为苦寒之品，有清热泻火、凉血止血、渗利湿毒之功。至于甘草，取其缓急止痛，调和诸药。从现代药理实验证明，本方中绝大多数药物均有抑制多种杆菌、球菌的作用，相辅相成，从而提高疗效。

（2）通过 100 例的临床观察，我们认为本品对急性泌尿系感染有确切可靠的疗效，其近期治愈率为 66％，总有效率为 82％。同时我们还观察到本品对常用抗生素治疗无效的病例仍然有效。

【病例 1】朱某，女，54 岁，工人。

患者于子宫切除后患急性肾盂肾炎，曾多次反复发作，病程已历 12 年，发作与缓解交替出现。浮肿，腰痛，尿常规经常为蛋白（＋）、白细胞（＋＋）、透明管型（＋），尿培养结果为大肠埃希菌、副大肠埃希菌、产气杆菌菌落均＞10^5/mL 混合感染。药敏试验结果除链霉素、呋喃妥因对副大肠埃希菌中度敏感外，对其他各种抗菌药物全部耐药。住某医院治疗 2 个月，迭经多种抗生素及中药治疗，病情如故，乃来我院门诊。服用本品后 72 个小时复查，尿常规、尿培养全转阴，服药半年，经随访，情况良好。

【病例 2】宋某，女，63 岁，工人。

患慢性肾盂肾炎已 10 载有余，长期面部虚浮，腰酸，尿常规长期为蛋白（＋）、白细胞（＋＋）、红细胞（＋）。近 1 年来尿培养持续阳性，大肠埃希菌菌落数＞10^5/mL，药敏试验对各种抗生素全部耐药，服用本品后，症情好转，1 周后尿培养转阴，取得近期治愈。以后每月服本品 1 星期，连续 3 个月，并加服中药调理后，观察半年，病情稳定。

据上可以看到本品有广谱抗感染作用的优点，详见下"致病菌及疗效关系表"：

致病菌种例数	速效	显效	好转	无效	有效率（%）
大肠埃希菌 63 例	29	15	11	8	87.3
副大肠埃希菌 20 例	7	7	3	3	85.0
白色葡萄球菌 9 例	0	2	6	6	88.9
金黄色葡萄球 1 例	1	0	0	0	100
变形杆菌 1 例	0	0	0	1	0
大肠埃希菌与副大肠埃希菌混合感染 4 例	1	2	1	0	100
大肠埃希菌、副大肠埃希菌、产气杆菌混合感染 1 例	1	0	0	0	100
乙型溶血性链球菌与链球杆菌混合感染 1 例	1	0	0	0	100
合计	40	26	18	18	82.0

本品无任何严重不良反应，仅个别患者有胃部不适感，但能坚持服药，停药后反应迅速消失。此外，我们还观察到本品对孕妇及胎儿均无不良反应。孕妇的尿路感染问题是个特殊的问题，文献报道无症状的菌尿在孕妇中占 2%～12%。如予积极治疗，这些菌尿阳性的孕妇中肾盂肾炎的好发率可由 25% 下降至 3% 左右。由于本组

中孕妇不多，尚难作出结论，有待继续观察，但初步看来有较好的苗头。

（3）为了观察了解本品的抗菌作用，我们还对 15 例尿培养阳性的菌株等，做了体外抑菌实验：平板观察结果，除对金黄色葡萄球菌有明显制菌作用外，对其他常见致病菌，如大肠埃希菌、副大肠埃希菌、产气杆菌、铜绿假单胞菌等毫无抑菌作用。因此本品体外药敏试验的结果与临床实际治疗结果，除金黄色葡萄球菌有一致效果外，其他菌种均不符合。我们初步考虑可能药物的血清浓度与尿中的浓度相差悬殊较大，或者本品的抗菌作用主要在于调动体内免疫功能等因素有关，目前尚难肯定。近年来，国内外药理研究结果表明，清热解毒药确实具有广泛的药理作用：有对病原微生物的直接抑制作用；有对于病原菌的内毒素和外毒素的解毒作用；有对于机体的免疫功能的影响；有抗炎、解热作用；有对于肾上腺皮质功能的影响；有对实质性器官的保护和修复作用；等等。总之，中草药的抗感染作用机制是个复杂的问题，我们体会到中药抗菌作用机制主要在于调节机体的阴阳虚实，提高机体的防卫功能，从而达到愈病的目的。本品的体外抑菌试验结果也说明了这个推断，这也是中医药可贵的特点之一。如能继续深入研究，阐明机制，可望摸索出一条不同于现代西药抗菌作用的抗感染途径，中医学将得到进一步发扬。

总之，本品治疗急性尿路感染取得一定疗效，表明具有速效、广谱、无毒性反应等比较优越的抗感染效果。但应该说明本品具有一定的局限性，例如对部分大肠埃希菌和副大肠埃希菌感染无效，对白色葡萄球菌的抗感染效果也不很令人满意，以及对慢性尿路感染的抗复发方面还存在问题等。均有待我们继续深入研究，进一步提高疗效。

二、淋证迁延，通利宜顾气阴

若病迁延日久，缠绵不解者，多属淋证的慢性期。此期除了湿热留恋、气机郁滞、膀胱气化失司外，往往存在着气阴的暗耗。久病湿困，热势可相对趋缓，但湿热滞留不去，复加苦寒清燥，多易耗伤气阴。正气不足，祛邪乏力，又更使湿热蕴遏，出现头晕神疲，胃纳不振，小便频而不爽，排尿不畅，或伴低热等症。由此可见，淋证迁延，主要缘于正虚邪恋，而呈现出虚实夹杂的病证，故不能单纯通淋祛邪。淋有缓急之别，证有虚实之分，湿热有轻重之异，岂能仅用清利而尽愈？淋证迁延，用药不可妄投苦寒，宜用甘淡通利，顾及气阴。甘淡渗湿，通利膀胱，气机宣达，湿浊得以泄化，热随湿去。补气益阴，正气渐复，自可祛邪。一般用土茯苓、木槿花、鸭跖草、白花蛇舌草、萹草、虎杖、石韦、泽泻、飞滑石、车前草等渗湿通利之品，其性味平和，无耗气伤阴之弊，疗效颇为可靠。在淡渗通利的前提下，伍以生黄芪、太子参、怀山药、女贞子、生地黄、川石斛等补益气阴。

【病例3】宋某，女，53岁，工人。

患慢性肾盂肾炎10余年，近8个月来，尿培养持续阳性，药敏对各种抗生素全部耐药。症见面色虚浮，倦怠乏力，小便略频，排尿不畅，尿时不痛，纳谷欠旺，时有低热，舌红苔薄白，脉细弦。证属湿热留恋，气阴两伤，拟渗湿泄热，通利膀胱，补益气阴。处方：

土茯苓 30g	木槿花 15g	白花蛇舌草 30g	萹草 30g
飞滑石 10g	甘草 6g	猪苓 10g	泽泻 10g
女贞子 10g	生地黄 15g	生黄芪 15g	太子参 15g

连续服用两旬，诸症悉减，尿培养转阴。继服 1 个月，随访半年未复发。

三、淋证后期，益肾兼化瘀浊

淋证迁延日久，可致肾气虚弱，而现神疲，腰酸，小便淋沥不已，时作时止，过劳即发，形体消瘦，五心烦热，或神气怯弱，手足不温等症。由于病久正气亏耗，肾气不足，封藏失职所致，应予益肾固摄。然湿热虽挫，瘀浊残留，隐患不除，故还须泄化瘀浊。因此淋证后期的治疗，当以益肾固摄为主，辅以泄浊化瘀，始能获效。病久体虚，穷必及肾，阴阳俱损。常选用淫羊藿、肉苁蓉、炙蜂房、菟丝子、潼沙苑，配伍生熟地黄、怀山药、女贞子、山茱萸等，益肾固本，阴阳并调。佐用粉萆薢、生薏苡仁、茯苓、丹参、败酱草、赤芍等泄化瘀浊。若阴虚内热者加知母、黄柏；阳虚者加鹿角霜、附子、肉桂。淋证经治向愈，如能坚持用益肾兼化瘀浊法巩固治疗，每月服药 1 周，持续数月，将有助于淋证的根治。

【病例 4】周某，男，38 岁，干部。

小便淋沥不爽，偶感刺涩，时或精溺并出，劳累则发，延已年余，伴腰背酸楚，四肢困乏，怯冷神疲，苔薄腻，舌边紫气，脉沉细而缓。证属脾肾两亏、瘀浊残留，拟方补益脾肾，佐以泄化瘀浊。处方：

> 生黄芪 30g　炒白术 10g　淫羊藿 15g　菟丝子 30g　怀山药 30g
>
> 沙苑子 12g　粉萆薢 15g　败酱草 20g　桑螵蛸 10g　炙蜂房 10g
>
> 桃仁泥 10g

服药 5 剂，小便淋沥、尿道刺涩、精溺并出等症消失，唯腰背仍感不适，精神疲乏，舌脉如前，继用前法巩固治疗，2 个月后诸症尽除。随访 1 年，一切正常。

〔写于 1984 年〕

肾盂肾炎证治我见

肾盂肾炎相似于中医之热淋、湿热淋、血淋等证。基于此证在急性期或慢性期急性发作者，多呈现湿热下注或瘀热蓄于膀胱，阻滞气化，下窍不利，而引起小溲淋沥频数、茎中急痛、尿血等症状，所以在治疗上，必须着重清化下焦湿热，或佐以泄化瘀热之品，始可奏效。而在选药组方时，又需药力精专，才能取得速效。由于多数患者均偏于热实证型，故我每给予生地榆、生槐角、木槿花、白花蛇舌草、瞿麦、白茅根、土茯苓、甘草梢等以清泄下焦湿热，通淋利尿，凉血解毒。血尿甚者，加苎麻根 60g；刺痛剧者加象牙屑、琥珀末各 2g，研极细末，分 2 次吞服；寒战、高热者加柴胡、黄芩各 15g，每多应手而获佳效。方中生地榆、生槐角、木槿花、白花蛇舌草 4 味为主药，能清泄血分之热毒，并善于通淋，有类似广谱抗生素之作用；瞿麦既能清热利水，又可消瘀通滞；白茅根凉血止血，清热利水；土茯苓祛湿热，治五淋，解瘀毒；甘草梢缓急止痛，协调诸药，并可引经。此 4 味佐使之品，与主药配合，增强清热解毒、利水通淋之功，宜其效捷也。这一清泄方法，避开了大队苦寒和淡渗之品，俾热毒清解，湿邪下行，则诸恙自已。盖过用苦寒，易于伤胃；妄施淡渗，又易耗阴。由于湿热易于伤阴，故湿热淋之转归，

175

以伤阴最为多见；但若久病不愈，阴损及阳，亦可导致阳气亏虚，必须明辨虚实，调整阴阳之偏颇，方不失辨证论治之精神。我使用之"清泄法"，必须把握属实、属热之病机，方为恰当。若正虚为主，亦可先予扶正，继投清泄，或扶正祛邪兼施，方可取得满意之疗效。在运用清泄法症状缓解后，可以根据患者阴虚、阳虚之各异，分别选用六味地黄丸或金匮肾气丸，每服 6g，早、晚各 1 次，以巩固疗效，减少复发。

〔原载于《中医杂志》1985 年第 2 期〕

略谈尿路结石的证治

尿路结石（以下简称尿石）是泌尿系统疾病中常见病之一。上海曾报告其占泌尿科住院患者总数的 6.5％；浙江报告为 9.65％；山东昌潍地区报告 6 年内收治泌尿科患者 234 例中，膀胱结石达 200 例，占 85.5％。这说明尿石的患病率是比较高的，特别是在多发地区。本病病程一般较长，以 1～2 年为多见，多见于男性，男女之比为73：1。尿石的发病原因较为复杂，目前尚未完全明确，它与环境因素、全身性疾病、泌尿系感染均有密切的关系。

兹就有关文献资料的复习，结合临床实践体会，对尿石病作如下的讨论。

一、病因病机

从尿石病的主症（腰腹部绞痛、血尿、排尿困难）来看，它与中医学中的石淋、砂淋和血淋相似。早在《内经》中，就有了石淋和血淋的记载。汉代张仲景《金匮要略·消渴小便不利淋病脉证并治》篇指出："淋之为病，小便如粟状，少腹弦急，痛引脐中。"并责其病机为"热在下焦"。隋代巢元方《诸病源候论》对淋证分析得最为精辟，其中肾虚、膀胱湿热的机转为后世医家所祖述。他指出："石淋者，淋而出石也。肾主水，水结则化为砂石，故肾客砂石。其病之状，小便则茎里痛，尿不能卒出，痛引少腹膀胱里急，砂石从小便道出。""石淋者，有如砂石，膀胱蓄热而成，正如汤瓶久在火中，底结白碱也。"其对尿石的部位、病理与症状，皆有明确的认识。后世历代医家均有专篇论述，总体都认为由于湿热郁结下焦，尿液受热煎熬，使尿内杂质——盐类结晶和胶体物质混合而成砂石。泌尿功能正常是由于膀胱的气化，所谓"气化则能出矣"。而膀胱气化的动力则主要来自肾脏，因肾与膀胱相表里，肾有司理全身气化水液的功能。如机体泌尿系统的功能代谢失常，气化不利而淤滞，或因感染而湿热蓄积，均可能导致尿液的理化状态改变，尿中晶体与胶体的平衡失调，而形成结石。小者如沙为"砂淋"，大者成石为"石淋"。如热邪进一步伤及血络，迫血妄行，可伴有血尿而成"血淋"。气机不利，"不通则痛"。轻者仅腰部隐痛，重者则腰痛如折，引至小腹而呈绞痛。若湿热蕴于膀胱，重者可出现小腹疼痛、尿急、尿频、尿痛等症状。

尿石形成后，发展转归的途径是不一致的。如"正胜邪却"，结石直径不太大，且形态较光滑，就有可能自动排出，而不致病。中药非手术疗法就是通过服药及运动，提高机体内在的抗病排石、溶石能力，从而使结石排出的。反之，倘"邪盛正衰"，机体泌尿功能减退，结石不断增大，就难以排出，而引起一系列的病理变化，如结石嵌顿，造成尿流梗阻，就将出现肾或输尿管积水，或急、慢性尿潴留，甚至尿闭等。

二、诊断与辨证分型

典型的症状常为诊断尿石的主要依据，如有尿中排出结石史，则更有助于诊断。

1. 疼痛 肾和输尿管结石有 50%～90% 表现为患侧腰部绞痛、钝痛、胀痛或隐痛，结石在肾盂或输尿管内移动时可出现剧烈的肾绞痛。绞痛突然消失，可为结石排出或退回肾盂征象。

2. 血尿 疼痛和血尿是本病的主要特点，血尿多在活动较多及绞痛之后出现。多数为镜下血尿，少数也可表现为肉眼血尿。

3. 排尿症状 排尿困难、尿流中断、尿急、尿频、滴尿常见于下尿路结石，倘双侧输尿管结石而造成嵌顿时，将引起尿闭，需作紧急处理。

4. 感染症状 如恶寒、发热、尿急、尿频、尿液浑浊，甚或脓尿，以及腰痛、小腹痛等，有时感染症状可为尿石病首先出现或唯一的症状，易被误诊或忽略结石的存在，应引起注意。

5. 其他合并症的症状 合并肾积水时腰部常有胀痛，有时或出现肿物。因结石长期梗阻可引起浮肿、高血压、尿蛋白等肾功能损害表现。

在体征上，肾结石患者 70% 左右在患侧脊肋角有压痛、叩痛，输尿管结石约 50% 可有沿输尿管径路的压痛，膀胱结石在耻骨上有压痛，可作参考。

X 线腹部平片或 B 超在诊断尿路结石上有重要价值，阳性率高达 90%～95%，可以确定有无结石和结石的数目、大小、形态、位置等。

在辨证分型方面，各地意见殊不一致，但型是在辨证的基础上定出来的，应根据症状而划分。个人认为可分虚实两型：❶实型（下焦湿热、气滞瘀阻）；❷虚型（肾阴虚、肾阳虚）。少数久病，也可出现虚实夹杂型。这样便于辨证论治，立法用药。

三、立法施治

尿石的治疗方法虽多，但总不能离开整体治疗的原则，"治病必求于本"，因此既要抓住石淋为下焦湿热、气滞瘀阻，又要注意到湿热久留，每致耗损肾阴或肾阳，故新病均应清利湿热、通淋化石，久病则需侧重补肾或攻补兼施。

1. 湿热型 肾绞痛突然发作，伴有明显的血尿或发热，小腹痛，以及尿频、尿急、涩痛或尿中断等急性泌尿系刺激征，苔黄或厚腻，舌质红、边有瘀斑，脉弦数或滑数。予通淋化石汤（自订）：

> 金钱草 60g　　鸡内金 10g　　海金沙 12g（包）　　石见穿 30g
>
> 石韦 15g　　冬葵子 12g　　竹节香附 9g　　芒硝 6g（分冲）
>
> 六一散 10g（包）

【加减】尿血去竹节香附，加琥珀末 3g（分吞）、小蓟 18g、苎麻根 60g；腰腹剧痛加台乌药 30g、延胡索 20g、地龙 12g；发热加柴胡、黄芩各 12g；尿检中有脓细胞者加败酱草 30g、土茯苓 30g。

2. 肾虚型 多为病程已久而致肾阴虚（头眩、颧红、口干、盗汗、失眠、舌红少苔、脉细数），或肾阳虚者（怯冷、腰腿酸软、便溏溲长、自汗、脉沉迟、舌胖而润），均应调补扶正，俟正复再予上方。肾阴虚可选六味地黄丸或知柏地黄丸，肾阳虚可选济生肾气丸。如兼见脾虚者，则又宜健脾运中为先。肾积水者，选五苓散及金匮肾气丸。

为了提高疗效，可以采取中西医结合综合治疗，如配合解痉镇痛药、针灸、冲击疗法、碎石疗法或长跑跳跃运动等，但体弱者宜慎重。

四、病案举例

【病例 1】 张某，男性，40 岁，采购员。

初诊（1975 年 8 月 27 日）：经常腰痛，已经 4 年，迭经治疗，均未见效。面部虚浮，失眠乏力，曾数次尿血。今年 7 月 27 日又出现血尿，在南通医学院附院静脉注入造影剂后 8 分钟、25 分钟、60 分钟时各摄片 1 张（X 线片号：24824），结果肾盂、输尿管显影不满意，但见双侧输尿管及肾盂有积水现象。印象：两侧肾盂及输尿管积水（结石引起可能性为大）。7 月 30 日曾尿检：红细胞（＋＋＋＋）。7 月 31 日尿三杯试验：蛋白（＋），红细胞（＋＋＋），白细胞（少许），三杯结果均同。苔薄微腻，脉弦细。湿热蕴结下焦，凝而为石，阻塞气化，水液蓄潴。治宜化湿清热，利水通淋，而消结石。通淋化石汤去竹节香附，加小蓟 18g、琥珀末 3g（吞）。8 剂。

二诊（9 月 6 日）：服第 7 剂后，排出结石 3 枚：0.7 cm×0.55 cm、0.35 cm×0.2 cm 各 1 枚，另一枚落入厕所，未能捡出。面浮及腰痛略轻，苔薄腻，舌边有齿痕，脉细弦。效不更方，继进之。上方加黄芪 15g，地龙 12g。8 剂。

三诊（9 月 16 日）：面浮、腰痛尚未悉除，是积水未尽，肾虚未复之征。苔薄腻，脉细。前法继进之。上方去地龙，加楮实子 15g。8 剂。

四诊（9 月 24 日）：面浮已消，腰部微酸。原方继服 8 剂。

五诊（10 月 9 日）：诸象趋平，小溲甚畅，自觉精神颇爽，苔薄舌淡红，脉细软。再为善后，上方继服 8 剂；六味地黄丸 500g，早晚各服 9g，以巩固疗效。

12 月 15 日在附院复查，完全正常，恢复工作，迄今未发，说明已属痊愈。

【病例2】杨某，男性，52 岁，干部。

初诊（1974 年 7 月 24 日）：突然腰腹部绞痛、呕吐，自疑为急性胃肠炎去某院急诊。注射阿托品并输液，略见好转，即带药回家。旋又剧痛，并见血尿，又去附院急诊，诊为肾结石引起的肾绞痛。观察 1 日后，仍阵发性剧痛，不愿手术，自动出院，要求服用中药。发热（38℃），困惫，腰腹部绞痛阵作，作则呻吟呼叫，翻滚不宁，面色苍白，汗出如渖，小便短涩欠利。尿检：红细胞（＋＋＋）。苔黄腻，脉细弦数。湿热蕴结下焦，煎熬尿液，积为砂石，壅塞水道，通降失利，而作绞痛。急予渗泄湿热，理气止血，利水通淋。药用：

金钱草 30g	白花蛇舌草 30g	海金沙藤 30g	小蓟 30g
苎麻根 60g	冬葵子 12g	生地榆 15g	广地龙 12g
延胡索 12g	琥珀末 3g（分吞）	六一散 12g（包）	2 剂

二诊（7 月 26 日）：药后腰腹绞痛逐步趋缓，已能耐受，尿赤渐清，苔薄腻，脉细弦。前法继进之。上方去苎麻根，3 剂。

1976 年 4 月随访，未再发作，一切正常。

【病例3】邹某，男性，56 岁，干部。

初诊（1973 年 12 月 15 日）：经常腰腹酸痛，经南通医学院附属医院 X 线摄片（片号：11793）报告：右侧肾区见 1.0cm×1.2cm 结石影，膀胱区见 2 枚 1.0cm×0.7cm 结石影。印象：右肾及膀胱结石。苔薄白、舌微红，脉弦细。湿热蕴结，肾阴为耗，煎液成石，阻于下焦。治宜泄化湿热，养阴益肾，通淋化石。药用：

生地黄 24g	生鳖甲 18g	金钱草 60g	海金沙藤 30g	赤芍 12g
冬葵子 12g	鱼脑石 4.5g	芒硝 4g（冲）	甘草 4g	

二诊（1974年3月22日）：地区精神病医院X线腹部平片报告：两肾及输尿管、膀胱均能清楚见到，右肾见一透光结石（1.2 cm×0.8 cm），位于第2腰椎横突下干，结石呈长尖形，膀胱阳性结石未明显发现。印象：右肾结石。服上药近60剂，腰腹痛已趋消失，无特殊不适，根据X线摄片结果，右肾结石略缩小，苔脉无著变。继进下药：上方加石见穿30g、鸡内金9g，20剂；知柏地黄丸500g，每服6g，每日2次。

1975年2月随访：未摄片复查，自觉一切正常。

五、结语

本文对尿石病的病因病机、诊断与辨证分型及立法施治，参鉴相关文献，结合本人临床实践体会，作了简要的讨论。

中草药治疗尿石症已取得较好的疗效，不仅能促进排石，而且有溶解结石的作用，所附病例3则可作参考，但结石体积超过0.7cm以上者，不易速效。体虚脾弱者必须先予扶正健脾之品，然后再通淋化石。结石排出后，并需滋益肝肾，善后调理。总之要辨证与辨病相结合，因证制宜。倘结石嵌顿，造成尿流梗阻，而发生肾或输尿管积水或尿潴留、尿闭，甚至肾萎缩，保守治疗无效时，就必须即时手术，以免贻误。

此外，在尿石病多发地区，可经常用柳树叶或大麦秆、玉米须、金钱草等煎汤代茶饮用，有预防和治疗作用。

〔1976年在江苏省中医学术交流会上交流〕

应用培补肾阳法治疗慢性久病

中医所称的慢性久病包括多种病程较长、体气偏虚的疾患。这些疾病在辨证论治上虽涉及的脏腑较多，但在久治不愈，缠绵难复的情况下，有不少患者每多出现肾阳虚衰的征象，经采用"培补肾阳"法后，往往取得较为显著的效果，通过长期临床观察，进一步证实了此法在慢性久病治疗中有着广泛的应用价值。

一、"肾中真阳"是人体生命活动的基本动力

"肾中真阳"就是先天真火，亦即命门之火，它是人体生化之源，也是人体生命活动的基本动力。根据"阳生阴长"的规律，命门真火的盛衰，对机体发病、疗愈及生殖、发育、成长、老衰等过程，都具有重要的作用与密切的关系。"命门学说"在中医理论体系中成为一个重要的组成部分，也就基因于此。

命门之名，始见于《内经》："命门者，目也。"与后世所说之命门，不是同一个概念。其学说始于《难经》，而完善于明代。《难经·三十六难》谓："命门者，谓精水之所舍，元气之所系也；男子以藏精，女子以系胞。"基本上指出命门的作用及其重要性。迨至明代，名医辈出，对命门学说大加阐发，如赵养葵认为命门是"人身真宰"；张景岳以斯"为元阳、元阴所自出"；孙一奎指为"造化之

枢纽"，都以命门作为十二经之经主，其作用是十分重要的。清陈士铎《石室秘录》更具体指出："命门者，先天之火也。心得命门而神有主，始可应物；肝得命门而谋虑；胆得命门而决断；胃得命门而能受纳；脾得命门而能转输；肺得命门而治节；大肠得命门而传导；小肠得命门而布化；肾得命门而作强；三焦得命门而决渎；膀胱得命门而收藏；无不借命门之火以温养之。"由此可以看出命门的真阳，是人体一切功能活动的动力，五脏六腑的功能得以正常运转，都有赖于命门真阳的温养煦煦。倘若命门火衰，真阳不振，不仅将出现一系列阳虚征象，而且还会影响整体病变。因此，"肾中真阳"是人身生化之源，机体生命的根本动力，对生命和健康的维护是非常重要的。

现代研究初步表明，命门与现代医学的肾上腺、性腺、肾脏和其他一些内分泌器官等的功能有关。对于肾阳虚的患者，采用培补肾阳的药物，不仅有调整肾上腺皮质代谢的作用，同时也有调整能量代谢的作用，从而一方面说明它是有一定的物质基础的，不是抽象的假设，另一方面也说明中西医学理论是有其内在联系的。特别是近几年来用分子生物学来研究中医的阴阳，对其又有了进一步的阐明。通过大量实验证明，阳虚者 cGMP 多显著地升高，而阴虚者则 cAMP 普遍升高，从而使肾阴虚、肾阳虚更有了客观指标。

但同时应该强调，人之所以生，生命之所以能持续，健康之所以得维护，实基源于水火之相济，阴阳之合和。倘若真阳没有真阴，就失去了物质基础；真阴没有真阳，就消亡了一切动力。所谓"孤阴不生，独阳不长""阴阳互根"乃是生命发展变化的客观规律。脏腑百骸的生化之源，正是由于肾脏中的真阴（水）、真阳（火）矛盾运动而产生的。这两种力量，相互制约又相互依存，既对立又统一地保持着相对的平衡状态，健康才能维护。倘若某一方面出现了偏盛、偏衰的现象，疾病就会立即发生，甚至某一方面遭到完全破坏，生命也就随之终结。因此在重视"肾中真阳"的同时，也不能忽视"肾中真阴"的另一方面，这是辩证的统一，也才符合于辨证论治整体观念的原则精神。

二、"培补肾阳"在慢性久病治疗上的作用

肾为先天之本，受五脏六腑之精而藏之，所以它是调节各个脏器功能的中心，平衡维系机体矛盾统一的主宰；而肾中真阳，更是生命活动的生化之源，它能温养脏腑，煦煦百骸，肾阳振，肾气足，则精力充沛，百病不生。倘肾阳衰，肾气虚，就必然神气衰惫，倦怠无力，百病丛生。同时慢性久病，体气亏虚，传变及肾，也必然耗损肾之阴阳，所谓"穷必及肾""久必及肾"。因此，许多慢性久病在治疗上，都与肾阴阳的亏损有关，而培补肾之阴阳，往往能起到比较显著的作用，这是事实。但后人片面地理解了朱丹溪"阳常有余，阴常不足"的学说，以致顾阴者多，补阳者少。其实，丹溪所说的"阳常有余"，是妄动之相火，实际上是病理的火，即邪火，并不是指人体的阳气。张景岳在《景岳全书·传忠录·阳不足再辩》已言之甚明。他还更进一步强调说："夫胃为五脏六腑之海，而关则在肾，关之为义，操北门锁钥之柄，凡一身之气消长约束攸赖。故许知可云：'补脾不如补肾，谓救本之义莫先乎此也'，诚万古不易之良法。"（《类经》）综上所述，结合临床体会，在许多慢性久病处理上，如果"从肾论治"，特别是肾阳不振，使用"培补肾阳"这一法则，往往可以收到满意的效果，就是这个道理。在临床上我们遇到不少劳倦内伤之症，从辨证上来说有阴虚的一面，如专事滋阴补

肾，则恢复甚慢；倘以培补肾阳为主，佐以滋肾，则阳生阴长，奏效殊速。所以"培补肾阳"法在某些疾病的治疗上，是有其比较显著的作用的。

三、"肾阳不振"的辨证论治

肾中真阳，命门之火，是机体一切功能活动的动力。火能生土，脾土赖火以温煦而运化转输，命门火衰，则食少腹胀，甚则大便溏泄，完谷不化；肾主纳气，肾阳虚则不能纳气归元，而发为喘逆气促；肾主水，肾阳虚则水气泛滥而为肿为胀；水邪上泛，水气凌心则心悸怔忡；水气凌肺则喘咳；肾司二便，肾阳虚则小便频数、清长、遗溺、失禁，大便溏泄；肾阳虚，肾气失于固摄，而为滑精、早泄，甚至精清、阳痿，或为带下绵注，或为经行量多，淋漓不净，或为滑胎不孕；肾主骨，腰为肾之府，肾阳衰惫，精气不充，故腰背酸冷而痛，两腿痿软无力；肾者作强之官，伎巧出焉，肾阳虚，则思考力、活动力即显著减退，稍劳即疲不能兴，同时性欲减退，性情淡漠；命火衰微，则真阳不能温煦周身，因之怯寒、肢冷，其畏冷倍于常人，冬季尤感不支；肾主骨，骨生髓，脑为髓海，肾阳虚，脑海亏损，则头眩欲仆，耳鸣耳聋；命火衰微，脏寒之极，则发展为寒证，进一步则转为厥逆。

从以上所述可以清楚地看到，肾阳不振、命火式微所表现的症状是多种多样的，其固然是以"肾阳不振"的本病变为主，但也可以脾肾阳虚或肺肾阳虚的证型出现。此外，还由于肾是水火之脏，既抱肾阳，又涵真阴，而阴阳互根，阳损往往及阴，所以肾阳虚的患者不少是兼见肾阴虚及肝肾俱虚的综合征象的，因此在"肾阳不振"辨证的同时，也相应地要照顾到肝肾阴亏的方面。

　　肾阴虚与肾阳虚的症状，张景岳在《景岳新方》和林曦桐在《类证治裁》里都叙述得比较明晰。兹结合临床见症作一对照（见表）。

　　从表可以清楚地区别两者在见症上的不同，但有时患者症状不是完全悉具，或兼见肺脾阳虚者，有时又大多是肾阴阳俱虚，或以阳虚为主，或以阴虚为主，在此等情况下，就必须辨析清楚，才能做出恰当的处理，获得满意的疗效。

症状	肾阴不足	肾阳不足
面色	颧红面有烘热感	㿠白无华
头晕目眩	眩晕有胀感	眩晕欲仆，自觉不支
脑力	健忘	集中分析能力减弱
耳鸣耳聋	鸣响如蝉，或有冲跳感，听力减退	耳鸣闭气，有气窒感，听力下降
四肢	五心烦热，午后为甚	肢冷，晨暮为甚
冷热	恶热，夏季为甚	怯冷倍于常人，冬季尤甚
神情	虚烦不宁，易于急躁冲动	气短语怯，懒于活动，神情淡漠，沉郁
头发	发秃枯槁	发稀易落
汗	盗汗	自汗
月经	经行先期，色鲜淋漓	量少色淡，或经闭
咳喘	咯血，鼻衄，痰少	喘促，痰稀量多
口渴	口干少津，日晡更甚	口淡不渴
饮食	火嘈易饥	食少脘痞
血压	阴虚阳亢、水不涵木者，血压多见升高	血压多数较低，少数因阴不摄阳，虚阳上越而有升高者
睡眠	失眠，多梦纷纭	嗜睡
遗精	梦遗	滑泄
腰痛	腰膝酸痛	腰脊冷痛，并有麻木感
腿膝	胫酸跟痛	腿重而冷
性欲	亢进，早泄	减退，阳痿
白带	有腥味，质稠	量多绵注，无腥味，质稀
粪便	正常或干燥	溏泄，甚则完谷不化
尿液	短赤或有刺痛	清长频数，夜尿尤多
脉象	虚弦而细，或细数无力，左尺尤甚	沉迟无力或虚大，右尺尤弱，重按即杳
舌苔	苔薄舌红，甚则剥裂	苔白滑，舌淡润而胖嫩，边有齿痕

在具体辨证上，我认为脉象、舌苔、冷热感和精神情绪等几点最是辨证上的关键。

关于论治的问题，由于人是一个矛盾统一的有机总和，各个器官各个组织之间相互制约、相互联系而构成一个整体，特别是由于"阴阳互根"。阳损可以及阴，阴损亦可及阳的相互关系，所以在治疗上必须强调绻照阴阳，水火并济，始可收到事半功倍之效。

张景岳说："善补阳者，必于阴中求阳，则阳得阴助而生化无穷；善补阴者，当于阳中求阴，则阴得阳升而源泉不竭。"他还说："善治精者，能使精中生气；善治气者，能使气中生精。"讲得十分精辟。我很同意他的左归、右归二方之设，正如王旭高评注此二方时所说："左归是育阴以涵阳，不是壮水以制火；右归是扶阳以配阴，不是益火以消水。与古方知柏八味、附桂八味，盖有间矣。虽壮水益火所用相同，而绻照阴阳，尤为熨帖。"（《王旭高医书六种》）因此，我拟订了一张基本处方，定名为"培补肾阳汤"，药用：

> 淫羊藿 15g　　仙茅 10g　　怀山药 30g　　枸杞子 10g　　紫河车 6g
> 甘草 5g

【方解】

（1）淫羊藿：味辛，性温，入肝、肾及命门，含淫羊藿苷，尚有挥发油、甾醇等。《本经》言其"主阴痿绝伤，茎中痛，利小便，益气力，强志"，说明它补肾壮阳、祛风除湿之功甚著。近世证实它有改善肾功能，促进肾上腺皮质激素的分泌和促性腺功能的作用，增加精液的生成和分泌，能强壮性功能；还能增加胸腺依赖细胞（T淋巴细胞）的数值，能使抗体形成提前，可以纠正因虚证所造成的免疫功能缺陷；对脊髓灰质炎病毒及肠道病毒，尚有抑制作用；

对白色葡萄球菌、金黄色葡萄球菌也有显著抑制作用；还有镇咳、祛痰、平喘和降压的作用。

（2）仙茅：味辛性温，有小毒，入肝、肾及命门，含鞣质、脂肪及树脂、淀粉等。《海药本草》言其"主风，补暖腰脚，清安五脏，强壮筋骨，消食"。本品温肾阳、壮筋骨之效甚佳，善治阳痿精冷，小便失禁，崩漏，心腹冷痛，腰脚冷痹，并能开胃消食。

淫羊藿、仙茅通过临床实践观察，并无任何不良反应，凡属肾阳不振者，服后精神振爽，食欲增加，与附子、肉桂等温热药易引起燥亢现象者，截然不同。或有人认为仙茅辛温有毒，久服殊非所宜。事实上，仙茅虽温，而无发扬之气，长于闭精，而短于动火，用中小量对机体毫无影响，一般用 20g 以内的，从未见任何毒性反应。

（3）山药：甘平，入肺、脾、肾三经，含皂苷、黏液质、淀粉、糖蛋白、游离氨基酸、多酚氧化酶、维生素 C 等。《本草纲目》称其"益肾气，健脾胃，止泄痢，化痰涎，润皮毛"。所以山药补肺、健脾、固肾、益精之功，是很全面的，为理虚要药，治慢性久病历代医家多用之。诚如王履濂所说："山药虽入手太阴，然肺为肾之上源，源既能滋，流岂无益。"

（4）枸杞子：甘平，入肝、肾二经，兼入肺经。含胡萝卜素、维生素 B_1、维生素 B_2、烟酸、维生素 C、β 谷甾醇、亚油酸等。有抑制脂肪在肝细胞内沉积，促进肝细胞新生的作用。《本草经疏》云："枸杞子润而滋补，兼能退热，而专于补肾、润肺、生津、益气，为肝肾真阴不足、劳乏内热补益之要药。"所以肺、脾、肾阴虚者均适用之。

山药、枸杞子两者同用，有育阴以涵阳之妙，故无须虑二仙温壮助阳之力峻。首都医院内科气管炎组（内部资料，1977 年，未发表）对老慢支肾虚型用补肾药（枸杞子、淫羊藿、知母各 9g 为一日量，制成片剂服用）观察疗效，测定患者血浆内 cAMP 含量变化。根据统计，服药后血浆内 cAMP 含量均有增长趋势，咳喘症状缓解。赵伟康报道（《中医杂志》1982 年 9 月）用温补肾阳药（仙茅、淫羊藿、肉苁蓉）治疗甲状腺功能减退（甲减）的动物，能提高甲减大鼠降低的肝组织耗氧量，使之恢复到正常水平。这一作用与其增强交感-肾上腺髓质活动，提高体内 CA（可能主要是 E）及 cAMP 的水平有关，而非通过提高垂体-肾上腺皮质活动来补偿甲状腺激素的不足。认为温肾药加强 CA 对能量代谢的促进作用，可能是临床上改善甲减患者畏寒肢冷等阳虚症状及提高基础代谢率的主要原因之一。这些对"培补肾阳汤"的组合和药理机制，是一个旁证，有一定参考价值。

（5）紫河车：甘咸温，入心、脾、肾三经，其成分较复杂，胎盘蛋白制品中，含有多种抗体及垂体激素，在临床上常作为被动免疫。还含有干扰素，有抑制多种病毒对人体细胞的作用。并含有多种有应用价值的酶。所以《本草经疏》称其"乃补阴阳两虚之药，有返本还元之功"。性虽温而不燥，对虚损羸瘦，劳热骨蒸，咯血，盗汗，遗精，阳痿，妇女血气不足等症，均有显效。

（6）甘草：不仅有补益调味之功，且善解毒。综观全方，以温肾壮阳、培补命门为主，助以滋养真阴之品，使阳强阴充，合和绾照，则诸虚百损，自可揆复。

【随证加味】

肾阴不足较严重者，加生、熟地黄各 15g，女贞子 10g，川百合 12g。

肝肾阴虚者，加生白芍、生地黄、熟地黄各 15g，枸杞子、潼沙苑各 10g。

脾肾阳虚而大便溏泄或久痢不止者，加补骨脂、益智仁、鹿角霜、炒白术各 10g。

肝脾肾俱虚而见慢性泄泻者，加炒白术 15g、乌梅炭 3g。

肾阴阳俱虚而带下绵注或经行量多者，加乌贼骨 20g、茜草炭 10g、炙龟甲 24g、蜂房 10g。

腰痛剧者，加炙蜂房、炙䗪虫、炙乌梢蛇各 10g。

浮肿者，加熟附子、炒白术、茯苓各 10g。

哮喘者，加核桃仁 4 枚、补骨脂 10g、黄荆子 15g、五味子 5g；严重者加人参 6g、蛤蚧 1.5g，两味共研，分 2 次冲。

遗精或小便频数者，加山茱萸、菟丝子各 10g。

阳痿早泄者，加巴戟天、露蜂房、肉苁蓉各 10g。

心脾两虚，心悸怔忡，失眠者，加潞党参、炒白术各 10g，炒酸枣仁 20g，龙眼肉、当归身各 10g。

虚阳上扰，血压升高者，加生牡蛎 30g、紫贝齿 15g、龟甲 20g。

围绝经期综合征（即更年期综合征），加知母、黄柏、当归、巴戟天各 10g。

以上是辨证用药的一般常法，在具体处理时，仍需细加审察，辨证定方，始能收到预期的效果。

四、"培补肾阳" 法临床应用举例

从 20 世纪 70 年代所治 200 余例 "肾阳不振" 之患者的病种来看，计有高血压、慢性泄泻、顽固头痛、劳倦虚损、月经不调、慢性肝炎、顽固失眠、神经症、阳痿、腰痛、浮肿、哮喘、慢性肾炎等疾患。从疗效来看，基本上是令人满意的。从病程来看，大多在 1 年以上，部分是 3～5 年，甚至达 10 余年者。因此，"培补肾阳汤"在临床上应用广泛，疗效较好。兹列举病例数则于下。

【病例 1】张某，男，58 岁，行政干部。

血压偏高已 3 年有余，迭治未瘥，今乃益剧。头眩胀，健忘，左目视眊（检查确诊为中心性视网膜炎），神疲困倦，心悸失眠，腰酸早泄，怯冷便溏，苔薄舌淡红而胖，脉虚弦而细数，两尺弱。此肾阴阳俱虚之咎。良以命火式微，火不生土，阳损及阴，阴不摄阳，而致诸象丛生。治宜培补脾肾，燮理阴阳，徐图效机。查 BP 190/115mmHg。基本方加沙苑子、生白芍、菟丝子各 10g，炒酸枣仁 18g（打），5 剂。

二诊：药后自觉颇舒，周身有温暖感，胸闷心悸较平，腰酸亦减，便溏转实，尺脉略起。此佳象也，进治之。上方去菟丝子、生白芍，加熟地黄 12g（砂仁 3g 同拌），肥玉竹 12g，5 剂。

三诊：血压显降，腰酸续减，唯头眩胀未已，视眊如故，夜寐欠实，间或胸闷，苔薄舌淡红，脉虚弦，右尺仍沉弱，左尺稍振。前法损益。BP 150/100mmHg。基本方加潼沙苑、夜明砂、密蒙花各 10g，炒酸枣仁 18g，15 剂。

四诊：血压下降在 122～118/88～78mmHg 之间，怯冷已除，腰酸早泄见复；唯头眩胀、目糊未已，口干，夜寐不熟，便难溲黄，苔白黄舌质红，脉弦。此肾阳渐振，而阴伤未复，以致阴阳失衡。兹当侧重滋水涵木，育阴潜阳，而培补肾阳之品则不宜再续与之也。改方：

生地黄 15g	生白芍 12g	枸杞子 9g	鲜首乌 15g	女贞子 12g
龟甲 18g	川石斛 9g	夏枯草 12g	炒决明子 12g	甘草 3g
5～10 剂				

【按】患者于三诊后返乡休养，在服药至八九剂时，诸象均见瘥复，血压平降，颇感舒适，乃续服之；由于阳衰已振，而阴损未复，未能及时审证换方，药随证变，以致阴虚益甚，水不涵木，故症情一转而为一派阴虚阳亢之局，呈现头眩而胀，视糊眼燥，口干不适，夜寐欠实，大便燥结，小溲色黄，舌质转红，脉弦有力等象。审斯必须立即改方，培补肾阳之品不宜再予，而应侧重滋水涵木，育阴潜阳。服此以后，即趋平复，而获临床治愈。从这一病例来看，在临证之际，必须细心体察，中病即止，过犹不及，均非其治也。

【病例 2】王某，女，36 岁，纺织工人。

因肠套叠曾两度手术，嗣后遗留腹痛便溏，迭治未瘥。曩在上海第一医学院附属医院请姜春华教授诊治，用温补脾肾之品而好转，回厂疗养，逐步向愈。但近年来又见发作，大便溏秘交替，溏多于秘，腹痛神疲，怯冷腰酸，头眩乏力。长期服用西药，收效不著，苔薄白舌胖、边有白涎，脉细软，右关尺难及。此脾肾阳虚之明证。治宜温补脾肾，益火生土。基本方加炒白术 20g，益智仁、补骨脂各 9g，乌梅炭 6g，广木香 5g，5 剂。

二诊：药后神疲较振，大便溏泄好转，腰酸腹痛亦减。效机初见，再益血肉有情之品进治之。上方加鹿角霜 12g。

三诊：服上药诸象均见瘥复，但嗣以服避孕药片（苦寒剂），又引发腹痛泄泻，服抗生素未见好转，乃续来就诊。苔白舌淡胖，脉细软，尺仍弱，火不足而土为虚，前法仍可中鹄。上方 6 剂。

四诊：服药后，腹痛泄泻即瘥，精神振作，颇感爽适。选附桂八味丸以善其后。

【按】此例主要由于两度大手术，以致体气亏虚，肾阳不振，命火式微，火不生土，脾不健运，肾不固摄，诸象丛生，特别是大便溏泄，迭服抗生素终不见解，颇以为苦，而经改用"培补脾肾"之品，即获效机。

【病例3】徐某，女，29岁，干部。

头眩而胀，稍劳即疲不能兴，夜不成寐，即或交睫，亦多梦纷纭，饥嘈不适，得食稍安，冬冷夏热，倍于常人，性情沉郁，有时又易急躁冲动，腰酸带下，经行量多，已起3年，迭治未愈，以致体气更虚，苔薄白，舌有朱点、质微胖，脉虚弦而细，尺弱。此肾阴阳俱虚之候，法宜阴阳并补，师景岳之左、右归意，期育阴以涵阳，扶阳以配阴，得其平则佳。基本方加生、熟地黄各12g，肥玉竹12g，煅乌贼骨18g，茜草炭6g，5剂。

二诊：药后能安眠终宵，精神振爽，头眩胀大减，腰酸带下亦较好转，此调补肾阴阳之功也。但停药1周后，兼之工作辛劳，又致头眩不眠，但其势较前为轻，苔脉如前，此乃由于恙延已久，体气亏虚，原非一蹴而成者。前方既效，故不予更张，继进之，5剂。

三诊：进服原方，诸恙悉平，宜续服药，以期巩固，间日服1剂可也，5剂。

【按】三诊以后，由于间日连续服药，诸恙未见反复，停药以后，亦较稳定，且月经来潮，其量大减，均向愈之象。嘱注意劳逸结合，起居有节，辅以食养，不难日臻康泰。

【病例4】唐某，女，40岁，某疗养院会计。

一年前患肝炎，肝功能一直不正常，肝大3.5cm，脾大1.5cm，头眩欲仆，神疲困乏，情绪沉郁，胁痛不寐，心悸怔忡，近数月来体重减轻，纳呆腹胀，大便溏泄，日二三行，镜检脂肪球甚多。苔薄白舌质淡，脉沉细无力，右关尺尤弱。此脾肾阳虚之候。法当温培脾肾，俾火旺生土，脾能健运，饮食能为肌肤，则恙自复矣。基本方加炒白术12g、益智仁9g、太子参12g，8剂。

二诊：药后精神较振，便溏泄已除，唯仍头眩，纳谷欠香，食后腹胀，有时泛泛欲呕，苔白微腻，脉如前。仍系脾肾阳衰未复之咎，进治之。上方加姜半夏 9g、砂仁 5g，6 剂。

三诊：泛呕已平，复查肝功能也已正常，唯胁痛尚未已，间或腹胀，夜寐多梦，苔薄白，脉细弱较振，继进之。上方去半夏，加炒酸枣仁 15g（打），6 剂。

四诊：服温补脾肾之品以来，精神较前振爽，自觉颇舒，唯停药旬余，又觉睡眠不实，偶有胁痛，余象尚平，苔薄白，脉细软。原方继服，以期巩固。上方续服 6 剂。

【按】患者因染肝炎，肝功能不正常，头眩欲仆，腹胀便溏，疲惫不支而全休疗养，但经半载针药并施，仍未瘥复，颇为焦虑，嗣经诊视为"脾肾阳虚"，乃投予温补脾肾之品，症情显著好转，肝功能已趋正常，出院恢复工作。这说明培补肾阳在慢性疾患疗愈过程中，是具有重要作用的，只要辨证明确，往往效如桴鼓。

五、结语

命门学说是中医学理论体系中的一个重要的组成部分，而"培补肾阳"在许多慢性久病的治疗上，是具有一定意义和作用的。

经对多年来诊治的"肾阳不振"疾患的临床观察，发现不少的慢性疾病，在病情发展到某种阶段的时候，往往出现"肾阳不振"的证候，经辨证采用"培补肾阳汤"随证加味治疗，取得了比较满意的效果。

应当指出，"阴阳互根""水火并济"的矛盾统一的相互关系，是非常密切的，因为阴阳的偏盛偏衰，在疾病的发展变化过程中，是会相互转化的，阳损固能及阴，而阴损也可及阳。是以在临证之际，必须详审辨证，药随证变，才能收到预期的疗效。从病例 1 来看，很突出地说明了这个问题。倘若误认为"培补肾阳"对慢性久病具有佳效，就效不更方，固执一方到底，那就违背了辨证论治的根本原则，将会造成一些不良后果。因为中医处理疾病的措施，是要根据证候的变化而决定的，证变方亦变，并紧紧掌握"持重"和"应机"的两种手段。所谓"持重"，就是辨证既明，用药宜专；所谓"应机"就是证情既变，药亦随易。由于温阳补肾之品，其性多燥，所以特别要注意"勿使过之"的原则，肾阳渐复，即宜将温肾之药减小其剂量；阳既振复，即宜撤去阳药；倘有阴伤之征者，更宜立即增益顾阴之剂。这样才能阴阳合和，水火相济，诸恙悉除，而臻康复。

〔20 世纪 80 年代讲稿〕

失眠用药新识

以失眠来说，常规大法，众所周知，一般可以获效。如若病情比较顽固，试以参合专药，则常可提高疗效。

1. 苦参　对肝郁化火或心火偏亢而致失眠者最为合拍，功能清火除烦，宁心安神。方用：

> **苦参 15～30g**　　**黄连 5g**　　**茯苓 15g**　　**甘草 4g**（或红枣 7 枚，可以缓和苦参苦寒伤胃之弊）

连服 3～5 剂，多获佳效。苦参入心、脾、肾三经，《神农本草经》论其治"心腹结气，癥瘕积聚……补中明目"，似尚有活血化瘀、补养明目作用；《名医别录》："苦参养肝胆之气，安五脏，定志，益精，利九窍。"徐灵胎称其"专治心经之火，与黄连功用相近"。现代实验研究证实，苦参含苦参碱，有麻痹或抑制中枢神经的作用，则其安眠宁神之功，当可理解。但脾胃气弱者宜慎用之。

2. 乌梅　酸平，入肝、脾、肺经，收敛清热和胃杀虫。《神农本草经》："除热烦满，安心，止肢体痛。"具有养血、柔肝、安神和荣筋舒络止痛之效，对老年、贫血、妊娠、肾衰、糖尿病等肝阴不足、血虚挟瘀的患者，临床常见夜寐下肢酸痛、麻木肿胀（类似不安腿综合征），同时伴有心烦、不寐等症状，最是佳药，可于辨治方中加用之，每收著效。

3. 松节 曾称油松节。有祛风通络、疏利关节之功,多用于痹证,《分类草药性》指出它有"通气和血"之功,说明本品不仅祛风蠲痹,抑且具有强壮补益之功效。我通过长期临床观察,发现该药有提高免疫功能,增强体质之功,对体虚易于感冒或慢性支气管炎久咳、慢性肾炎蛋白尿长期不消失者,或心脾两虚、血不养心而致失眠者,于归脾汤中加松节 30g,多能增强宁神安眠之功。取松节、鸡血藤、牛角鰓、仙鹤草各 30g,能提高红细胞、白细胞及血小板值。与红枣并用,能预防感冒。

4. 小蓟花 小蓟为菊科植物的全草或根,各地均有,头状花序单生于茎顶或枝端,花冠呈紫红色,花期 5～7 月可采。性味甘凉,入肝、脾经,乃凉血、祛瘀、止血药。《别录》:"退热、补虚损"。《本草求原》:"专以退热去烦,使火清而血归经,是保血在于凉血。"农工民主党中央会议时,有一位干部告知:以小蓟花研末,装 0.25g 胶囊,每服 4 粒,每日 2 次,治失眠有佳效,可以观察之。

5. 酸枣仁汤加防风 凡心肝血虚、情志不遂所致之失眠,多用酸枣仁汤,如酌加炒防风8g,可提高条达肝气之功,改善睡眠质量。《神农本草经》谓其"主头眩痛……烦满"。《日华子本草》:"补中益神……通利五脏关脉,五劳七伤……心烦体重,能安神定志,匀气脉。"说明防风有疏调安养之功。

6. 涌泉穴敷贴 取黄连、肉桂、炒酸枣仁、琥珀各等份,共研细末,醋调成糊状,睡前敷涌泉穴(属足少阴肾经,位于足底,足趾蜷屈时凹陷处,见图)如铜钱大,外以胶布固定,至翌晨去掉,每晚 1 次,一般 7～10 次,可获良效。

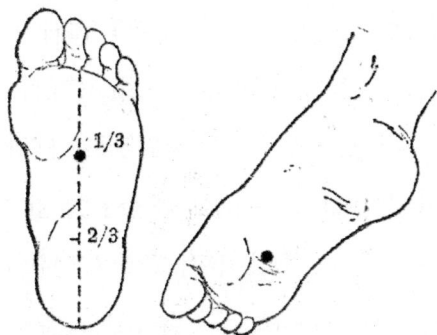

简谈中医对肿瘤的防治

肿瘤的病因迄今尚不完全清楚。中医认为以内因为主，它的发病与情志内伤有关，过激情绪的变化，或精神压力太大，经常抑郁焦虑，容易导致脏腑功能失调，气血逆乱，气滞血瘀，而成癥积。据现代心理学研究资料表明，约有70％肿瘤患者发病前有较长的精神抑郁史。部分也有遗传因素，如肝癌、乳腺癌即有明显的家族史。此外，生活环境中的有害物质是诱因，如吸烟、环境污染、食物、水源等，多食腌制及油炸烧烤的食物也易致癌。其中吸烟为害尤烈，肿瘤专家指出，导致患癌的主导危险因素依次为吸烟、乙肝病毒感染、膳食不合理及职业危害等。

一、肿瘤防治现状

肿瘤的发病率有逐年上升的趋势，世界卫生组织警示：肿瘤以让人无法躲避的速度，逼近我们的生活。其死亡率已跃居单病种疾病的首位，超过了心脑血管病和感染性疾病。据世界卫生组织统计，全世界每年新发癌症病例有1000多万人，死亡620万人，平均每6秒钟有1人死亡，现患病例2200万人。根据《2012中国肿瘤登记年报》(2013-03-12)记述，中国的肿瘤发病率：每10万人中有286人患癌，一生中有20％的概率患癌症；肿瘤死亡率：每10万人有181人患癌死亡；每分钟有 6 人被确诊为癌症，平均每 5 位癌症患者有 3 人死亡。我国目前癌症发病谱中位于前 4 位的是肺癌、肝癌、胃癌、食管癌，女性以乳腺癌占第一位。近 10 年结肠癌及乳腺癌的死亡率上升趋势也十分明显。肿瘤发病率随年龄逐渐上升，特别是肝癌，被称为癌中之王，令人谈癌色变。其实癌症是可防可治的。南通地区启东市 50 年前是肝癌高发地区，经过不吃感染黄曲霉毒素的玉米，饮用深井水，接种乙肝疫苗等措施，发病率大大下降，死亡率亦降低，效果很明显。中国的总体癌症死亡病例中，57.4％都是可以避免的。从发病的原因来看，其中慢性感染是导致癌症发病和死亡的首要原因。例如，乙肝病毒（HBV）可能导致肝癌，其他与环境污染、不良生活方式、现代社会生活造成的精神压力攸关，尤其长期情绪抑郁、焦虑恼怒导致癌症之引发。现实例子很多，所以我在诊治癌症患者时，四诊后，我首先是与患者交谈，进行"话疗"，消除其焦虑、抑郁情绪，树立战胜疾病之信心，这比药物更为重要。宁波市有个"抱癌团"，都是癌症晚期患者，他们相互鼓励，相互帮助，把灾难活成春天。目前"抱癌团"已有上万成员，这里的癌症患者的死亡率只有社会上的 1/10，说明有了渴望活下去的精神作用是巨大的。当然世界卫生组织提出的"合理膳食、适量运动、戒烟限酒和心理平衡"健康四大柱石的原则要遵守，医疗措施不能放弃，但亦不过度治疗。

据世界卫生组织的资料分析，恶性肿瘤有 1/3 是可以预防的。目前加拿大温哥华 Genyous 研究基地，正在对肺癌的预防性服用中药进行观察，并在全世界开展普查与预防服药。结果有 1/3 可以早期发现，早期诊断，早期治疗，并得到根治。有 1/3 可以通过有效的治疗而减轻痛苦，延长生命，提高生活质量。因此说，癌症是可防可治的，但关键是要早期发现，及时治疗。日本是世界上胃癌发病率最高的国家，但根治率却远远高于其他国家，关键就在于日本的普查工作做得到位，在早期就发现和治疗了。目前我国就诊患者中，早期病例却不足 10％，因此，积极预防癌症，远离致癌的危险因素就非常重要了。戒烟、接种乙肝病毒疫苗、消除职业危害是有力的措施之一，而情志和饮食调节也不可忽视。人类癌症中约有 40％与膳食不合理有关，如肥胖与乳腺癌和结肠、直肠癌有关；蔬菜和水果摄入不足与结肠、直肠癌、胃癌、乳腺癌和食管癌有关；硒的缺乏与食管癌发病密切相关。饮食习惯也很重要，如少吃辛辣、腌制、油炸等食物对防癌是有益的。

据新华社北京 2014 年 9 月 15 日电讯记者从科技部获悉，2014 年由科技基础性工作专项部署的"《中国癌症地图集》编制"项目已经启动，将绘制、出版以县（区）为单位的新版癌症地图集，建立区域性癌症流行情况大型元数据库和共享数据库。

项目启动会暨专家组会议明确，"《中国癌症地图集》编制"项目分为"中国癌症基础数据资源建设研究""中国癌症地图模型的建立"和"多源数据建模在估计不同维度癌症发病和死亡率中的应用"三大课题。由中国医学科学院肿瘤研究所牵头，联合中国科学院地理科学与资源研究所和中国疾病预防控制中心慢性非传染性疾病预防控制中心共同实施。

科技部基础研究司和国家癌症中心专家表示，项目将通过整理分析全国肿瘤登记数据、全国死因调查数据和各相关年份的人口学资料，绘制、出版以县（区）为单位的新版《中国癌症地图集》，建立区域性癌症流行情况大型元数据库和共享数据库。项目初期的工作核心是对不同来源的数据资料制定统一的纳入、排除标准，规范数据库格式，以保证数据质量。

肿瘤是严重威胁人类健康和社会发展的重大疾病。《2012 中国肿瘤登记年报》显示，我国每分钟就有 6 人被确诊为癌症，每天有 8550 人成为癌症患者。

20 世纪 70 年代，全国肿瘤防治研究办公室首次绘制并出版了《中华人民共和国恶性肿瘤地图集》。约 40 年过去了，我国癌症发病、死亡的地区分布发生了深刻变化，亟待利用科技信息技术重新绘制癌症地图，重新设定高发地区和重点防治区域，为癌症的早诊早治和政府优化医疗资源配置提供有力的科学依据。这是一个好消息，值得欣慰。

二、中医药防治癌症的优势

世界卫生组织曾预言："癌症最终会被中国的中医所征服。"虽然中医药在消瘤方面作用较弱，但在肿瘤的防治中具有独到的功效。

1. 预防作用　正常人或高危人群经常服用有关中医方药，有扶正祛邪，提高免疫功能，控制癌的发生等作用。因为中药能补益气血，调和阴阳，达到"阴平阳秘，精神乃治"的目的。

2. 控制复发、转移作用　中药对早期癌症根治术及进行放疗、化疗的患者，可以抗转移、抗复发，因为中药对扶持正气，提高免疫功能有确切疗效。有资料认为，体内 10^6 数量级以下的癌细胞是放疗、化疗和手术无法清除的，这些癌细胞在 5 年之内有转移的可能。但癌细胞在这种水平时，人体自身的免疫系统就有能力将其杀灭。中药的合理应用在控制肿瘤的复发、转移方面有很好的效果。中药一般没有毒性或不良反应，即使有也不大，所以在术后就服用中药，可以提高免疫力，防止复发，但需坚持服用 2～3 年以上始妥。在稳定期，可每间 2～3 日服 1 剂，贵在坚持。

3. 延长生存期，提高生存质量　中药对中、晚期癌症患者可延长其生存期，提高生存质量，部分患者可获治愈，已有很多病例可以证明。对放疗、化疗较为敏感的癌症患者，配合中药可以增效减毒；对于体质虚弱，不能放疗、化疗者，服用中药，可延长生存期，提高生存质量，带瘤生存。部分肿块亦可缩小，乃至消失。

三、中医药治疗癌症的法则和方药

肿瘤的治疗，不外扶正与祛邪两方面，早期祛邪为主，中期攻补兼施，晚期则以扶正为主，佐以祛邪。由于肿瘤发现时，多为中晚期，必须攻不伤正，时刻注意阴阳气血之调燮，尤应侧重补脾益肾，方可缓解症情，延长生存期。正如张景岳所说："噎膈反胃，当益脾肾，舍此二法，别无其他"，是十分正确的。

（一）祛邪

"内有有形之积"，多有癥瘕痞块存在。因癌细胞不断分裂增殖，肿块压迫周围血管、神经，而出现疼痛、梗阻，甚则腐烂、坏死，可见发热、出血、昏谵等征象。根据症情，可采用下列三法以祛邪抗癌，所谓"邪去正始安。"

1. 清泄热毒　凡见发热，局部红肿热痛，口干，便难，苔黄或糙、质红，脉弦数之"热毒证"者，均宜清泄热毒，常用药为野菊花、重楼、白花蛇舌草、半枝莲、金银花、地龙、人中黄、山豆根、山慈菇、生大黄等。如伴见胸脘胀满，泛呕纳呆，乃兼挟湿浊之象，需加藿香、佩兰、厚朴、郁金、姜半夏等芳香宣化之品。如发热加剧，烦躁不安，或有出血倾向，舌质红绛，脉洪数的"血热证"者，应加犀角（水牛角 30g 可代）、鲜生地黄、牡丹皮、赤芍、生地榆、鲜石斛等凉血养阴之品。"血热证"多见于病情加剧或晚期癌症患者，凡见舌红绛无苔，脉弦急的，都是病情恶化的先兆，预后多不良。

2. 涤痰散结 朱丹溪曰："凡人身上中下有块者多是痰"。《类证治裁》："结核经年，不红不肿，坚而难移，久而肿痛者为痰核，多生耳、项、肘、腋等处。"符合恶性淋巴瘤症状的描述。痰是多数肿瘤的致病因素，因此涤痰散结是治疗肿瘤的大法之一，常用药物为生南星、生半夏、壁虎、僵蚕、蜂房、川贝母、海藻、昆布、天葵子、白芥子等。生南星、生半夏有毒，需加生姜 6 片先煎 1 小时始妥。

3. 化瘀软坚 肿瘤质坚，推之不移，高低不平，肿痛，舌质紫暗，脉坚涩，呈"瘀积癥瘕证"者，皆可用此法，常用药物为三棱、莪术、水蛭、虻虫、全蝎、蜈蚣、䗪虫、桃仁、红花、丹参、赤芍等，可以改善病灶周围的血液循环，促使抗癌药物的渗透，使肿瘤变软，有所缩小，减轻疼痛，缓解症状，控制发展。

（二）扶正

相似于现在的"免疫疗法"，即在祛邪的同时，必须根据患者阴阳气血的偏颇，予以调补，才能提高机体的免疫力，改善症状，稳定病情，"养正积自消"也。

1. 滋养阴血 肿瘤在中晚期由于阴血耗损，多见头眩、心悸，口渴咽干，烦热不安，舌边尖红，或舌绛无苔，脉弦细而数的"阴虚内热"之证，治当滋阴养血，药如生地黄、川石斛、天冬、麦冬、女贞子、墨旱莲、白芍、阿胶、北沙参、西洋参、枸杞子等。如舌质红绛转淡，渐生薄苔，说明症情好转，预后较好。

2. 温阳益气 由于长期使用清热解毒药，或放疗、化疗后，体气大虚而出现疲乏困惫，恶寒肢冷，口淡不渴，二便清利，苔白、质淡胖、边有齿痕，脉细弱无力，一派"阳虚气弱"之象。治宜温阳益气，药如黄芪、党参、附子、肉桂、白术、干姜、山茱萸等，可以提高机体免疫力，改善症状，抑制肿瘤的发展。

3. 补脾健中 长期使用清热解毒，或活血化瘀、攻坚消癥之品，脾胃大伤，脾阳不振，形瘦，纳呆，腹胀便溏，舌质淡胖，脉细软之"脾胃虚馁"之证。治宜补脾健中，药如香砂六君汤加山药、薏苡仁、鸡内金、红枣等，以增强体质，改善症状。

四、抗癌验方简介

癌症的治疗，比较复杂，宜定期体检，一旦发现，应及早手术，并配服中药调治。中晚期可用中药配合放疗、化疗和介入；不能放疗、化疗、介入者，可以服用中药调治。兹再介绍几则有效方药，供参考：

1. 抗癌单刃剑方 这是友人常敏毅研究员创订的一则治癌效方，我应用后，证实效果不错，有应用价值。处方：

仙鹤草 50～90g	白英[1]30g	龙葵 25g	槟榔片 15g
制半夏 10g	甘草 5g		

【制备方法】仙鹤草要单独煎煮，煎取汁备用；其他药物一同煎取汁，和仙鹤草煎汁混合，1 次顿服，每日 1 次即可。若饮药有困难，可分次服，1 日饮完，不能饮服者，可以点滴灌肠。

【抗癌药理】有明显的镇静、镇痛和抗癌作用，动物实验证明，给药组其癌细胞核分裂象减少，退变坏死严重，无任何毒性和不良

---

〔1〕 白英又称蜀羊泉或白毛藤。

反应。

【临床应用】胃癌、食管癌、肺癌、肝癌、乳腺癌均可使用。加减原则为：胃癌加党参20g、白术30g、茯苓20g；食管癌加急性子30g，六神丸每次10粒含化，每日2～3次；肺癌加白茅根30g、黄芪40g、瓜蒌20g；肝癌加莪术、三棱各15g；乳腺癌加蒲公英、紫花地丁各30g；鼻咽癌加金银花30g、细辛3g、大枣5枚；肠癌加皂角刺25g、地榆30g、酒制大黄10g；胰腺癌加郁金15g、锁阳10g。

即使不加味，使用本方也有效果，但需连服15剂。若15剂后无任何改善，则药不对证，可改用其他方药。若15剂后自我感觉有效果，可长期服用，不必更方。服至1年后可每2日1剂，2年后可每周1剂。

一般服15日后有一定的自我感觉，30～90日可明显出现疗效，所以预计存活1个月的极晚期患者就不必服用本方。对预计可存活半年左右的患者，可使病情好转、抑制癌细胞的增殖，延长生命；早期患者常常有灭除肿瘤的效果，使患者完全康复。此外，服药一定时间，疼痛几乎完全消失。

2. 食管癌经验方　食管癌在病理上有鳞癌、腺癌之不同，在辨证上有虚实之区分：早中期多表现为气滞、痰聚、血瘀、毒踞的实证；在治疗上必须审证求因，从因论治。

（1）藻蛭散：用于痰瘀互结而苔腻、舌质紫、边有瘀斑，脉细涩或细滑者为宜。如合并溃疡，而吐出黏涎中夹有血液者，即需慎用。或加三七粉为妥。其他为肝郁气滞、热毒伤阴及气阴两虚者，均不宜用。海藻30g，水蛭8g，共研细末，每服6g，每日2次，黄酒冲服（或温开水亦可）。4～5日后如自觉咽部松适，逐渐咽物困难减轻，可以继续服用。如无效，即改用他法。

（2）壁虎：与米同炒至黄，去米，将其研细粉，每服 1～2 条，以少量黄酒或温开水送下，每日 2 次。各型均可用，如服后有口干、便秘现象，可用麦冬、决明子各 10g，泡茶饮之。

3. 胃癌经验方 胃癌的发病，多为气滞、血瘀、痰凝、毒壅相互胶结，因此，在治疗上也要针对病因而立法用药。

（1）胃癌散：蛲螂、硇砂、硼砂、硝石、䗪虫各 30g，蜈蚣、壁虎各 30 条，冰片、绿萼梅各 15g，共研细末，每服 2g，每日 3 次。有出血倾向者，慎用；体虚甚者，亦勿用。

（2）九香虫 9g，藤梨根 90g（先煎 2 小时），龙葵、铁刺铃各 60g，石见穿、鸟不宿、鬼箭羽、无花果各 30g；便秘加全瓜蒌 30g；呕吐加姜半夏 15g；疼痛加娑罗子 15g。药后可改善症状，控制病情进展。

（3）胃癌、幽门梗阻，不能进食者，用蜂房、全蝎、蛲螂各 8g，赭石 20g，陈皮 3g，甘草 2g，共研细末，分作 10 包，每服 1 包，每日 2 次，温开水送下。有缓解梗阻作用。然后再接服（1）方或（2）方。

4. 肝癌外敷止痛方

（1）肝癌膏[1]：对肝癌疼痛有较好疗效，并能消除腹胀、腹憋，疲乏无力，增加食欲，缩小瘤体，增强免疫功能，改善肝功能，延长生存时间。处方：

蟾蜍 30g	丹参 30g	大黄 60g	石膏 80g	白矾 40g
青黛 40g	铅丹 30g	冰片 60g	马钱子 30g	黑矾 20g
全蝎 30g	蜈蚣 30g	牵牛子 100g	甘遂 100g	水蛭 20g
乳香 50g	没药 20g			

---

〔1〕 此方为道友山西脑病医院高允旺院长在民间征集之验方。

【制法】用食醋 1000mL 文火熬至 1/4 为度；或将上药研极细末，用醋调匀为厚糊状，涂敷于肝区或疼痛部位，以胶布固定，3日换1次。

（2）冰片 10g，浸于 50％乙醇 200mL 中，以药棉蘸搽疼痛部，有一定止痛作用。

5. 化瘤丸治肝癌　处方：

人参 18g	桂枝 6g	姜黄 6g	丁香 18g	虻虫 6g
苏木 18g	桃仁 18g	苏子 6g	五灵脂 6g	降香 6g
当归 12g	香附 6g	吴茱萸 2g	延胡索 6g	水蛭 6g
阿魏 6g	艾叶 6g	川芎 6g		

【制法】上述诸药共为细末，加米醋 250mL 浓煎、晒干，再加醋熬，如此3次，晒干，另用麝香 6g（可用人工麝香代），大黄、益母草各 24g，鳖甲 50g，研细末，与之调匀，无菌环境下装 0.3g 胶囊。

【用法】每日服4次，每次5粒，黄酒1小杯为引，加温开水送服（不善饮酒者，可不用黄酒）。

【按】此方是高允旺院长 1971 年跟随休县祖传三代名医孔二交老中医学习时传授所得。他曾亲眼看到孔老治疗的效果，名不虚传。孔老认为本方具有行气活血、消癥散结、补益扶正作用，治疗癥结久不消散，血瘀，右胁痛，或痛经、外伤跌仆。经临床观察，对肝硬化、肝脾大、肝癌均有一定效果。特别是对子宫肌瘤、卵巢囊肿有确切疗效。

6. "金龙胶囊"治肿瘤、抗复发　本品是学友李建生教授研制，由鲜壁虎、鲜金钱白花蛇、鲜蕲蛇等组成，与清华大学生命科学院合作，采用超低温冷冻现代生化分离提取技术工艺制成。基本提取其全部有效成分，保存其最大生物活性，含有大量的氨基酸、核苷酸、肽、蛋白、多种活性酶及维生素、矿物质、微量元素等分子，有助于改善机体的物质代谢和能量代谢，加速受损组织的修复和促使病态细胞恢复正常生理功能。经实验和临床验证，本品有抑制多种肿瘤生长和抗复发、抗转移的作用，对机体免疫功能有双相调节作用，配合放疗、化疗能减毒增效，改善临床症状，提高生活质量，延长生存时间。它集营养、代谢、免疫、肿瘤坏死因子等作用于一体，调节机体的平衡，符合现代肿瘤免疫学 BRM 理论及生物治疗模式，可视为"生物反应调节剂"类的抗癌药物。

本品由于采用鲜活动物药，保存了其生物活性，故扶正、攻坚、散结、解毒之功效较著，且无毒性及不良反应。对于肝癌、胃癌、食管癌、子宫颈癌、肺癌、肠癌、非淋巴癌等，总有效率均达到 70%左右，有的可达到 80%以上；癌灶缓解率达到 20%左右，有的可达到 40%以上。其他如红斑狼疮、风湿病、天疱疮等免疫性疾病，也取得明显效果。我对结缔组织病之严重者，经常在辨证方剂外加用本品，多能提高疗效。每服 4 粒，每日 3 次。

7. 几个简单的辅助疗法

（1）肿瘤发热：在肿瘤进展期，常伴有发热，一般可用柴胡注射液 2mL 肌内注射，多能显著下降。其重者，我常用自订"犀羚散"，由人工牛黄 0.3g、羚羊角粉 0.3g 组成，为一次服量，每日服 1～2 次。可连服数日，热退即停服。

（2）肿瘤化疗后口干渴者：用金银花露，每次 100mL，每日 3 次，缓缓饮服；冬季可隔热水炖温服之。多数患者服后唾液可增多，自觉口中清爽舒适。也可饮用椰子汁，每饮数口，日数次，亦有佳效。

（3）肺癌性胸痛：采鲜蒲公英洗净，切碎捣烂，直接敷于痛处，外盖三层纱布，中间夹一层凡士林纱布以保湿。敷后半小时疼痛可减轻，止痛时间可持续 8 小时左右，取去休息半小时后可以继续敷。

（4）晚期癌性疼痛：将丹参注射液 20～40mL 加入 10% 葡萄糖注射液 500mL 内静脉滴注，3～6 小时滴完，每日 1 次，15 日为 1 个疗程。共治 15 例，其中剧烈疼痛或绞痛 13 例，隐痛或胀痛 2 例。结果疼痛消失 12 例，减轻 2 例，无效 1 例（引自《中国肿瘤临床与康复杂志》1995 年第 2 期）。

（5）胃肠道肿瘤需通导腑气：不论有无便秘，或已否手术，在治疗中都可以在辨治方中加入大黄，体虚者量可小一些，或用制大黄；未手术者用生大黄，手术后用制大黄。以保持腑气通畅，排除病邪，推陈致新，这对肿瘤的治疗和康复，均有积极意义。

四、合理饮食，防治癌症

从文字的产生可以看出，中华民族是一个文化底蕴很深的民族。几千年前，我国古代先贤造字是很有讲究的，比如"癌"字就极具深远含义：因为癌是一种病，所以用"疒"字头，三个口代表吸烟、酗酒、暴食，由于没有管好这三个口而出现了如山一样高低不平、质坚如崖般的肿块，这是多么睿智远见的科学思维。现代研究表明，40% 的癌症与饮食有关，因此，合理的饮食对防治癌症是一个重要的环节。当前，由于人民生活条件大大改善，物质丰富，饮食结构与过去有较大的转变，摄食过多的高脂肪、高能量、低膳食纤维以及生猛海鲜、油炸烧烤食物，易引起过度肥胖而引发癌症。因此控制肥胖就很重要，那么理想体重究竟是多少呢？一般计算公式为：

$$身高(cm)-105=最佳体重(kg)$$

比如某人身高 160cm，减去 105 等于 55kg 体重，一般上下浮动不超过 10％为度。控制肥胖，首先要掌握脂肪的摄入量，其来源主要是食油和肉类，每天食油应在 20～30g（2～3 食匙），畜禽类瘦肉 40～50g，就能满足人体的需要。

第十八届全国肿瘤防治宣传周活动于 2012 年 4 月 15～21 日在全国范围内开展，主题为"科学抗癌，关爱生命——饮食与癌症"。中国抗癌协会结合世界卫生组织（WHO）《2002 年世界卫生报告》《联合国非传染性疾病峰会决议》《饮食、身体活动与健康全球战略》和美国癌症研究所、世界癌症研究基金会《食物营养与癌症预防》的相关信息，撰写了《中国抗癌协会第十八届全国肿瘤防治宣传周宣传通稿》，部分摘录于下。

根据我国第三次死因调查显示，我国城乡居民癌症死亡率比 20 世纪 70 年代增加了 83.1％，属世界较高水平，而且呈持续增长趋势。我国最近十年癌症造成的经济负担居疾病经济负担的首位，接近千亿元。

《2002 年 WHO 报告》指出，大约有 30％的癌症死亡源自五种主要行为和危险因素：高体重指数、水果和蔬菜摄入量低、缺乏运动、吸烟及酗酒。水果和蔬菜过少估计造成约 19％的胃肠道癌症，约 31％的缺血性心脏病和 11％的中风。水果和蔬菜食用量过少产生的全球性负担中，约 85％为心血管病 、15％则为癌症。如果能做到合理膳食、经常运动和保证正常体重，可以避免 30％～40％癌症的发生。世界癌症研究基金会的报告指出，过量的人体脂肪是结直肠癌、食管癌、胰腺癌、子宫癌、肾癌及更年期乳腺癌等多种癌症发生的主要原因之一。腹部肥胖，成年后体重增加，是女性患乳腺癌、子宫癌的重大风险因素。选择植物性食物，如蔬菜、水果、豆类、谷类和粗加工淀粉性主食，可以减少结直肠癌、食管癌发生的风险；每日至少吃

400g 不同种类的非淀粉蔬菜和水果，可以减少口腔癌、咽癌、喉癌、食管癌、肺癌和胃癌等的风险。红肉和加工的肉制品是导致直肠癌的原因，据此，如果吃肉，红肉的摄取量每日应低于 80g；加工的肉制品则应完全避免；少吃腌制、烧烤食物，减少烹调用的油和盐，可以减少胃癌发生的风险；避免吃发霉的谷物和豆类，可减少肝癌风险；含酒精饮料是口腔癌、咽喉癌、食管癌、结直肠癌、肝癌和乳腺癌发生的原因之一。如果饮酒，男性每天的饮酒量应不超过 20～30mL，女性不超过 10～15mL。

《中国居民膳食指南》要求，食物摄入要多样化，以谷类为主，保证粗细粮搭配。要求荤素搭配，多吃新鲜蔬菜、水果和薯类，既营养又抗癌，如白菜、油菜、萝卜、卷心菜、紫甘蓝、西蓝花、芥蓝等，均含有异硫氢酸盐，具有抗癌作用。每天吃奶类（以酸奶为佳）、大豆或其制品；吃适量的鱼、禽、蛋和瘦肉。食勿过饱，戒烟限酒，再配合适量运动，这不仅对预防癌症有益，而且对维持身体健康也大有裨益。因为运动可改善人体免疫功能，提高干扰素量，而干扰素有抗病毒、抗癌的作用。

此外，关于忌口问题，对癌症的发生、发展、复发有重要关系，应引起重视。人一旦患了癌症，都会加强营养，多吃营养食品，以增强体质，抵抗疾病。其实，这个时刻，应该乐观对待，清淡饮食，少吃肥腻，不吃海鲜、鲜奶、鸡、羊、牛肉，对癌症的控制与避免复发有积极意义。无数事实证明，癌症患者，如不忌口，其病情多不稳定，极易增剧、反复；相反，若能清淡饮食，以素为主，辅助对症药疗，症状多趋向好转。所以，合理饮食，既可防癌，亦可疗癌，不可忽视。

以上仅是简要的对肿瘤的防治谈了一点个人的看法，中医药防治肿瘤有广阔前景，尚待吾侪协作研讨，继承弘扬中医药学术精髓，为早日攻克癌症顽疾作出有益之贡献，这也是我们不可推卸的责任。

〔2014 年 10 月修订〕

【附】世界十大抗癌食物（仅供参考）

卷心菜　在所有蔬菜中卷心菜所含的抗癌物质特别多，可抵制各阶段的肿瘤生长。它们能抵制造成肿瘤生长的基因的活性，预防健康基因受损，降低"胆怯"细胞的生长能力。

洋葱和大蒜　洋葱和大蒜能预防造成肿瘤生长的基因损伤。大蒜尤其利于预防结肠癌，可降低结肠癌风险 70％。大蒜最好生吃，切碎放置 10～15 分钟后吃效果最好。

番茄　番茄含有一种特殊的抗癌色素，红色甜椒中也有这种色素。无论何种方式吃番茄都有益健康。研究发现，每天喝番茄汁持续一个月可降低前列腺癌风险达 20％。

蓝莓和树莓　蓝莓富含抗氧化剂，可预防身体所有细胞受伤，果瓣有助于增进视力和预防眼疾。蓝莓和树莓含有鞣酸，能"剥夺"疾病营养和存活能力。

绿茶　绿茶在抗氧化和抗癌方面是能手。绿茶富含抗癌物质茶多酚，茶多酚可抵制肿瘤生长，降低肿瘤形成风险。每天喝 6 杯绿茶还可降低患乳腺癌的风险。

香料　最受欢迎的印度香料咖喱，可抵制癌细胞生长。这要归功于姜黄，更准确地说是它的芳香成分姜黄色素。

红酒　适量饮酒的好处早已得到验证。英国心脏病专家指出，每天饮少量红酒可降低心血管疾病和癌症等相关疾病死亡的风险。

黑巧克力　黑巧克力富含抗氧化剂，可预防健康细胞受损形成癌细胞。它的抗氧化剂来自可可豆，这意味着它们的浓度必须最大。

咖啡　虽然咖啡总是背负骂名，但是肿瘤专家却愿意为它正名。研究人员发现，每天喝咖啡因饮品可减缓癌症生长 16％。医生建议，每天喝咖啡可预防前列腺癌。每天 3～4 杯咖啡可降低结肠癌风险 24％。想要预防宫颈癌的女性每天需要喝 2 杯咖啡。但是，有研究显示，喝咖啡可能会略增大患乳腺癌和肺癌的风险，但目前尚没有统一观点。有专家相信，癌症不是由饮料本身引起，而是一些伴随的习惯，如吃糖和吸烟。

豆类　豆类富含 phytoestrogen，这种物质被证明可对抗肺癌和乳腺癌，它们还是纤维的良好来源。科学家发现，经常吃豆类可降低癌症风险 40％。

阅徐凯主任《治验3例及提问》书后

　　徐凯同志乃广东省中医院肿瘤科主任医师、硕士生导师。2001年该院举办"拜名师，带高徒"活动，彼与陈达灿副院长拜愚为师，每年定期讲座、带教，或通信、电话交流、切磋研讨，教学相长，甚感融洽。兹将其《治验3例及提问》仅作如下简复。

　　从所治3案全过程的辨证用药来看，法度严谨，层次不乱，故收效满意，说明徐凯大夫能灵活运用整体观念的辨证论治原则，祛邪不忘扶正，辨证结合辨病，充分发挥中医药的优势，赢得患者的好评，这是可喜的。兹就此谈一点个人看法。

　　一案：辨证治疗肝血管瘤栓塞治疗后并发多发性肝脓肿

　　肝脓肿相似于"肝痈"，既是化脓性疾患，当清热解毒，排脓消肿。但患者久病体虚，邪毒深陷，法当扶正祛邪，是为正治。舌质淡紫、有齿痕、苔白，脉沉无力，一派虚象，故以八珍为主，重用黄芪，甚佳，因为它既可"补虚弱"，又擅"排疮脓"，一举两得。浙贝母、半夏化痰消肿，鳖甲养正软坚。二诊体虚有所恢复，故去四物，加皂荚、制南星以助排脓。皂荚可能是皂角刺，因皂荚主要是化顽痰、导滞垢，对痰浊壅盛于肺经者，排痰作用显著，而皂角刺搜风、拔毒、消肿、排脓之功较强，对痈肿、疮毒有较佳作用。《医鉴初集》载有"治痈肿疽毒，外发内发，欲破未破，在四肢肩背肚腹之外者，则痛极大肿；在胸膈腰胁肚腹肠胃之内者，则痛极大胀：皂角刺一两，乳香、没药、当归、川芎、甘草各二钱，白芷、花粉、金银花各五钱，水、酒各二碗，煎一碗半。毒在上，食后服；毒在中，半饱服；毒在下，空腹服。未成可消，已成即溃"之方，可以参证。四诊时，舌淡、脉弱，故加重黄芪用量；五诊时苔干黄，恐有内热渐生，肝痛不止时，已加用乳香、没药、天葵子、海藻等清热解毒、散瘀止痛之品，如再加入鱼腥草、败酱草以解毒排脓，穿山甲、三七消肿定痛，或可提高疗效。

顽症痼疾，难以速效，如药既奏效，需守方继进，所谓"有方有守""效不更方"，水到渠成，始收佳效。作者已意识到不可急于求成，而朝更夕移，甚是。慢性病的治疗，要掌握"持重"和"应机"两种手段，所谓"持重"就是辨证既明，用药宜专；所谓"应机"，就是症情既变，药亦随易。本例主诊者已注意到这方面，是在实践中自我提高的表现，殊堪嘉尚。

二案：中药治疗发热 1 例

患者患肠癌肝转移已 2 年，体气虚弱可知，易染感冒，今恶寒发热，多汗，胃脘胀痛，呃逆，故以桂枝汤和调营卫，以祛外邪；吴茱萸汤以温胃散寒，下气止痛。辨证明晰，用药得当，故收效甚捷。阳虚感冒，不仅治证，还要治人，这是很重要的。常规多用参苏饮、再造散，此处用党参，亦此意也。方中五味子重用至 15g，因有生姜相伍，不致有敛邪之虞，既能温肺定咳，又有降冲逆、敛汗之功，对胃胀、呃逆、多汗亦有助力，是主诊者用药巧妙之处。

三案：治胃脘痛、呛咳 1 例

肝癌介入治疗后胃脘痛，伴有恶心欲呕、呛咳，深夜及小溲时胃痛加重，喜按喜热，纳呆神疲，苔薄白、质淡红，脉沉无力，诊为脾胃虚弱，中焦虚寒，寒凝气滞而致之胃痛，予附子理中加味，以温中散寒，健脾安胃，药证合拍，故3剂胃痛即定，但未顾及呛咳，因而呛咳不止，乃改予温肺、降逆、平咳之品。3剂后咳未止，而胃痛复作，遂仍服附子理中加味，胃痛即止，咳亦减轻。我认为首诊中制何首乌、柴胡可去之，加用款冬花、白前，因款冬花温而不热，辛而不燥，有邪可散，无邪可润，一切咳嗽不论寒热虚实，皆可用之；白前善降气定咳，不论属寒属热，皆可用之，所以《唐本草》称其为"嗽药"。如此当可胃痛、呛咳同时缓解。二诊之方，如不用白芥子、桔梗，并加善治胃痛、兼能止咳之徐长卿，则呛咳可定，而胃痛亦不致复作。因白芥子味辛辣，桔梗含桔梗皂苷元，对胃有一定刺激作用，且患者无痰，可以不用。

以上三案，理法方药，均合法度，仅第三例略有周折，但疗效仍较显著，充分反映主诊者在实践中探求，在体验中提高，希循此以往，不断前进，诸多疑难杂症，当可迎刃而解，为人类健康作更多贡献也！

至于所提"学习《伤寒论》有感于'证同可多病一方；病同而证不同，可一病多方'，临床如何掌握、理解？"简复如下：

证同可多病一方，即"异病同治"，也就是"同证同治"；病同而证不同，一病多方，即"同病异治"，也就是"异证异治"。这是中医学辨证论治、因证制宜优越性之所在，也是中医处理疾病的技巧和原则。例如桂枝汤功能和调营卫，只要是营卫不和，无里热，苔薄白，脉缓者，诸如杂病的汗出异常（包括多汗、自汗，或某处多汗、某处汗闭），以及冻疮、低热、荨麻疹、冬季皮炎、皮肤瘙痒症、过敏性鼻炎等，均可使用桂枝汤，这就是异病同治、同证同治。又如乙脑、流脑、流行性出血热、大叶性肺炎、败血症等，凡是气分热炽，弥漫上中二焦，呈现四大征象者均可用清热、透邪、生津的白虎汤；也可用于治疗过敏性紫癜、肾炎、口腔炎、牙龈炎、糖尿病、活动性风湿性关节炎等表现为热实证者，也是异病同治。至于同病异治，则为同是一个病，但证型不同，根据辨证论治的原则，就要同病异治。例如胃脘痛，其痛喜温、喜按，得食即缓，苔薄质淡，脉沉细弱之虚寒型胃脘痛（溃疡病），宜用益气建中、和胃缓急之黄芪建中汤；如胃脘痛呈发热、口渴，苔黄燥，脉弦大的急性胃炎，则宜清胃安中，应予白虎汤以清胃生津，而安中宫；如胃脘胀，痞满，嗳噫，形瘦神疲，腹中雷鸣，苔腻，脉细弦之慢性胃炎，则宜和胃降逆、散水消痞之生姜泻心汤。同是一种胃病，因见证不同，立法用药也就不同，这就是同病异治，异证异治。方随证出，药随证变，有斯证，用斯药。

总而言之，《伤寒论》是中医辨证论治理论体系的奠基之作，其内容十分丰富，具有很高的科学价值，其科学价值又来源于其实事求是的科学作风。他运用了个别与一般、局部与整体、现象与本质联系的逻辑方法，以六经、气血、八纲、八法为骨干的辨证论治体系，从而创造性地诞生了"综合辨证法"，这也是仲景学说理论体系形成与发展的最主要的思维方式，一种医学推理体系。诚如马堪温教授所说："这一体系的理论价值和实用价值不仅是空前的，而且成为后世中医学发展的楷模。"因此，我们对《伤寒论》必须下功夫，认真仔细地深入学习、思索，向纵深进行阐释和挖掘，才能得到更多的收获，解决诸多难题，才能使《伤寒论》源于临床，回归临床，进而创立新方，攻克顽症痼疾，使《伤寒论》的学术研究进入一个新的境界，为弘扬中医药学，振兴岐黄事业作出有益的贡献。

〔写于 2003 年〕

痰注辨治

中医学痰注即结节病，是一种原因不明的、可累及全身多种器官的非干酪性上皮样慢性肉芽肿病变，可发生在淋巴结、肺、皮肤、眼、肝、脾、指骨等处。多见于 30～40 岁的女性。本病发展缓慢，虽属良性，但少数可后遗呼吸功能不全或其他器官的不可逆病变。目前对结节病的治疗，成熟的经验较少。个人在临证过程中，曾诊治数例结节病患者，收效尚可，爰简介如下。

【病例 1】李某，女，46 岁，友谊服装厂工人。

初诊（1978 年 2 月 25 日）：近年来，周身出现皮下结节，有时呈对称、串珠状，逐步增多，已达 100 多枚，推之可移，按之坚硬，皮色不变，无特殊疼痛，病理切片证实病变属于肉芽肿性质的病损，诊断为"结节病"（1977 年 10 月 19 日病理切片，南通医学院附属医院病理科，片号：765044）。已服中药 100 余剂罔效。苔薄，脉缓。综合症情，属痰注无疑，予化痰软坚之品以消息之。处方：

炒白芥子 10g	生半夏 6g（先煎）	炙僵蚕 12g	制海藻 12g
昆布 12g	生姜 3 片	生牡蛎 30g（先煎）	
天葵子 12g	夏枯草 12g	红枣 5 枚　6 剂	

二诊（3 月 6 日）：药后自觉乏力，有时口干，苔薄白少津，脉象细

软，有气阴两伤之征。上方加入益气养阴之品炙黄芪 15g，潞党参、麦冬各 10g，10 剂。

三诊（3 月 16 日）：痰核稍有缩小，仍感神疲乏力，口微干。苔薄质微红，脉象细软。效不更方，继进之。上方加炙蜂房、炙蟅虫、川石斛各 10g，5 剂。

四诊（4 月 24 日）：腿上结节缩小，其质已软，余未续见增多。右肩关节酸痛，活动欠利，曾诊为"冻结肩"。舌质衬紫，脉细弦带滑。此乃痰瘀凝聚，而成结节，导致经脉痹阻，关节不利。仍宗前法，以丸剂继进之。

（1）汤方同上，加赤芍、片姜黄、黄精各 10g，10 剂。

（2）丸方：生半夏 60g，炒白芥子、天葵子、炙僵蚕、炙蜂房、炙蟅虫各 120g，京三棱 60g，淫羊藿、全当归、川石斛各 100g，陈皮 60g，炮穿山甲 100g，鹿角霜 80g，生黄芪 120g，甘草 30g。上药共研极细末，另用制海藻、昆布各 240g，煎取浓汁，加蜂蜜为丸，如梧桐子大。每日早晚各服 8g，餐后服。

五诊（5 月 3 日）：服药未停。两腿结节消失，腰部结节逐步缩小。苔薄舌微红，脉象细弦。因丸药配制尚需时日，继予汤剂（3 月 16 日方，10 剂）进服，俟丸剂制成，即连续服用。

8 月 12 日随访：全身结节消失，病已获愈。

【按】生半夏善于化痰软坚，消肿散结，乃痰核之主药，用量可逐步增加至 15～18g，以知为度。

【病例 2】周某，女，34 岁，市图书馆干部。

初诊（1962 年 5 月 25 日）：周身关节疼痛，肢困乏力，继而发现自髂嵴连线向下沿大腿后侧散在分布皮下结节 60 余枚，手背部亦见 3 枚，每枚约弹子大小，推之可移，质地较硬，但无触痛。其症已起半年，曾用肾上腺皮质激素治疗无效。类风湿因子试验（＋），血沉 30mm/1h 末，胸部 X 线检查见肺门淋巴结肿大。苔薄腻、舌质衬紫、脉小弦。辨为痰瘀交凝，脉络痹阻。拟予化痰软坚，散瘀消结。处方：

生半夏 10g（先煎）　白芥子 10g　青皮 6g　陈皮 6g　生牡蛎 30g
生薏苡仁 30g　制海藻 10g　昆布 10g　天葵子 12g　炙僵蚕 10g
生姜 3 片　炙䗪虫 10g　炮穿山甲 8g　7 剂

二诊（6 月 2 日）：药后痰核已消其半，所余结节亦趋缩小，苔脉同前。药既奏效，毋庸更张。原方 7 剂。

三诊（6 月 8 日）：结节已基本消失，唯手背部尚留有半粒弹子大小结节 1 枚，质软。原方续服 4 剂，以巩固之。

1980 年 6 月 10 日随访：至今已历 18 年，一直未复发。

【病例 3】余某，女，46 岁，市公安局干部。

初诊（1973 年 2 月 5 日）：因工作繁忙，自觉疲惫乏力，体重下降，时有低热盗汗，胸痛干咳，周身淋巴结肿大，且出现皮下结节达 70 多枚，边缘清楚，并无触痛。结核菌素试验（一），血沉 25mm/1h 末，胸部 X 线检查提示两侧肺门淋巴结肿大，诊断为“结节病”。苔薄腻、脉细滑。此乃痰核之证，拟方化痰消核，兼益气阴。处方：

太子参 12g　川百合 12g　十大功劳 12g　葎草 20g
生半夏 10g（先煎）　炙僵蚕 10g　天葵子 12g　炒白芥子 10g
生牡蛎 20g（先煎）　甘草 5g　10 剂

二诊（2 月 15 日）：痰核绝大部分已消弭于无形，仅余数枚尚可触及，唯气阴两虚，尚未悉复，苔脉如前。前法既效，率由旧章。上方加制黄精 15g，20 剂。

1980 年 6 月 9 日随防：向其爱人了解，自 1973 年至今无任何不适，仅在劳累后尚可扪及结节数枚。因此未再服药。

【按】以上 3 例确诊为"结节病"（限于当时条件，结节病皮试未做）。根据其临床症状表现，虽有挟瘀或气阴两亏之兼证，但其共同点都有"痰"证，而见周身皮下结节数十枚，乃至百余枚，故应属于中医学"痰注""痰核"之范畴。《丹溪心法》："百病多有挟痰者，世所不知。人身中有结核，不痛不红，不作脓，痰注也。"与临床所见符合。前人认为百病多由痰作祟，患者皮下坚核，推之可移，按之质硬，皮色不变，又无疼痛，故可确诊为"痰注"或"痰核"。而以化痰软坚为主，在使用药物方面，除选用海藻、昆布、夏枯草、生牡蛎取其消核软坚之功外，临床屡用白芥子、生半夏、天葵子、炙僵蚕而获效。因为白芥子、生半夏祛有形之痰核效果最佳。《本草正》曾曰："白芥子，消痰癖疟痞，除胀满极速，因其味厚气轻，故开导虽速，而不甚耗气，既能除胁肋皮膜之痰，则其近处者不言可知。"半夏长于燥湿化痰，降逆散结，其生者，用治痰核，其效甚著。《药性论》谓其"消痰涎……能除瘿瘤"。《主治秘要》亦赞其"消肿散结"之功。配合白芥子擅治痰核，个人临床用量最大曾达 18g，未见任何毒性反应，为减少物议，常加生姜 3 片以解其毒。僵蚕善于化痰散结，《本草纲目》谓其"散风痰结核"。天葵子系毛茛科植物天葵的块根，种子名"千年耗子屎种子"，与紫背天葵草（为菊科植物紫背千里光的全草，有祛瘀、活血、调经作用）是两种药，不能混同。天葵子功能消肿、解毒、利水，对瘰疬结核有著效。方中生姜、大枣以调和诸药，缓和某些药物的毒性。

对这 3 例患者除采用化痰消核之品为主药外，还要视其兼证之不同，辨证用药。如病例 1 在服药后，患者自述神疲乏力，口干少津，分析是因白芥子、半夏性燥耗伤气阴之故，故加补益气血之党

223

参、黄芪，养阴之麦冬，使其气运血活，痰消津还。10 剂后痰核缩小，又加炙蜂房祛风、化痰、攻毒，炙䗪虫活血化瘀。又服 35 剂，两腿结节明显缩小，质地转软。药既获效，仍守前法出入制成丸剂。原方加赤芍、当归、穿山甲以加重活血化瘀之功；再用姜黄、陈皮、黄精、黄芪补气行气，乃遵严用和所说："人之气道贵乎顺，顺则津液流通，决无痰饮之患。"根据《国外医学参考资料》报道："在结节病早期急性发作患者的血清中发现循环免疫复合物，也提示体液免疫机制与肉芽肿的发生有关。"且在临床有用肾上腺皮质激素治疗获效者，故考虑采用提高机体免疫功能的药物，因此处方中选用淫羊藿、鹿角霜大补肾阳，提高细胞免疫、体液免疫功能，以振脾阳，运化水湿，而阻生痰之源。药证合拍，服药 2 个月余，全身结节均趋消失，而获痊愈。又如病例 2 患者辨为挟瘀之证，故加䗪虫、炮穿山甲以活血化瘀，消核散结。我认为："治痰要治血，血活则痰化。"根据国外报道用抗凝药治疗结节病有效，而活血化瘀药物有抗凝作用，因此加用此类药物，必然可以提高疗效，这是值得今后进一步探索的问题。再如病例 3 患者兼见低热、盗汗等气阴两虚之证，则加川百合、功劳叶、制黄精补益气阴；葎草养阴而清虚热，又可化痰消结，诸药配合，而获佳效。

关于生半夏的使用问题，因其有毒，历代均有争议。个人实践证实，生半夏既经煎煮而成熟半夏，毒性大减，并未见中毒之弊，妊娠恶阻亦多用之。经云"有故无殒，亦无殒也"，是实践有得之言。

（参考文献略）

〔写于 1980 年〕

慢性粒细胞白血病 1 例浅析

章某，男，42 岁，教师。

体质素健，无特殊病史，1976 年 6 月份感到头晕乏力，以后体重逐有减轻，当时并未引起重视，直至 9 月上旬，始行就医。经血常规检查，血红蛋白下降，白细胞升高，并见到幼稚细胞，拟诊为"白血病"，即赴苏州医学院附属医院血液科诊治。

1976 年 9 月 13 日：消瘦乏力，无出血，不发热，病情已起 3 个月，浅表淋巴结不肿大，贫血貌，心、肺（－），肝肋下 2 指，脾脐下 2 指，血红蛋白 60g/L，白细胞 $240×10^9$/L，血小板 $55×10^9$/L，可见幼稚细胞。提示：慢性粒细胞白血病（简称"慢粒"）。嘱服白消安（马利兰）2mg，每日 3 次，见效后渐减量，至白细胞降至 $10×10^9$/L 以下时停药。

髓象分析：原始粒细胞 1.5％，早幼粒细胞 1％，嗜中性中幼粒细胞 6.5％，嗜中性晚幼粒细胞 27.5％，嗜中性杆状核细胞 18.5％，嗜中性分叶核粒细胞 27％，淋巴细胞 1％，单核细胞 2％，网状细胞 0.5％，嗜酸性粒细胞 9％，嗜碱性粒细胞 4.5％，中幼红细胞 0.5％，晚幼红细胞 0.5％。粒细胞增生极活跃，以晚幼粒及杆状核细胞和分叶核细胞为主，易见到嗜酸和嗜碱粒细胞，单核细胞和网状细胞可见，淋巴细胞和红系受抑，红细胞易见。结论：髓象提示

"慢性粒细胞白血病"。

因服白消安后反应较大，头眩、脱发，乃于 10 月 14 日来诊：症如上述，苔薄舌淡，脉弦细，重按无力。综合症情，属之邪实正虚，气血津液结聚，形成癥积。治当攻邪为主，扶正为辅，以诱导缓解。处方：

| 生地黄 30g | 党参 30g | 牡丹皮 9g | 玄参 15g | 重楼 15g |
| 天冬 15g | 黄芪 15g | 人中黄 6g | | |

另用板蓝根、白花蛇舌草、龙葵、生鳖甲各 30g 煎汤代水煎药，每日 1 剂。患者白细胞逐步下降，10 月 22 日查血常规已降至 $5.5 \times 10^9/L$，即停服白消安，但头眩、脱发仍未已。后继服中药，以扶正为主，攻邪为辅，头眩、脱发停止，精神渐振，食欲颇好。11 月 30 日测体重增加 6kg，复查白细胞为 $7.1 \times 10^9/L$，脾大能触及，原方损益，继续服用。12 月 27 日体重又增加 0.5kg，精神食欲均好，几如常人，步行数里无疲乏之感。

1977 年 2 月 23 日来诊：面色微见红润，形体较实，无任何不适，苔薄白质淡红，脉虚弦，重按无力，是邪毒挫而未清，正气偏虚之征，续当培益气血，佐以清解余毒：

炙黄芪 30g	党参 30g	生地黄 15g	熟地黄 15g	天冬 15g
麦冬 15g	龙葵 30g	炙鳖甲 30g	白花蛇舌草 30g	炙甘草 6g
15 剂，每日 1 剂。				

1977 年 3 月 12 日来信谓：一切正常，上方仍在间日服 1 剂以巩固之。

嗣后患者因精神甚好，即自动停药，并上半班。由于患者放松警惕，麻痹大意，以致在 1978 年底突然"急变"，抢救无效而死亡。

【按】慢性粒细胞白血病（慢粒）一般多发生于 20～40 岁的中年人，以白细胞数持续升高、中晚幼粒细胞增高、肝脾大等为特征，与中医之癥积、虚损相似。对其病因病机的认识，虽经各地通过大量探索，但至今尚有分歧，焦点在于白血病的本质是虚证，还是实证；是因病致虚，还是因虚致病，迄未取得统一的意见。通过实践，个人认为，白血病既不是一个单纯的虚证，也不是一个绝对的实证；它的发生和发展，始终存在着正邪互争，虚实偏胜的现象，是虚实夹杂，正虚邪实的证候；其病"本"是邪毒内蕴，所以应把清热解毒，杀灭白血病细胞作为矛盾的主要方面，主要矛盾解决了，骨髓功能才能得到恢复。所以，我对于白血病的治疗，多以清热解毒为主，佐以扶正固本为辅，辨证地处理其标、本、虚、实、缓、急、先、后的复杂关系，初步取得了一定的疗效，治疗慢粒也不例外。

因为慢粒多呈现头晕目眩、发热口苦、有时鼻衄、神烦不宁、大便秘结之象，在辨证上基本属于"肝实热型"，所以中国医学科学院分院用当归龙荟丸（刘河间方）治疗慢粒取得了肯定的疗效。并在此基础上，又反复筛选，找出当归龙荟丸的主要成分是青黛，遂单独使用青黛治疗慢粒 15 例，也获得不同程度的疗效，平均于服药后 36.3 日白细胞开始下降，肝脏缩小，随之症状改善。此外，牛黄解毒片由牛黄、雄黄、大黄组成，也是清热解毒、泻火通便之剂，近人用治慢粒缓解率可达 86%，每服 4 片，每日 2 次，部分病例服 5～13 日白细胞即开始下降，平均 3 周左右显著下降。这两种药治疗慢粒效果虽是显著的，但两者均为苦寒泄热、解毒通下之品，体质偏虚者，只可暂用，或间断使用，而不宜久服。当归龙荟丸是清热泻肝、攻下行滞的方剂，每服 6～9g，每日 2～3 次，对头目眩晕，面红耳赤，两胁痛引少腹，心烦，大便秘结，小便黄赤，脉弦劲有力者宜之，有效率可达 80%。倘大便溏泄而脉软弱者，则不宜用之。青黛用胶囊装盛，每服 2～4g，每日 3 次，服后往往有轻度腹部隐痛，大便次数增多，但远较当归龙荟丸为缓。至于牛黄解毒片，因其中雄黄含有砷，长期（6

个月以上）服用可在体内蓄积而引起单纯性红细胞性的"再生障碍性贫血"，所以不能连续使用半年以上。而我拟订的诱导缓解方，是以攻邪为主，扶正为辅，可以久服，虚人亦宜。本例即是在服用白消安产生不良反应后继服本方而使病情逐渐稳定的，脾脏缩小，红细胞、血小板上升，白细胞下降至正常值，体重增加 6.5kg 左右，缓解 2 年余。由于患者放松警惕，未能继续服药，同时也因为直至现在为止，彻底治愈的病例还很少，仅是中位存活时间的长短而已，大多数均难免死于"急变"。不管放疗、化疗，都未能防止急变。国产的"合 520"其缓解率可达 93%，作用较白消安快，可作为首选药物。但仍不能控制"急变"，据对 446 例慢粒死亡病例统计，有 77% 死于急变；瑞金医院的慢粒急变率为 56.7%。对慢粒用联合化疗和免疫疗法（B.C.G 与粒细胞疫苗），生存期可以延长，部分病例中药合并化疗，其生存期可达 7 年，这对过去的中位存活时间 40 个月左右的界限有所突破，是值得注意的一个方面，充分反映中西医结合的优越性。

通过这一例演变经过来看，坚持服药，是很重要的，绝不能为暂时缓解的现象所迷惑，要吸取教训，告诫患者，遵守医嘱，争取战胜白血病。

〔写于 1979 年〕

控涎丹的方义与应用

控涎丹出于南宋陈无择《三因极一病证方论》，又名妙应丸，至清王洪绪则称之为子龙丸。后世方书，多赞其效。它和同出一书的十枣丸，均由仲景十枣汤演变而来。陈氏一以十枣汤改为丸，一以芫花易白芥子为丸（即本方），各有所主，颇具深意。由于本方是一个药价甚廉而疗效卓著的成方，值得研究和发扬。兹谨整理有关资料，作简要的介绍。

一、方义主治

【方药】

> 甘遂（去心制）、大戟（煮透去骨晒干）、白芥子（炒）各等份，共研细末，面糊或炼蜜或滴水为丸，如梧子大，晒干。每服5～10丸，或15～20丸，临卧时以生姜汤或热汤送下，以知为度。

【方义】李梴曰："控，引也。涎，痰涎也。"王晋三曰："控，引也。涎读作闲，浘涎也，水流貌。引三焦之水，浘涎出于水道也。白芥子色白入肺而达上焦，甘遂色黄入脾而行中焦，大戟色黑入肾而走下焦。故曰白芥子走皮里膜外之水饮，甘遂决经隧之水饮，大戟逐脏腑之水饮，三者引经各异，浘涎于水道则同，故复之为方，而名控涎也。"说明了甘遂、大戟、白芥子三者同用，可以发挥高度

229

的排除痰水作用，因此定名为控涎丹，是名实相符的。

【主治】一切痰证，如癫疾，胁痛，颈项、腰背、筋骨牵引钓痛，流注不定，手足冷木，气脉不通；或喉中结气，似若梅核，时有时无，冲喉闷绝；偏身或起筋块，如瘤如栗，皮色不变，不疼不痛，但觉发麻；或自溃串烂，流水如涎，经年不愈有若瘘管；并治疗瘰疬贴骨，鱼口便毒，一切阴疽。

上述主治范围，虽然相当广泛，但却都是实践经验的积累记载，可以作为临证指导。我个人在临床上多将其用于下列疾患：❶慢性淋巴腺炎（包括颈淋巴结核）；❷湿性胸膜炎；❸急慢性关节炎；❹骨结核；❺湿性脚气；❻气管炎或肺炎而痰涎壅盛者；❼腹水而兼胸水者。

不过控涎丹用于上列病证时，必须依据中医辨证论治，确定系痰水蓄积而致病的实证，始能应手奏效。徐大椿说："本方乃下痰之方，人实证实者用之。"是非常恰当的垂示。

二、古人对本方的评价

《赤水玄珠》和《东医宝鉴》同引《世医得效方》："凡人忽胸背手脚颈项腰膝隐痛不可忍，连筋骨牵引钓痛，坐卧不宁，时时走易不定，俗医不晓，谓之走注，便用风药及针灸皆无益。又疑风毒结聚，欲为痛疽，乱以药贴，亦非也。此乃痰涎伏在膈上下，变为此疾，或令人头痛不可举，或神思昏倦多睡，或欲食无味，痰唾稠黏，夜间喉中如拽锯声，口流唾涎，手脚冷痹，气脉不通，误认瘫痪，亦非也。凡有此疾，只服控涎丹，其疾若失。"

李时珍《本草纲目》："痰涎之为物，随气升降，无处不到，入于心则迷窍而癫痫，妄见妄言；入于肺则闭窍而成咳唾稠黏，喘急背冷；入于肝则留伏蓄聚而成胁痛干呕，寒热往来；入于经络则麻痹疼痛；入于筋骨则颈项胸背腰膝手足牵引钓痛。陈无择《三因方》并以控涎丹主之，殊有奇功。"

上述记载说明对"痰涎"所造成的各种疾患，控涎丹能收立竿见影之效，古人对本方的辨治是很明确精当的。清代医家在临床应用上亦颇推崇之，张石顽氏谓其主治胁下痰积作痛，在《医通》痰饮门中说："湿痰积于胁下，隐隐作痛，天阴更甚，轻则二陈汤加白芥子，重则控涎丹缓攻之。"又说："痰夹死血，随气攻注，流走刺痛，有时得热则止，有时得热转剧，此本寒痰阻塞，亦以本方为主。"并介绍了李士材以控涎丹治愈遍身如螯的痰饮沉疴一案，由知张氏对本方亦甚重视。此外最常用本方的则为王洪绪氏。王氏是清代有名的外科专家，在他的名著——《外科证治全生集》里，对于本方治疗瘰疬、贴骨疽等疾患，大为推崇，他说："瘰疬生于项间，初起一块，不觉疼痒，在皮里膜外，渐大如桃核，旁增不一，皮色不异者，以子龙丸每服三分，淡姜汤送服，每日 3 次，至消乃止。"在他的医案中，述及枫镇闵姓瘰疬之疾，溃烂成串，虽以多方治疗，九十日收功，因未服子龙[1]、小金二丸，其毒根未除，后腋生恶核，仍以子龙丸消之杜患。这充分反映了王氏在临床上对本方是具有深刻体会的，并积累了丰富的经验。所以魏玉璜氏也认为本方乃治疗瘰疬恶核流注之专药，绝非过誉之辞。从这些介绍就可看出古人对本方评价之高了。

三、药理作用和临床治验

甘遂含有一种无水酸，据日本猪子氏实验，能刺激肠管，引起

---

[1] 子龙丸即控涎丹.

肠蠕动亢进，产生峻下作用，兼有利尿之功。大戟根具有刺激性有毒成分的大戟素及一种赝碱，与甘遂之作用类似。两者均能泻下及排除水毒，因而对于腹水、湿性脚气、渗出性胸膜炎、慢性胃炎、淋巴腺炎等病症，均有泻下利导之作用。白芥子含有脂肪油及白芥子苷、杏仁酶等成分，除作为祛痰平喘咳之剂外，对组织中不正常的渗出物之吸收，尤有殊功。甘遂、大戟伍以白芥子，实为促使控涎丹发挥更广泛疗效的关键。

再从古人对本方三种药物功效的说明来看，就更能体会到本方组织的缜密。《神农本草经》论甘遂曰："主大腹疝瘕，腹满面目浮肿，留饮宿食，破癥瘕积聚，利水谷道。"黄宫绣《本草求真》谓："甘遂能于肾经或隧道水结之处奔涌直决，使之尽从谷道而出，为下水湿之第一要药。"《神农本草经》论大戟曰："主蛊毒十二水，腹满急痛积聚，中风吐逆。"《外科证治全生集》谓："消颈腋痰块瘰结，下痞堕胎，治鼓胀，利二便。"由此推知甘遂去经隧脉络之水湿力强，大戟去腹膜胃肠间之水力猛，甘遂得大戟而力显，大戟得甘遂而其用著，散布于肌腠关节脏腑之间的水湿，自可排泄净尽。而白芥子一味，在本方的作用，根据朱丹溪说："痰在胁下及皮里膜外者，非白芥子不能达。"王洪绪曰："皮里膜外阴寒痰，非此不消。"《本草经疏》谓其"能搜剔内外痰结，及胸膈寒痰冷涎壅塞者殊效"。这和现代药理学研究证明本品能吸收组织中不正常渗出物的结论，是完全一致的。

本方临床应用疗效是卓著的，近人也有不少治验报道。例如聂云台氏所著《结核辅生疗法》中举出很多证例，介绍了朱少波用治胸膜积水、推拿医陆泉源施治于鹤膝风及瘰疬，以及聂先生本人治愈足关节炎肿与内痔出血、腹水的治验，都是很生动的事例。江西章菊生氏治愈痰核流注数例，收效甚捷，已发表于《江西中医药》1952 年 2 月号月刊。我在临床上也曾使用多年，均能获得满意的效果。兹择近年来所治湿性胸膜炎 2 例，作简要的介绍。

【病例 1】李某，女性，51 岁。1955 年 5 月 11 日初诊。病历号：47416。

病历摘要：4 月底始觉恶寒发热，头痛肢楚，继则咳呛痰黏，两肋引痛，延医服药，效果不著。截至 5 月上旬，咳逆增剧，呼吸不利，不能右侧卧，来本院门诊治疗。检查：体温 37.8 ℃，脉搏 104 次/min，脉象沉弦而数，舌苔满布白腻，听诊左肺呼吸音消失，叩诊自第 4 肋下呈浊音，右肺呼吸音粗糙，并有湿啰音。印象为悬饮（湿性胸膜炎，即渗出性胸膜炎）。

治疗经过：第 1 日处方：控涎丹 2.2g，同量 3 包，每晨餐后服 1 包，并予祛痰镇咳利湿汤剂。第 3 日来诊，主诉服丸药后，畅泻 6 次，纯为稀水，气促较平，已能右侧卧。听诊左肺呼吸音在上中部已能闻及，叩诊浊音界下移。续予控涎丹 2.5g，给同量 2 包，嘱间日服 1 包。服后并未泻下，咳逆全平，肋痛逐渐轻减。续以肃肺、祛痰、通络、蠲饮之剂，调理 10 余日而愈。

【病例 2】陈某，男性，29 岁。1955 年 9 月 22 日初诊。病历号：52844。

病历摘要：发热胸痛，咳逆不平，已经两旬。在苏北医学院附属医院透视证明为左侧胸膜炎，已经注射链霉素 5g。检查：体温 38.2℃，脉搏 100 次/min，脉象弦数，舌苔薄白，听诊左肺中野以下呼吸音减弱，有湿啰音，叩诊呈浊音。印象为湿性胸膜炎（渗出性胸膜炎）。

治疗经过：给控涎丹 9g，分为 3 包，每间日服 1 包。服后泄泻数行，热势即渐挫降，咳逆已平，胸痛亦减。至 27 日来诊，体温 37.2℃，脉搏 90 次/min，听诊左肺呼吸音较前清晰，仍有湿性啰音，叩诊已呈清音，但有头晕自汗之虚弱现象，改用肃肺化痰，参以益气培元之剂，调理旬日而安。

四、结论

控涎丹对痰水的排除有卓越疗效，而且药价低廉，可以广泛应用。但使用控涎丹在辨证和剂量上要掌握得当，始能获得满意的效果，否则易致偾事，此点必须注意。具体说，在辨证上，体气虚弱者应慎用。在剂量方面，慢性疾患如瘰疬、流注、痰核等，宜小量持续服之，一般每服 0.9g，每日 3 次。肺炎痰气促、湿性胸膜炎、腹水等症，宜每次服 2.5～3.8g，每日或间日服 1 次。如服后隔半日仍未泄下者，可续服 1 次。倘剧泻者，则稍减其量。总之，必须凭脉辨证，相体论治，权衡活变，始获佳效。

本方用量小而奏效快，主要是药物经研为极细后制丸，便于胃肠溶解吸收，充分发挥效能，因而提高疗效。陈无择氏所以将十枣汤演变而为十枣丸和控涎丹两方，是通过实践体会而获得的经验创造，这在今后剂型改革上值得参考。

考《圣济总录》脚气门载有趁痛丸，方药与此完全相同。《圣济总录》成书于公元 1118 年，较陈氏为早，本方是否由趁痛丸易名而扩大了应用范围，还是陈氏自创，尚有待于进一步的研究和考证。

〔原载于《上海中医杂志》1956 年 8 月号〕

中药用量与作用之关系

中药的用量，主要根据患者的体质、症状、居住地域、气候和选用的方剂、药物等进行考虑。由于使用目的的不同，用量也就有所不同。同一药物，因用量不同，就会出现不同的效果或产生新的功能，从而发挥更大的作用，特别是超大剂量，用之得当，往往出现意想不到之奇效。所以中药用量与作用的关系值得我们注意，正如日人渡边熙氏所说："汉药之秘不告人者，即在药量。"这是很有见地的话。兹就近人及个人实践所及举例说明。

一、益母草

本品辛苦微寒，主要作用是活血调经，因此一般多用于月经不调、产后血胀及打仆内损瘀血等症。虽然《神农本草经》曾提及"除水气"的效用，但后世应用者甚少，或认为"消水之功，并不显著"，这是没有掌握其用量的缘故。事实上，《神农本草经》所言，是确切可信的。至于以之用治高血压、白喉等疾患，则前贤并未论及，而是近世医家在钻研实践中的发展，其所以能产生这些新的作用，都与增加用量有关。

1. 水肿 本品用作"调经活血"时，其用量一般为9～15g。倘作"利水消肿"之用，则需量大，始能奏效，因为"矢虽中的"而

"力不及彀"，也就是说"药虽对症"而"用量不足"，往往不见效果。益母草之利尿作用，我在临床观察，每日用 30～45g 尚不见效，嗣加至 60～90g，始奏明显之效。尝用治急性肾炎之尿少、浮肿之候，恒一剂知，二剂已。处方：

益母草 60g	泽兰叶 20g	木槿花 12g	甘草 3g

【随证加味】风水型者加麻黄 3～5g；实热型者加大黄 5～8g，生槐角 15g，气血虚弱者加当归 10g，黄芪皮 20g。此外，对于单腹胀（肝硬化腹水）或其他水肿，均可用本品 90g 加入辨证论治方中，以增强"利水消肿"之作用。

2. 高血压　本品对于高血压病，特别是产后高血压病，有显著清肝降逆作用。因其辛苦微寒，入心、肝二经，《名医别录》曾谓其"子（指茺蔚子）疗血逆、大热、头痛、心烦。"引申之以治高血压病是可以理解的。苏联学者曾研究，证明其有效成分茺蔚素在 1：50000～1：100000 的浓度，对动物血管有显著的扩张作用而使血压下降，并有镇静中枢神经系统及拮抗肾上腺素的作用，这就得到具体的证明了。但用量也必须增至 60g，始获显效。处方：

益母草 60g	杜仲 15g	桑寄生 30g	甘草 6g

【随证加减】肝旺头痛者加夏枯草 15g、嫩钩藤 20g、生白芍 9g，阴虚者加女贞子、川石斛、大生地黄各 9g。连服 2 剂后，血压即见下降，续服 5～7 剂，可获稳定。

3. 白喉　有报道用单方鲜益母草汁外涂治疗白喉[1]，效果显著。其用治 50 余例，除 1 例并发肺炎外（住院 1 小时即死），其余均获痊愈。轻症只涂抹 2～3 次即愈，重症住院 40 多例，只有 2 例结合注射白喉抗毒素，其余全部都单用本品涂抹咽喉，其黏液和腐败白膜甚易唾出，一般在 2～5 日内，即行痊愈。

【益母草液制法】用鲜益母草叶捣汁，纱布滤过，挤出液汁，再加 20％的食醋，调和备用。用时以棉签蘸涂患部，1～2 小时 1 次，若见呼吸困难，呈阻塞状者，应深入喉部涂抹，使黏液容易唾出。推其所以奏效，因为用鲜汁而加强了破血、消痈、解毒等作用。

二、荠菜

这是一味药食两用的野菜，茎叶多作蔬食，子、花入药，其实全草均有医疗作用。甘温无毒，诸家本草均谓其能利肝明目，益胃和中，调补五脏。其主要作用有二：一为止血，用于咯血、崩漏；二为止痢。苏联对荠菜的药理作用有较多研究，并已被列为药典中的法定药物，江西医学院药理教研组也曾对其药理作用作了实验研究，认为荠菜煎剂与流浸膏均有直接兴奋子宫等平滑肌及缩短动物凝血时间，降低血压等作用。子、花入药，其用量一般均在 10～15g。但民间单方用大剂量治尿潴留及乳糜尿有著效，也是加大剂量而发挥更大作用的结果。

1. 尿潴留 这是热性病，特别是肠炎、灰髓炎初步好转后常常出现的一种后遗症，导尿仅能一时缓和症情，不一定解决问题。但本品服后却能于 6～24 小时内恢复自动排尿，迅速痊愈。其治疗根据，在文献中也可找到一些线索，如唐《药性本草》："补五脏不足……治腹胀。"《大明诸家本草》："利五脏"。因此对病后排尿障碍有调整恢复的作用。现代药理研究证明它有直接兴奋子宫等平滑肌的作用，当然属于平滑肌组织的膀胱，必然也同时会得到兴奋、收缩而排尿的效果。每日约取新鲜荠菜 250g，轻者减半，煎汤，每 3～4

小时服 1 次，连续服之，直至奏效为度，孕妇忌服。

2. 乳糜尿　此症在中医学相当于"膏淋"之候，其病因约有二：一属湿热下注，一为"中气不足，溲便为之变"，清气不升，下元亏损，精微不能固摄。前者易治，后者较为顽固。我尝用景岳举元煎加味或张锡纯氏膏淋汤，收效尚属满意，但部分疗效不显时，一经加用荠菜花 45～90g 后，即能提高疗效，逐步向愈。处方：

> 潞党参 15g　　生黄芪 30g　　炙升麻 10g　　山药 30g　　生白芍 12g
> 菟丝子 12g　　芡实 15g　　荠菜花 45g

水煎，分 2 次服，每日 1 剂。连服 4～5 剂后即见效机，持续服 15～20 剂，可以向愈。由丝虫病引起者，应加炮穿山甲 6g；制昆布 12g，草薢 15g。

三、半夏

因生半夏辛温而燥有毒，所以一般多以姜制，并减小其用量。在临床上用于和胃降逆、燥湿化痰，虽有一定的效果，但对半夏的全面医疗作用来说，则是大大受到削弱的。关于生半夏的有毒、无毒问题，我同意姜春华学兄的意见，生者固然有毒，但一经煎煮，则生者已熟，毒性大减，何害之有？余选用生半夏 9～18g 治疗妊娠恶阻，恒一剂即平，历试不爽，从未见中毒及堕胎之事例。而治疗痰核及支气管扩张、疟疾等症，非生用较大量不为功，如片面畏其辛燥而不用，则将有负半夏之殊效，而不克尽其全功，是令人惋惜的。

1. 妊娠恶阻　这在治疗上是比较顽固的一种反应现象，半夏对此确有殊功。汉代张仲景《金匮要略》里就用干姜人参半夏丸治疗妊娠恶阻，并不碍胎；但后人因《名医别录》载有"堕胎"之说，遂畏而不用，致使良药之功，湮没不彰。余用半夏为主药治疗恶阻，无一例失败。从前均径用生半夏，嗣以部分患者有所疑惧，乃改用制半夏，效亦差强人意，但顽固者则非生者不愈。处方：

> 半夏 9～18g（先用小量，不效再加；制者无效，则改用生者，并伍以生姜 3 片） 决明子 12g（炒打） 生赭石 15g 旋覆花 9g（包）
> 陈皮 3g

水煎取 1 碗，缓缓服下；如系生半夏，则每次仅饮一口，缓缓咽下，每隔 15 分钟，再服一口，约半日服完，不宜一饮而尽。恒一剂即平，剧者续服之，无有不瘥。

2. 痰核 痰之为病，其变化最多，诚如李时珍在《本草纲目》中所言："痰涎之为物，随气升降，无处不到。"倘入于筋膜或皮里膜外者，则将遍身起筋块，如瘤如栗，皮色不变，不痒不痛，或微觉酸麻，即今之皮下结节。一般药治，收效多不满意。我除部分用控涎丹治疗外，部分体质较虚者，则以生半夏为主药，辨证论治，随症加味，奏效甚速，一般 2～4 周，可以逐步消失。处方：

> 生半夏 9g（可逐加量） 白芥子 9g（炒研包） 生牡蛎 24g 制海藻 9g
> 制昆布 9g 浙贝母 9g 炙僵蚕 12g 生姜 4 片

每日或间日 1 剂，水煎分 2 次服。痰多者加陈胆南星 9g、海浮石 15g。

3. 支气管扩张症 这也是一种顽固疾患，一般药物，效均不著。但凡经确诊为支气管扩张症，而咳呛痰多者，用姜春华教授拟方加味，连续服之，有一定效果。其方为：

> 生半夏 6g　　炙款冬花 6g　　前胡 6g　　南天竹子 6g　　川贝母 6g
> 生姜 3 片

余增加黄荆子 15g、金荞麦 30g、红枣 3 枚。奏效更著，有降逆定咳、温肺化痰之功。咯血时加大小蓟各 18g、血余炭 12g、煅花蕊石 15g。

4. 疟疾　俗谓"无痰不作疟"，而生半夏有燥湿化痰之功，所以对疟疾亦有佳效。余曩以生半夏为主药的"绝疟丸"（验方）治各种疟疾，不论久暂，均奏著效。处方：

> 生半夏 150g　　炮干姜 150g　　皂矾 60g　　五谷虫 60g

共研细末，水泛为丸，每服 2g，儿童酌减，需于疟发前四五个小时以温开水送下。每日疟及间日疟均 1 服即愈，其重者需再服始止。曾应用多年，除恶性疟需多服数次外，不论轻重新久，1～2 服，无不愈者。

四、槟榔

本品是破滞杀虫的名药，一般多配合其他杀虫或消积之品同用，如单味作为驱除钩虫或绦虫用者，必须用生者大量始效。曾观察其治钩虫病之剂量，每次 30g，固属无效，45g 也是无效，直增至 75～90g，大便中虫卵始阴转。嗣径用大量，一次即瘥。这反映了用量与效用的关系是非常密切的。但一次服用 75g 以上时，在半至 1 小时左右时，有头眩怔忡、中气下陷、面色晄白、脉细弱等心力衰竭的反应现象，约经 2 小时许始解，也证明了"药不瞑眩，厥疾不瘳"的道理。处方及其制作：槟榔（生者效佳，打碎，其饮片因水浸关系，效力大减）75～90g，水浸一宿，翌晨煎汤，空腹温服。

如贫血严重，体质虚弱者，需先服培补气血之品调理，然后再服此方，不可孟浪。

五、金樱子

本品性味酸涩而平，酸则能敛，涩可固脱，一般多用治遗精、久泻、带下、尿频等症，移治"阴脱"之子宫脱垂症，理固能通，但非一般常用量所能奏效，而必须增至 1 日 120g 始行。根据浙江瑞安县仙降公社除害灭病工作队报道用金樱子治疗 203 例子宫脱垂，内服 1～2 个疗程后，近期追访有效率为 76％，我们观察了部分病例，其效亦同。但以患者年在 35 岁以下，脱垂程度较轻而白带较少者，疗效为著。部分服后有二便欠利、少腹胀痛等反应，停药即行消失。处方及其制作：

金樱子 5kg，加水 10kg，冷水浸 1 日，次日放锅内用武火煎煮半小时取头汁；再以原药渣加水 5kg，煎煮 1 小时后取二汁，去渣，混合头二汁，入锅内以文火浓缩成 5000mL，过滤后收储待用。如能每 1000mL 加入红糖 500g，利于服用，并能防腐。该药汁每 500mL 相当于生药 500g，每日服 125mL，相当于生药 125g。早晚 2 次用温开水冲服，连服 3 日为 1 个疗程，间隔 3 日，再连服 3 日为第二个疗程。

六、夏枯草

本品性味辛苦而寒，善清肝火、散郁结。临床配合养阴柔肝药治阴虚肝旺之高血压，配软坚消瘿之品治瘰疬，效果令人满意。但以大剂量治疗痢疾及肝炎，则是在前人实践基础上有所发展了。

1. 痢疾 有报道[2]，用夏枯草每日 30～60g 治疗菌痢共 30 余例，全部痊愈。其中以退热为最快，平均 3.1 天；住院日数最长为 8

241

天，最短为 3 天，平均为 5.2 天；大便培养均阴转。近人研究，证明夏枯草有利尿作用，可使血压下降；并有抑制霍乱、伤寒、痢疾、大肠埃希菌等细菌的生长作用，且其见效敏捷。处方：每日用夏枯草 60g 水浸 1 小时，文火煎 2 小时左右，分 4 次口服，每 7 日为 1 个疗程。或取夏枯草制成 100％流浸膏，成人每次服 20～30mL，小儿每次每岁 1～2mL，每日 3 次，或隔 6 小时 1 次。

2. 肝炎　以夏枯草煎或流浸膏（可酌加糖），每次服约含生药 30g，每日 3 次，开水冲服。对于肝炎而转氨酶升高者，有顿挫调整之效；一般服 5～7 日，即能见效。因为转氨酶升高时，象征肝炎病有所活动，而在中医辨证上，则多属肝热郁结、湿热壅滞之咎。夏枯草苦辛而性寒无毒，专入肝胆二经，能补厥阴肝家之血，又辛能散结，苦寒则能下泄以除湿热，所以能收到满意之效果。以上两点，中西结合，相互启示，对进一步扩展提高疗效，是有一定帮助的。

七、刘寄奴

本品味苦性温，功擅活血行瘀，通经止痛，一般用量为 9～15g。全草均入药，但用其鲜根每日 120g，水煎（需煎熬二三小时）早晚分 2 次服，连用 15 日为 1 个疗程，对于丝虫病象皮肿，具有捷效，其腿围缩小、组织松软，均有明显改变。有报道[3]药后腿围缩小者占 93.3％，腿肌肉组织软化、皮肤松弛者占 73.3％。服药时间最长者 15 天，最短者 10 天。在服药期间除有个别病例在服药 3 天时出现上腹部胀痛，水样便日 4～5 次，或中途喉头潮红肿胀，或呈感冒样，但经分别对症处理而消失，并未停药，其余患者均无特殊反应或不适。这也是在前人实践经验的基础上有了发展。其所以见效之理，个人认为有三点：一是因本品苦能降泄，温能通行，善于破血除胀；二是专用生根，长于消肿；三是加大剂量，增强效能，所以在短期内获得好转或痊愈。但也要注意患者体质，不能孟浪滥用。此外，本品对前列腺增生、结节，于辨治方中加用30g，亦有佳效。

八、紫草

本品甘咸气寒，专入血分，功擅凉血解毒，对于血热毒盛的痧痘斑疹、丹毒风疹等症，有清泄解毒之作用，并能预防麻疹；通常用量为9～15g。《名医别录》虽载有"通水道，疗肿胀满痛"之说，但用大量治疗绒毛膜上皮癌，则是近几年的事，也是中西医结合的创获。有关这方面的资料，各地报道甚多，不能一一列举，仅以姚津生氏报道的3例来说，一例葡萄胎后发现绒毛膜上皮癌，虽即行子宫全切除术，仍继续发现左肺上部转移性癌肿，遂用紫草每日60g，水煎分2次服，先后共服1800g，经摄片证实病变已吸收，健康恢复，从事工作。一例病情与上相同，服药20天，即显著好转。余一例为卵巢绒毛膜上皮癌，因年龄较大、发病时间较长，虽服用近6000g，并无效机。但总的说，还是令人满意的，在应用上有了发展。在这里应提一下的，就是紫草有滑肠通便的不良反应，凡服后有腹痛泄泻的，可伍以炒白术20g、广木香8g。

九、枸杞子

本品性味甘平，功专润肺养肝，滋肾益气，对于肝肾阴亏、虚劳不足最为适合，一般用量为9～15g，但用量增至每日60g，则有止血之作用，凡齿宣、鼻衄及皮下出血（如血小板减少性紫癜等）之久治不愈，症情顽缠者，服之均验；每日用本品60g，水煎分服，连服3～5日可以获效。如用量小于45g，效即不显，这也反映了用量与作用的关系。

十、苍耳草

本品性味苦辛而温，能祛风化湿，一般多用于头风鼻渊、风湿痹痛及疮肿癣疥。常用量为 9～15g，但增大其剂量，则能治疗麻风及结核性脓胸，其治麻风的剂量，曾有分为每日 120g 一次煎服、每日 360g 二次分服、每日 960g 三次分服等三种，而其疗效亦随剂量之加大而提高。至于治疗结核性脓胸，根据叶如馨氏报道[4]，亦需每日用 210g 左右，奏效始著，服后能使脓液减少、变稀，血沉率降低，连服 3 个月，疮口即逐步愈合。如果只用常用量，是不会收效的。

十一、黄连

本品性寒，味大苦，善于泻火解毒，清热燥湿，一般常用量为 3～5g 左右，由于其性寒味苦，大量或久服，易于损胃，故常与温药并用，如配木香之香连丸、配干姜之姜连散、配吴茱萸、白芍之戊己丸、配肉桂之交泰丸等，正如李时珍所言：“一冷一热，阴阳相济，最得制方之妙，而无偏胜之害。”所以其用量一般均在常用量上下。近年来忘年交全小林教授，常用黄连治疗糖尿病，取得突破性进展，值得参用。他说：“黄连最苦，然治疗糖尿病这一甜病特效。我用黄连，通常剂量为每日 30g，而治疗糖尿病酮症，一日最多达 120g，降糖迅速。”通过回顾性分析显示，有 35％患者减少降糖西药的用量，30％仅用中药来维持稳定而理想的血糖水平，许多曾经胰岛素用量很大的患者，甚至完全停用胰岛素，这就为糖尿病患者带来了福音，兹附全教授医案供参考：

【病例】陈某，男，36 岁。2010 年 7 月 9 日入诊。因血糖升高 1 个月就诊。患者 1 个月前因口渴明显而查 FBG 20mmol/L，诊断为糖尿病，注射几日胰岛素后，因工作较忙未再继续治疗。刻下症见：口干口苦甚，饮水多，乏力明显，汗出多，小溲频数，舌红、苔黄，脉滑数。查：FBG 22.1mmol/L，2hPG 34.99mmol/L。

西医诊断：糖尿病。

中医诊断：消渴。

中医辨证：火毒炽盛，耗伤气阴。

治法：清火益气滋阴。

处方：干姜黄连黄芩人参汤加减：

黄连 90g	干姜 20g	黄芩 30g	西洋参 9g	知母 60g
桑叶 30g	怀山药 30g	山茱萸 30g		

2010 年 7 月 13 日二诊：患者服药 4 剂，口渴、乏力等症状明显减轻，查 FBG 15mmol/L，2hPG 21mmol/L，调整处方为：

黄连 90g	生石膏 60g	知母 60g	天花粉 60g	西洋参 9g
山茱萸 30g	葛根 30g	怀山药 30g	桑叶 30g	大黄 3g
生姜 5 片				

患者服药 10 剂，口渴、口苦、乏力、汗多等症状缓解约 80%，查 FBG 6～7mmol/L，2hPG 9～11mmol/L，故调整处方为：

黄连 30g	黄芩 30g	知母 30g	天花粉 30g	葛根 30g
生姜 5 片，继续调治血糖。				

【按】患者初诊表现一派火毒炽热、耗伤气阴之象，并有愈演愈烈之势，故亟需迅速控制火势，打破火毒为病的恶性循环。此时常规用药恐杯

水车薪，必以大剂量苦寒清火之品直折火毒，方能控制火势，故主以 90g 黄连泻火解毒，直压火势，并以 20g 干姜顾护中阳，防止苦寒伤胃；同时配合知母、桑叶、怀山药等大量滋阴清热益气之药，以迅速补救耗伤气阴，防止其因火势鸱张而枯竭，配合黄连为标本兼治。二诊已明显收效，火势得到控制，因而一鼓作气，继续以 90g 黄连，清除毒火余氛，至三诊时火毒已完全控制，故中病即减，改黄连为 30g 调治。

十二、酸枣仁

本品性味酸平，入心、肝、胆、脾经，有安神，滋养之功，对失眠、惊悸有效。但近世一般用量多在 20g 左右，奏效不著。考《金匮要略》酸枣仁汤原用量为二升，折算应为 180g，故作为失眠用时，应加大剂量，我常用 30～40g，仅有小效，今阅全小林教授医案，其用量多在 120～180g，因其无毒，可放胆用之。

【病例】王某，76 岁。2009 年 6 月 3 日初诊。因彻夜难眠数月就诊。刻下症见彻夜失眠，上半身出汗，下肢凉，时心慌，纳可，夜尿频，大便多。舌苔厚、质紫暗、舌底瘀，脉弦数。既往史：糖尿病 1 年，甲状腺功能减退 5 年。

西医诊断：失眠，甲状腺功能减退，糖尿病

中医诊断：失眠，消渴

治法：交通心肾，养心安神

处方：炒酸枣仁合交泰丸加减

> 炒酸枣仁 120g　　黄连 30g　肉桂 6g　山茱萸 30g　五味子 15g
>
> 煅龙骨 30g（先煎）煅牡蛎 30g（先煎）

2009 年 6 月 10 日二诊：服上方 7 剂，每晚睡眠 3 小时左右，仍入眠困难，多梦易醒，上半身汗出减少，畏寒，心悸减轻，小便频略减，大便质稀，日行1～2次，舌暗苔薄黄，脉沉细弦。FBG：4～10mmol/L，2hPG：5.7～8.8mmol/L。加强养心安神之力，处方：上方中炒酸枣仁加至180g。

2009年6月17日三诊：服上方至第4剂时，睡眠明显改善，每晚睡眠4～5小时。近来乏力明显，余无不适。

【按】炒酸枣仁一药，《本草备要》谓之"补而润，敛汗，宁心，甘酸而润，专补肝胆，敛汗，宁心，疗胆虚不眠"。因其补心胆功效卓著，故被用作治疗失眠之主药。酸枣仁用量宜大，《金匮要略》酸枣仁汤用二升，其为药食同源之药，可大剂量应用，凡虚劳不得眠者，均可以之治疗，用量多在60～90g之间可取效，重症顽固者，可逐渐加量使用。如本案中用量为150g，辅以交泰丸之交通心肾之引经作用，失眠治疗效果颇佳。对焦虑症伴失眠者，可用大剂量（180g）配合黄连温胆汤加减，效果佳。（引自全小林主编．重剂起沉疴．北京：人民卫生出版社，2010．147-149）

【讨论】以上仅是举例而已，类似者是不胜枚举。如用大剂量的防风解砒毒，桂枝治慢性肝炎与肝硬化，木鳖子治癌，青木香治高血压，鱼腥草治大叶性肺炎，合欢皮治肺脓肿，大蓟根治经闭，枳壳治脱肛，等等。但就本文所列述者而言，已充分地说明中药用量与作用的关系是非常密切重要的。

中药用量的决定，是要从多方面来考虑，但要它发挥新的作用或起到特定的疗效时，就必须突破常用剂量，打破顾虑，才能达到目的。正如孙台石在《简明医彀》所说："凡治法用药有奇险骇俗者，只要见得病真，便可施用，不必顾忌。"剂量是方剂的核心、灵魂，处方是否有效，除了辨证明确，论治得当，剂量就是提高疗效的关键。近贤冉雪峰说得好："凡大病需用大药（大剂量），药用得当，力愈大功愈伟。"因此，中药用量与作用的关系是非常密切的，这也是使用中药值得注意的一个重要方面。

为什么增大剂量能加强或产生新的作用呢？这原因当然很多、很复杂。但总的一个方面，是否可以说是符合"量变质变"的法则呢？从这一法则的推演，可能会发现更多的药理机制，发挥药物的更大作用。不过，加大剂量必须在一定条件下，在一定限度内确定，才能由合理的数量的变化，引起良性的质量的变化，否则缺少一定的条件，超过一定的限度，这种量变转化的质变，就会由好事变为坏事。产生不良的作用或严重的后果。例如槟榔用75～90g是起驱虫作用的，但如再增大剂量，患者的机体适应能力将不堪忍受，而出现休克或严重的后果等。明·张景岳在其《景岳全书》中曾说："治病用药，本贵精专，尤宜勇敢……但用一味为君，二三味为佐使，大剂进之，多多益善。夫用多之道何在？在乎必赖其力，而料无害者，即放胆用之。"是可以作为我们参考的。

增大剂量，不是盲目的、胡乱肯定的，而是根据古今文献资料线索的引申，或是民间实践经验的事实，通过临床实践、系统观察才提出的。例如用大量荠菜之治尿滞留，一方面民间流传有此经验，一方面现代药理分析，证实它有直接兴奋子宫、膀胱等平滑肌的作用，所以使用它治疗尿滞留是完全合理可靠的，便能推广应用。又如夏枯草之治肝炎的转氨酶升高，是从它善于清泄肝胆湿热、散郁结、补肝血之功能而推演，并经临床实践，才提出应用的。所以加大用量，不是凭空臆测，而是有线索依据，引申演绎，经过实践观察，方始确定和推广的。戴复庵在《证治要诀》中提到："药病须要适当，假使病大而汤大，则邪气少屈，而药力已乏，欲不复治，其可得乎？犹以一杯水，救一车薪，竟不得灭，是谓之及。"就是这个意思。

中药加重用量，产生新的功能，发挥它更大的作用，是值得我们重视的，但在具体应用时，还必须辨证论治，因证选方，随证加味，不能简单草率，以免偾事。例如用大剂量刘寄奴治丝虫病象皮肿，具有捷效，但其专入血分，走散破血，凡气血较虚，或脾胃虚弱，易于泄泻者，即宜慎用。益母草之治肾炎水肿，亦宜随证加味，奏效始佳。这是使用中药的一个最重要的关键，如果忽视了这一点，将是最大的、原则性的错误。

最后还要说明一下的，就是增大药物用量，使之发挥更大作用，要有选择性、目的性地进行，不是所有药物加大了剂量，都会加强和产生新的作用；同时，也不能因为增大剂量，可以加强药效，就忽视了小剂量的作用，形成滥用大剂量的偏向，既浪费药材，增加患者的负担，更对机体有损，这是必须防止的一个方面。因为疗效的高低与否，决定于药证是否切合，所谓"药贵中病"，合则奏效，小剂量亦能愈病。"轻可去实""四两拨千斤"，就是这个意思。所以戴复庵又说："二者之论（指太过、不及），唯中而已；过与不及，皆为偏废"，是辩证的持平之论，值得深思。

〔2010 年补充修改〕

【修订感言】本文主要内容发表于 20 世纪 60 年代初《江苏中医杂志》，虽有部分同仁提出商榷意见，但未引起重视。今全小林教授主编的《重剂起沉疴》一书问世，其中查阅大量文献资料，结合临床验证，颇多心悟创新之言，而无空泛不实之词。此书精心编选，容古纳今，杏林耆宿，群贤毕至，共聚一堂，和盘托出，诚乃提倡大剂量之佳作，振兴中医学术之鸿篇，深得吾心，备感欣慰，附此致贺。

参考文献

［1］福安专区中研所编委会. 福安专区中医学术经验交流会资料汇编，1959，90

［2］邢维耕，徐一鹏，等. 夏枯草治疗菌痢. 浙江中医药，1960，6

［3］中共修水县委除害灭病指挥科研工作组. 中药刘寄奴治疗丝虫病橡皮肿 15 例初步观察. 江西中医药，1960，1

［4］叶如馨. 苍耳草治疗结核性脓胸疗效初步观察. 江西中医药，1960，4

虫类药治疗疑难杂症的经验体会

临床疗效是迄今为止一切医学的核心问题，也是中医学强大生命力之所在，而在辨证论治基础上参用虫类药治疗疑难杂症，颇能提高疗效，值得深入探索。兹就此简述实践体会之一二，以就正于同道。

一、疑难病诊治之技巧

所谓疑难病，是指目前医者在临床上辨治感到棘手的疾病，问题在于辨证之"疑"，论治之"难"。事实上其大部分还是可辨可治的，关键是我们如何加强基础理论的熟练掌握，临床实践的灵活运用，不断探索总结，找到"证"的本质，明晰客观规律，辨"疑"不惑，治"难"不乱，自可得心应手，化解疑难病为可辨可治，发挥中医药的卓越作用。特别是在辨治基础上参用虫类药，每可收到意想不到的殊效。所以我总认为"世上只有'不知'之症，没有'不治'之症"。如果不能治，那是我们尚未认识客观存在的许多确有疗效的"未知方药"的缘故。诚如《内经·灵枢·九针十二原》所云："疾虽久，犹可毕也。言不可治者，未得其术也。"

"怪病多由痰作祟，顽疾必兼痰和瘀""久病多虚，久病多瘀，久痛入络，久必及肾"；"上下不一应从下，表里不一当从里"，是我在疑难病辨治遇到困难时的一种思路和钥匙，经常由此而消除困惑，难题得解。而须涤痰、化瘀、蠲痹、通络、熄风、定惊、镇痛时，如能在辨治原则下，参用虫类药，多可提高疗效，这是个人70年来岐黄生涯的实践体验，屡试不爽。

二、虫类药的独特医疗作用

虫类药是中药的一个组成部分，古代对药物以"草、木、虫、石、谷"来分类，《大戴礼记》："禽为羽虫，兽为毛虫，龟为甲虫，鱼为鳞虫，人为倮虫。"虫类药就是动物药的同义词。由于它是"血肉有情""虫蚁飞走"之品，具有独特的生物活性，所以历代医家都较重视。从文献记载来说，始于《山海经》《内经》及张仲景之《伤寒杂病论》，其中运用虫类药的方剂，法度严谨，寓意良深，如下瘀血汤、抵当汤（丸）、大黄蟅虫丸、鳖甲煎丸等方，对后世应用虫类药起着示范、推动的作用。成于汉初的《神农本草经》是总结虫类药医疗作用最早的书籍，其中列载虫类药65种，占全书所载365种药物的17.8%。这说明在汉代对虫类药的使用就已取得宝贵的经验。此后，代有发展，东晋葛洪《肘后方》，唐代孙思邈《千金方》，王焘《外台秘要》，将虫类药更广泛应用于内、外、妇、儿各科，所用品种，有所增加。宋代许叔微的《本事方》，也较多地应用虫类药，创订"麝香圆"，对类风湿关节炎、风湿性关节炎、强直性脊柱炎、坐骨神经痛之疼痛剧烈者，颇有缓痛之效，后世多引用之。迨至明代，李时珍全面总结药物治疗经验，在《本草纲目》中收载虫类药达444种之多，占1892种之23.4%，使虫类药得到很大的扩展。随后清代温病学家如叶天士、杨栗山、王孟英、吴鞠通以及善于应用活血化瘀方药的王清任等，他们敢于革新，广泛应用虫类药治疗各种疾病，给后世留下不少珍贵的经验。近代善用虫类药的医家主要有张锡纯、恽铁樵、章次公诸先辈。1949 年中华人民共和国成立后，中医药界非常重视虫类药的应用和研究，不仅广泛应用于内外各科的常见病、多发病，而且还用于恶性肿瘤、血液病、心脑血管病、结缔组织疾病、肝肾疾病、神经精神疾病、内分泌系统疾病等诸多疑难杂症、沉疴痼疾，使虫类药广泛应用，大大地发展了它的应用范围和经验，取得了令人瞩目的成就。

我在 1963～1964 年于《中医杂志》发表了《虫类药应用之研究》的连续报道，1981 年出版了《虫类药的应用》，1994 年增订重版，受到同道们的赞许。日本奈良县ローマン医师，原来是西医，后学习汉方医，在临床实践中，他感到常规用药有时疗效不够满意，经参用虫类药后，疗效即显著提高，出现了意想不到的奇迹，为之欣喜不眠者再。他近两年曾先后三次专程来南通访问，研修虫类药的有关问题，由衷地赞赏中国医药学的博大精深，决心要继续认真地学习和运用。

虫类药的功用主治，因其配伍不同而异，一般可概括为如下 10 个方面：

1. 活血祛瘀　机体的循环瘀滞或代谢障碍，出现血瘀征象，使用此法推陈致新，如抵当汤（丸）治疗热性病瘀热在里、其人如狂（精神错乱）的蓄血证；下瘀血汤治产后干血内结、腹痛或有瘀块、血瘀经闭。《医林改错》所载活血化瘀诸方等。

2. 攻坚破积　机体的脏器发生病理变化，形成坚痞肿块，如内脏肿瘤、肝脾大等，宜用此法治疗，如大黄䗪虫丸治慢性肝炎、宫颈癌、子宫肌瘤等；近人用全蝎、蜈蚣、壁虎治疗癌肿等。

3. 熄风定惊　肝风内动，出现晕倒、抽搐等一系列的神经系统症状，常用此法治疗，如止惊散治疗乙脑、流脑的昏迷抽搐等。

4. 宣风泄热　热性病早期，邪热郁于肌表，症见发热、疹发不透等，宜用此法清热、化毒、透邪，如升降散治疗温热病；消风散治风热瘾疹。

5. 搜风解毒　所谓大风、历节诸证，即麻风病、类风湿关节炎之类，可用此法治疗，如苦参丸、搜风散治疗麻风病；麝香圆治疗白虎历节等。

6. 行气和血　气郁血滞，出现脘腹胀痛诸证，可用此法治疗，如乌龙丸治疗肝胃气痛；王孟英用蜣螂治吐粪症。

7. 壮阳益肾　肾阳虚衰证见怯冷、阳痿不举、遗尿、小便失禁等，宜用此法治疗，如蜘蜂丸治阳痿；海马健肾丸治慢性肾炎等。

8. 消痈散肿　毒邪壅结，导致痈肿、恶疽顽疮等，多用此法治疗，如《救急方》用蛞蝓治足胫烂疮；壁虎治淋巴结核；海马生肌拔毒散治顽疮久不收口等。

9. 收敛生肌　痈疽溃疡，久而不愈，需用收敛生肌之品，如《普济方》治一切诸疮，屡用五倍子等；各种金疮或跌仆外伤出血，常用虫百蜡，朱丹溪盛赞其为"外科圣药"。

10. 补益培本　肺肾两虚之虚喘，宜用"参蛤散"以温肾纳气而治其本。肾阳虚衰之阳痿、遗尿或小便失禁，尝用桑螵蛸、海马；肾功能不全之用冬虫夏草等。

上述 10 个方面的主治功用不是虫类药所独有，其他有关中药也同样具备，不过虫类药在这方面的效用比较佳良而可靠，参用以后，往往效果更为显著，得心应手。

在此，应该指出的是，使用虫类药时，应辨证明确，选药精当，注意配伍、剂量、疗程，特别是对毒性较大的斑蝥、蟾酥等，使用应当谨慎，掌握"邪去而不伤正，效捷而不猛悍"的原则，以免产生不必要的不良反应。

虫类药因其含有较多的动物异体蛋白质，少数过敏体质者，有时服后有过敏现象，如皮肤瘙痒、红疹，甚则头痛、呕吐时，应立即停服，并用徐长卿 15g，地肤子、白鲜皮各 30g，煎汤内服，多数均可缓解。极个别严重者，则需中西药结合以救治之。

虫类药其性多为辛平或甘温，但熄风搜风之药，其性多燥，宜配伍养血滋阴之品，如以地黄或石斛同用；攻坚破积之药多为咸寒，应伍以辛温养血之品，如当归、桂枝等，这样才能制其偏而增强疗效。

虫类药应尽可能制成丸、散、片及针剂使用，如此既节省药材，提高疗效，又可减少患者不必要的恐惧心理，而便于服用。因此，剂型改革也是今后应该注意的一个方面。

三、治疗疑难病应用虫类药的具体方药

（一）神经系统疾病

1. 重伤昏厥 验方"回生第一仙丹"，有活血化瘀、疗伤定痛、通窍回苏之功，擅治跌伤、压伤、打伤、刀伤、枪伤、割喉，以及因吊、惊、溺而昏迷，屡奏殊效。过去在地震及战伤曾发挥卓越作用。处方：

活䗪虫（取雄性活虫，洗净，去足，放瓦上小火焙黄，研细末）**15g**
自然铜（放瓦上木炭火烧红，入好醋淬，片刻取出，再烧再淬，连制 9 次，研细末）**9g** **乳香**（每 30g 用灯心 7.5g 同炒枯，共研细，次去灯心，净末）**6g** **陈血竭**（飞净）**6g** **飞朱砂 6g** **巴豆**（去壳研，用纸包压数次，去净油，用净末）**6g** **麝香 0.7g**（后入）

以上各药共研极细末，瓶储密封。成人每服 0.5g，幼儿 0.2g，黄酒冲服。牙关不开者，鼻饲之。严重者可连服 2 次。服后，大便下紫血块者，则效更著。若苏醒后转心腹痛者，此瘀血未净，急取白糖 60g，热黄酒或开水化服，自愈。曩昔上海雷允上药店有成药出售。

2. 脑震荡后遗症 该症多呈现头胀而痛，健忘，神疲，视力减退，周身酸痛、天气变化时则更甚。有时食欲减退，睡眠欠宁，急躁易怒。因气血瘀滞脑府，灵窍欠慧，面色常见黧晦，舌有瘀斑，脉多沉涩或细涩。在辨证上属于"虚中夹实"之候，因其虚，必须培补气血，滋养肝肾；因其实，气血瘀滞，必须活血化瘀。据此，拟订"健脑散"一方，临床观察，疗效满意，并可兼用于老年痴呆症、中风后遗症、严重神经衰弱症。处方：

红参 15g	制马钱子 15g	川芎 15g	䗪虫 21g	当归 21g
枸杞子 21g	地龙 12g	制乳香 12g	制没药 12g	琥珀 12g
全蝎 12g	紫河车 24g	鸡内金 24g	血竭 9g	甘草 9g

上药共研极细末，每早晚各服 4.5g，温开水送下，可连续服 2～3 个月。一般服 1 周后，即见明显食欲增加，睡眠较安，头晕神疲好转，随着服用时间的延续，症情可逐步向愈。

【病例】李某，男，42 岁，军人。

在检查施工过程中，突为从上落下之铁棍击于头部而晕倒；当时颅骨凹陷，继即出现血肿，神志不清达 20 余小时，经抢救始苏。半年后曾去北京检查：脑组织萎缩 1/4。目前头晕且痛，健忘殊甚，欲取某物，转身即忘；友名不记，发言无序；有时急躁易怒，失眠神疲。苔薄腻、边有瘀斑，脉细涩。此瘀阻脑府，灵窍欠慧，气血亏虚之候。予健脑散消息之。

服后 1 周，头晕痛即见轻减，夜寐较安，精神略振，自觉爽适。坚持服用 2 个月，症情平稳，已能写信，讲话层次不乱。续予调补肝肾、养益心气之品善后。

3. 脊髓外伤性早期瘫痪　截瘫的病情比较复杂，有部分性横断、完全性横断之分，后者治疗尤为棘手。一般早期如有手术指征者，应及早施行手术。中医辨治，灵活掌握，骨折瘫痪者，应予活血化瘀，疏通督脉，续筋接骨；如为弛缓型瘫痪者，可以补肾健脾，温经通络；如瘫痪呈痉挛性者，又宜滋补肝肾，祛风通络；同时结合针灸、功能锻炼，可以逐步好转。北京市中医院介绍的早期瘫痪方，适用于脊髓损伤在 3 个月以内，损伤平面以下感觉运动功能丧失，二便不能控制，损伤部位疼痛。药用：地龙、䗪虫、骨碎补、自然铜、狗脊、红花、桃仁、当归、丹参、制乳没、三七粉（分冲）各 6g，煎服。加减法：体虚气弱者加人参、麦冬、五味子各 9g，去自然铜、桃仁；颈椎损伤者加葛根 15g；疼痛剧烈者加延胡索 9g；食欲减退者加砂仁 5g、焦神曲 12g；便秘数日不解者加郁李仁、火麻仁各 30g，去骨碎补、制乳没。

1976 年秋，我参加唐山震区来南通的截瘫伤员的治疗工作，对弛缓型者，用温壮肾督的乌梢蛇、蜂房、淫羊藿等；痉挛型者用祛风定惊的全蝎、蜈蚣、地龙等。后来为了便利服用，又拟订了"龙马起废片"：

制马钱子 0.1g	**乌梢蛇 2g**	**鹿角片 0.8g**	**䗪虫 2g**	**地龙 2g**
蜂房 2g	**如法制片，每片 0.5g。**			

上为一日量，分 3 次服，能益肾壮督，振颓起废，有一定的

疗效。

4. 痉挛性瘫痪 外伤性截瘫而呈现痉挛性瘫痪者，应调补肝肾，祛风舒筋，疏通经络。上海市中医研究所截瘫组的经验与我们的体会基本是一致的。处方：

蕲蛇 15g	全当归 15g	䗪虫 15g	熟地黄 15g	狗脊 15g
川牛膝 15g	鸡血藤 30g	生白芍 30g	生地龙 30g	鹿角片 10g
锁阳 10g	淫羊藿 10g	续断 10g	甘草 6g	

水煎服，每日 1 剂。另用全蝎、蜈蚣等份研末，每服 1.5g，每日 2 次吞服。

5. 高血压脑病 是指高血压患者血压骤升而致的一过性神经系统症状。症见头胀痛剧烈、目赤、视物模糊、抽搐、呕吐、烦躁，甚则神志不清，舌质红、苔黄，脉弦紧。当予熄风平肝、降逆通络之品，急重者，应中西医结合救治之。处方：

枸杞子 15g	菊花 15g	石斛 15g	天麻 15g	僵蚕 15g
地龙 15g	钩藤 20g	怀牛膝 20g	当归 10g	白芍 10g
全蝎 3g	蜈蚣 3g（研末分 2 次吞）		生牡蛎 30g	代赭石 30g
生石膏 30g	甘草 5g 水煎 2 次汁混合，分 2 次服。			

6. 脑血栓形成、脑梗死 二者均由动脉硬化而引起，中医属于中风范畴，多责之肾虚痰瘀内生，阻于脑窍而发僻不遂或猝然昏仆，所以治疗大法是补肝肾、化痰瘀、慧脑窍，处方：

> 生黄芪 30g　　钩藤 15g　　枸杞子 15g　制何首乌 15g　女贞子 15g
> 地龙 15g　　　淫羊藿 15g　丹参 15g　　石菖蒲 10g　　广郁金 10g
> 陈胆南星 10g　川芎 10g　　水蛭 3g（研分 2 次吞）　　　　甘草 4g
> 每日 1 剂

或用川芎 100g、地龙 60g、水蛭 40g，共研细末，0 号胶囊装盛，每服 4 粒，每日 2 次，亦效。

河南中医学院第一附属医院用脑苏灵冲剂（泽泻、水蛭、大黄、黄芪），每次 10g，4 小时 1 次，用温水溶化，昏迷者发病 48 小时内用其高位灌肠，48 小时后鼻饲。1 周后减为每日 4 次，第 2 周后改为每日 3 次，直到 21 日为止。对痰热腑实、风痰上扰型及气虚血瘀型疗效较佳。能通过消除脑水肿而奏降低颅内压之效。

7. 急性脑血管病后遗症　常呈现半身不遂，口眼㖞斜，口角流涎，言语不利等征象，属于气虚血瘀、络脉痹阻之候。补阳还五汤，功能补气活血，化瘀通络，促使痿废恢复，用之颇合病机。

> 生黄芪 30g　　　地龙 15g　　　当归尾 9g　　　川芎 9g　　　赤芍 9g
> 桃仁 9g　　　　红花 6g

加水蛭 4g，收效更佳。

如口眼㖞斜者，加全蝎粉 2g（分吞）、僵蚕 10g、制白附子 6g；舌强语謇者，加石菖蒲、女贞子各 10g；肢体痿软者，加桑寄生、制何首乌各 15g，乌梢蛇 10g；血压偏高者，加紫贝齿 30g、怀牛膝 12g。或用地龙、蜈蚣、水蛭、川芎各等分，研末，装 0 号胶囊，每服 4 粒，每日 3 次。需配合肢体功能锻炼，怡性悦情，恢复较快。

8. 乙脑极期，痰壅惊搐　乙脑极期，痰浊阻塞气机，蒙蔽心窍，高热昏迷，惊厥频作，痰涎壅盛，声如拽锯，苔厚腻，有内闭外脱之趋势，吸痰则易引起气管痉挛而窒息，颇感棘手。经用验方"夺痰定惊散"，收效甚佳。处方：

炙全蝎 30 只	巴豆霜 0.5g	犀牛黄 1g	飞朱砂 1.5g
飞雄黄 2g	陈胆南星 6g	川贝母 3g	天竺黄 3g
麝香 0.3g（后入）			

上药共研极细末，瓶密储。每服 0.6g，幼儿 0.3g，每日 1～2次。鼻饲后 3～4 小时，排出黑色而杂有黄白色黏液的大便，即痰消神苏（未排便者，可续用 1 次）。此散熄风化痰、通腑泄浊之作用颇为显著，对于中风、肺炎、中毒性菌痢、百日咳脑病、脊髓灰质炎等痰浊交阻、痰鸣如嘶之症，亦可泄化痰浊，防止窒息。

9. 乙脑后遗症　凡乙脑高热昏迷，惊厥已平，而出现智力丧失、健忘、不语、失眠、手足拘挛、搐搦不能自主、瘫痪、流涎等后遗症者，用健脑开窍、祛风通络、泄化痰瘀之品，内服、吹喉，并配合针灸、推拿，始可奏效。

（1）煎剂：赤芍、丹参、红花、地龙、乌梢蛇、僵蚕各 6g，生自然铜、豨莶草、鸡血藤、伸筋草各 9g，制没药、甘草各 3g，水煎服，连服 5 剂后，接服散剂。

（2）散剂：炙乌梢蛇 30g，炙僵蚕 24g，炙蜈蚣、当归、化橘红、天竺黄、广地龙、红花各 18g，共研极细末，每服 2g，每日 3次，温开水送服。

（3）吹喉散：炙乌梢蛇 5g，制白附子、炮附子、陈胆南星、白芷各 4g，麝香 1.2g，先将前 5 味药研极细末，然后加入麝香再研匀，小瓶分装密储。每取少许，以喷粉器喷布于两侧扁桃体部，每

260

日 3～4 次。经使用上药治疗，多于 4～5 日后开始发音，1 周后能爽利言语，1 个月后可以行走。唯肢体拘挛重者，需继续服用散剂，并活动锻炼，配合针灸、推拿，始可渐复。

【病例】李某，女，5 岁。

1973 年 7 月中旬，高热惊厥，神志昏迷，经当地医院西医抢救 10 余天，体温下降，神识渐清，但不能言语，口角流涎，四肢瘫痪，时有抽搐，40 余天尚未恢复。8 月 29 日来诊，确属"乙脑后遗症"。苔薄腻、质衬紫，脉细涩。证属痰瘀交阻、筋脉失养、络道痹阻，治宜化痰瘀、通痹闭、畅络脉，徐图效机。

（1）煎剂：蕲蛇、丹参、红花、广地龙、赤芍、僵蚕、川芎各 6g，生自然铜、豨莶草、鸡血藤、伸筋草各 9g，制乳没、甘草各 2g。连服 5 剂后，接服散剂。

（2）散剂：蕲蛇 30g，炙僵蚕 24g，炙蜈蚣、炙全蝎、当归、化橘红、天竺黄、广地龙、红花各 18g，共研细末，每服 2g，每日 3 次，温开水送服。

（3）吹药：蕲蛇 2.5g，制白附子、炮附子、陈胆南星、石菖蒲、白芷各 2g，麝香 0.6g。上药研细末，后加入麝香再研匀，瓶密储。每取少许吹两侧扁桃体部，每日 3～4 次。经上药治疗 4 日后，开始发音，1 周后能爽利讲话，1 个月后能行走，唯左侧手足尚感欠利，嘱继服散剂，并活动锻炼，配合针灸，经随访已完全恢复。

10. 偏头痛　本病之原因甚多，但均与肝阳偏亢、肝风上扰攸关，每于气交之变或辛劳、情志波动之际发作，作则头痛眩晕，畏光怕烦，呕吐，疲不能支，不仅发时不能工作，久延屡发，并且影响脑力及视力。某些患者病证极为顽固，用一般药物殊无效果，余拟订之"钩蝎散"，经 40 多年的实践观察，疗效比较满意。因为全蝎长于祛风平肝、解惊定痛，故取为主药；钩藤善于清心热、平肝风以为佐；"久痛多虚"，乃伍以补气血、养肝肾之紫河车，以标本兼顾。后增入平降镇静之地龙，疗效更好。处方取 4 药各等份，共研细末，每服 3g，每日 2 次。一般当日可以奏效，待痛定后，每日服 1 次，或间日服 1 次，以巩固疗效。

【病例】吴某，女，36 岁，工人。

右侧偏头痛已历 3 年，经常发作，作则剧痛呕吐，疲不能兴。经外院诊断为"血管神经性头痛"，迭服中西药物，均未能根治。顷诊：面色少华，疲乏殊甚，右侧头痛，时时泛呕。苔薄腻、质微红，脉细弦。证属肝肾不足，风阳上扰，治宜熄风阳，益肝肾。予钩蝎散 10 包，每服 1 包，每日 2 次，另以石斛、枸杞子各 10g 泡茶送服。

药后头痛即趋缓解，次日痛定。以后每日服 1 包，服完后再以杞菊地黄丸巩固之。

11. 三叉神经痛　属中医面痛、偏头痛范畴，面侧抽搐样剧痛，接触或进食时则更甚，乃内风上扰面络之咎。治宜熄风止痛，活血和络，处方：

地龙 100g	炙僵蚕 100g	川芎 100g	白芷 100g
炙全蝎 75g	制白附子 50g		

上药共研细末，每服 3～5g（逐步递加），每日 2 次，温开水送服，5～7 日可以见效，坚持服用，多可缓解。

12. 神经衰弱　多呈头眩、失眠多梦、健忘、心悸、神疲、舌红、脉细弦等征象，责之肝肾两亏，心肾不交。治宜滋养肝肾，宁心安神，处方：

枸杞子 15g	菊花 15g	女贞子 15g	百合 15g	僵蚕 12g
炙远志 8g	酸枣仁 30g	柏子仁 30g	炙甘草 6g	

失眠严重，心烦者加苦参片 30g，水煎服。

13. 阿尔茨海默病　也称老年性痴呆，中医谓之"老年呆病"。髓海空虚，肝肾不足，气血亏损，心神失养，脑窍欠慧，为病之本；血瘀痰阻，脉道不利，气机失畅为病之标。治宜补养肝肾，涤痰化瘀，以慧脑窍，曾拟益肾化瘀方：

生地黄 15g	熟地黄 15g	枸杞子 10g	菊花 10g	天麻 10g
淫羊藿 15g	党参 15g	生黄芪 30g	地龙 15g	水蛭 10g
胆南星 12g	远志 8g	石菖蒲 15g	酸枣仁 20g	柏子仁 20g
制何首乌 15g	甘草 6g			

每日 1 剂，坚持服用，对眩晕、健忘、失眠、痴呆、昏沉、行走欠利等可获逐步改善，生活自理。其中天麻尤不可少，因《神农本草经》谓其"久服益气力，长阴肥健"。《甄权》称其能治"瘫痪不随，语多恍惚，善惊失志。"《开宝》更指出它"利腰膝，强筋力，久服益神"。对老年痴呆是既治标又治本的一味佳药。

14. 帕金森病　属中医风证、颤证范畴，乃锥体外系慢性退行性疾病，以静止性震颤、肌强直、运动缓慢、姿势反射减少为特征，伴见流涎、言语欠利、咳痰、气喘等征象。治宜平肝熄风、化痰通络。处方：

珍珠母 30g	生白芍 30g	桑枝 30g	钩藤 20g	丹参 20g
地龙 10g	天麻 10g	菊花 10g	石菖蒲 10g	茯苓 10g
竹茹 10g	僵蚕 10g	全蝎末 3g（分吞）		甘草 4g

每日 1 剂，严重者加用羚羊角粉 0.6g（分吞），制白附子 8g，并可配合针灸。

15. 癫痫、惊搐　全蝎、蜈蚣等份研细末，名为"止惊散"，有熄风定惊之功。每服 1～3g（按年龄、病情增减用量），每日 2 次。经动物实验，两药对中枢神经兴奋药引起的惊厥，具有明显的对抗作用；对癫痫经常发作者，持续用之，可减少或制止其发作。对小儿高热惊搐，于辨治方中参用此二药，有止搐缓惊之功。加用僵蚕、地龙、钩藤，则奏效更佳，称复方止惊散。

【病例】沈某，女，29 岁，工人。

患癫痫已 10 余年，迭治未愈，近年来发作频繁，每 1～2 周即作 1 次，作则昏仆不省人事，口吐白沫，手足抽搐，甚则小溲失禁，历时 5～10 分钟渐苏。苔薄腻，脉细滑。此痫症也，多由惊恐伤及肝肾，脏气不平，而致风动火升，痰火上扰神明，癫痫以作。治宜熄风定惊，化痰降火，以复方止惊散缓图之。药后颇安。连服 2 个月，未再发作，改为每日服 1 次以巩固之。

16. 小儿惊风　"惊风退热散"处方：

| 蝉蜕 60g | 鸡内金 12g | 天竺黄 12g | 钩藤 12g | 陈皮 9g |

研细末，一般 2 岁左右每服 1g（或每千克体重 0.1g），每日 3 次，能解热定惊，化痰和中，对小儿惊风、发热、消化不良有效。

17. 脑囊虫病　囊虫病是由链状绦虫的幼虫（囊尾蚴）寄生于人体某一组织而引起的病变，其中脑囊虫病发病率最高，约占本病的80％以上，而其包囊多位于皮质运动区，所以癫痫发作最为常见，伴有头痛、眩晕、呕吐、耳鸣、面麻等症。验方"消囊定痫散"具有熄风定痫、杀虫消囊之功，对此有较佳疗效。处方：

> **蝉蜕 25g**　**全蝎 50g**　**琥珀 20g**　**飞朱砂 10g**　**冰片 5g**（后入）

共研极细末，每服 3.5～5g，日服 2～3 次。一般连服 1 个月后，皮下囊虫结节逐渐缩小，癫痫发作控制，继续服用 3 个月可以根治。或用祛风定惊、解毒杀虫的蛇蜕研细末，每服 5g，日 2 次，温开水送下；另用槟榔 60g、大戟 3g、木瓜 18g、钩藤 12g 煎服，连服 1 个月，收效亦佳。如合并肝炎者，去槟榔加雷丸 15g。

18. 面瘫　周围型面瘫病程在 1 个月以内者，处方：

> **防风 10g**　**赤芍 10g**　**白芍 10g**　**僵蚕 10g**　**制白附子 8g**

上药煎汤送服善于祛风通络的蜈蚣粉 1.5g，每日 2 次，收效甚速。

（二）心血管系统疾病

1. 冠心病心绞痛　中医概括于真心痛、厥心痛、胸痹之内，多由气滞不畅，血脉瘀阻，或心阳失展、心脉痹闭而致。活血化瘀，理气通阳是其大法，而参用善于化瘀通脉、降脂解凝之水蛭，解惊通络之蝉蜕，每可提高疗效。

（1）汤剂：太子参、制黄精各 15g，麦冬、丹参、蝉蜕、泽泻各 10g，檀香 8g，水蛭 4g（研分 2 次吞），炙草 6g，水煎服。连服半月后，如症情稳定，舌唇之瘀暗渐化，可改为丸剂巩固之。

（2）丸剂：党参、制黄精、丹参、生山楂、广郁金各90g，蝉蜕（洗净）60g，水蛭30g，檀香20g。共研极细末，水泛丸如绿豆大，每服4g，每日2次，温开水送服。

2. 预防心肌梗死后心绞痛　急性心肌梗死静脉溶栓有效的患者，用芪蛭散能预防溶栓后心绞痛，经观察可明显降低患者血小板聚集率、全血比黏度及血浆比黏度，延长凝血酶原时间，从而防止血栓形成。患者舌质紫暗或瘀斑，脉涩或结代，呈气虚血瘀征象，治宜益气、活血、通络。芪蛭散处方：

黄芪90g	水蛭90g	川芎90g	桂枝30g

共研细末，每服5g，每日2次，温开水送下。服药至溶栓后6个月。

3. 风心病　相似于"心痹"之候，多因风、寒、湿之邪内舍于心，致使心体残损，心脉痹闭而出现的一种病症。《素问·痹论》："心痹者，脉不通，烦则心下鼓，暴上气而喘，嗌干善噫，厥气上则恐。"是风心病而出现心力衰竭的生动描述。舌有瘀斑，脉细结代。凡瘀血征象明显而体气不太亏虚者，应侧重活血化瘀，佐以温阳利水，益气宁心。可予心痹汤：

生黄芪20g	潞党参20g	炒白术20g	茯苓20g	当归尾10g
丹参10g	桃仁10g	红花10g	水蛭粉2g（分吞）	
炙甘草5g	每日1剂。			

如体气亏虚较重者，当先予温阳益气以扶正，而后再参用活血化瘀之品。扶正可用炙甘草汤加味：

> 红参粉 3g（分吞）　熟地黄 20g　炙黄芪 30g　肉桂末 2g（分吞）
>
> 阿胶 10g　　　　麦冬 10g　　炙草 10g　　五味子 4g
>
> 炒酸枣仁 15g　　红枣 10 枚　生姜 3 片

此外，在风湿性心脏炎阶段，尚未形成风心病时，如及早采用"银翘白虎汤"以清热解毒，利痹通络，多可控制其风湿活动而获得痊愈，免除风心病之产生。处方：

> 连翘 20g　金银花 24g　　防己 24g　木瓜 24g　知母 24g
>
> 粳米 24g　白花蛇舌草 30g　生石膏 60g　甘草 6g

【随证加味】湿重加苍术 20g、薏苡仁 30g、厚朴 10g；热重加栀子、黄柏各 12g，黄连 5g；心前区闷痛者加丹参 20g、三七末 3g（分吞）；心悸者加酸枣仁、柏子仁各 30g、琥珀末 3g（分吞）。

4. 心力衰竭　北京西苑医院以蟾酥 1 份、茯苓 9 份组成的"强心散"，治疗各种心力衰竭，有较显著的疗效，每服 100mg，每日 2～3 次，药后 2～48 小时症状、体征皆有改善，表现在脉率减慢，尿量增加，水肿消退或减轻，肝肿缩小。蟾酥的强心作用，与它能显著增加心肌蛋白激酶活性有关，而对其他内脏蛋白激酶活性几乎没有影响，因此它没有类似普萘洛尔（心得安）一类的不良反应。但蟾酥有毒，用量应严格掌握，每日量为 15～30mg，不可过量。又以其能引起子宫收缩，孕妇忌服。

5. 高脂血症　常见头目眩晕、胸闷、肢麻等征象，中医属之眩晕、痰证、瘀证范畴。可用活血化瘀、健脾涤痰之品，如炒白术、薏苡仁、茯苓、僵蚕、水蛭、生山楂、泽泻、石菖蒲等。或用黄芪 200g、水蛭 40g，研细末，装 0 号胶囊，每服 5 粒，每日 3 次，降低胆固醇、甘油三酯、低密度脂蛋白胆固醇（LDL-C），有佳效。

（三）呼吸系统疾病

1. 慢性支气管炎　多反复发作，缠绵不已，下列单方，收效满意。

（1）露蜂房拣净，研末，每取 1.5～3g，鸡蛋 1 枚（去壳），混合，不放油盐，置锅内炒熟，于餐后一次食用，每日 1～2 次。多可于 3 日内控制主要症状，不仅疗效高，且见效快。本方除具有止咳化痰、平喘降逆的效能外，还有催眠、增加食欲及止血之作用。但有较少数患者，服后有头晕、恶心之感，不需停药。蜂房过去主要用于祛风定惊、解毒疗疮、散肿定痛，近代观察，并有兴阳起痹、抗癌消瘤之功；小量常服，能强壮益肾，故于慢性支气管炎，不仅治标，并且治本。

（2）蛤蜊散（蛤蚧 1 对，海螵蛸 150g，共研极细末，加白糖500g，混匀，每服 4g，每日 2 次）治疗慢性咳喘不已，而体质偏虚者，最为适合。一般 1～2 周见效，3～4 周稳定。因为蛤蚧能补肺润肾，止咳定喘，而海螵蛸孟诜谓其"久服益精"，《叶氏摘玄方》用其治小儿痰齁（hōu，鼻息声）。因此，也是一味治慢性支气管炎、哮喘的有效药。

2. 支气管哮喘　有寒、热、虚、实之分，宜辨证论治。

（1）哮喘久而不愈，或伴有肺气肿，致面浮肢肿，表现为虚寒型哮喘（肾不纳气）者，宜用参蛤散（红参、北沙参各 15g，蛤蚧 1对，麦冬、化橘红、川贝母、五味子各 10g，紫河车 24g，共研极细末），每服 9g，每日 2 次。因为蛤蚧辛微温，能补肺润肾，止咳定喘；人参、紫河车、北沙参、麦冬补益气阴，以治其本；化橘红、川贝母化痰止咳；五味子敛肺止喘，合之组方，对虚寒型哮喘最为合适。如合并感染，宜先用清肺降逆之品调治，然后再服本方。喘·

定后，仍宜每日或间日服1次，以资巩固。

（2）哮喘之偏热、偏实者，可用"玉蜒丹"（蚯蚓100条，冷开水洗去泥垢，加浙贝母粉，同捣如泥，捻丸如绿豆大），每服1.5g，早晚各1次。多数病例服后喘促减缓，咳痰爽利，症状改善，连续服用，辅以培本之品，可以逐步治愈。我们临床观察，玉蜒丹对各型发作性哮喘（除肾不纳气者外），均有助益。因蚯蚓具有清热解毒、消肿平喘之功，善于缓解支气管痉挛，使呼吸道通畅，分泌物大量排出。佐以浙贝母化痰定喘，疗效较佳。或取蚯蚓10条，洗净后加白糖2匙拌和，约1小时即化为黏液状，于临睡时顿服，连服7～10日后，可适当减量至喘息停止为度。一般服后，痰量排出增多，咽头有紧缩感，约数日后，痰量减少，咽头紧迫感即消失，随之喘息停止发作，且较少复发、无不良反应是其优点。

（3）地龙性寒，有舒张支气管及宽胸、化痰、平喘之功。常用方：地龙150g，海螵蛸100g，天竺黄100g，紫河车100g，川贝母60g，共研极细末，装胶囊，每服3g，每日2次。连服6个月为1个疗程。对慢性支气管哮喘不能平卧者，能增强机体功能，促使康复。对发育期前的儿童哮喘，收效甚佳。

3. 慢性阻塞性肺气肿　多继发于慢性支气管炎、哮喘等病。古籍称之为"肺胀"，是很确切的，在治疗上并创订"皱肺丸"，甚具良效。《百一选方》《圣济总录》《世医得效方》《普济方》均载有此丸，治久嗽、喘咳、痰红，其中《普济方》之皱肺丸明确指出："治咳嗽肺胀，动则短气"，是完全符合肺气肿之表现的。该丸由五灵脂二两（60g），柏子仁半两（15g），核桃仁8枚（去壳）组成，共研成膏，滴水为丸，如小豆大，甘草汤下，每服15粒，每日2次，有和瘀、化痰、皱肺、纳肾之功，对肺气肿之轻者，有较好之疗效，重者可用参蛤散。

4. 慢性肺心病 本病多由慢性肺胸疾病或肺血管慢性病变逐渐引起肺动脉高压，进而导致右心室肥大的一类心脏病，最后多出现呼吸衰竭和心力衰竭。由于患者多是中老年人，体气偏虚，易于感受外邪而发此病，咳呛痰多，喘促，面浮肢肿，胸闷心悸，纳呆，苔腻、质紫暗，脉滑数。其轻者用下方有效：

金荞麦 30g	鱼腥草 30g	地龙 15g	葶苈子 15g	杏仁 10g
紫菀 10g	黛蛤散 10g	甘草 4g		

上方每日 1 剂，有清热、化痰、消瘀、平喘之功。葶苈子（隔纸微焙）研末，每服 3～5g，每日 2 次，泻肺利水、消肿、祛痰定喘之功较著，并有增强心肌收缩，减慢心率等强心作用。如肺气壅塞，痰浊内阻、黏稠而不易咳出者，可用"夺痰定惊散"0.6g，每日 1～2 次有良效。症情偏重者，可酌加万年青根（干品）10～20g，红参 6～10g，制附子 10g，麦冬 10g，五味子 6g，温阳、益气、敛阴。症势严重者，则需中西医结合为宜。

5. 百日咳 俗称"顿咳"，以阵发性、痉挛性咳嗽为特征，下列两方，收效满意。

【处方一】 蜈蚣、甘草各等份，研细末，每次 1～2 岁用 1.5g，3～4 岁用 2g，每日 3 次，连服 5～7 日。

【处方二】 蝉蜕、僵蚕、前胡各 6g，生石膏、杏仁、川贝母、海浮石各 4.5g，六轴子、北细辛、陈胆南星各 1.5g，研细末，每次 1 岁服 0.3g，每日可服 4～6 次（间隔 3 小时），白糖开水送下。一般连服 2 日后可见缓解，5～6 日可渐向愈。

两方均有解痉定咳、化痰下气之功，痰多或伴有发热者以处方二更合。

【病例】钱孩，4岁。

患百日咳已20余日，其咳阵作，作则面红气窒，咳声连连不断，必呕吐痰涎始已。苔薄腻，脉滑数。予蜈蚣甘草散9包，3日分服。药后第2日即见咳势减缓，3日大定，续服2日而愈。

6. 肺结核 慢性纤维空洞型肺结核久不闭合，浸润型肺结核久不吸收者，可用"保肺丸"治之。

蟅虫 120g　　　制何首乌 400g　　　白及 400g　　　蒸百部 150g
紫河车 150g

共研极细末，另用生地榆、萹草、黄精各200g，煎取浓汁泛丸，如绿豆大，每服9g，每日2次。

蟅虫活血散瘀，推陈致新，促使病灶吸收、空洞闭合。白及补肺泄热，敛肺止血。制何首乌、紫河车滋养肺肾，补益气血，增强体质，加速恢复。百部、地榆、萹草、黄精均有抗结核及清热滋阴之功，合之为丸，收效满意，坚持服用，多在3～6个月痊愈。

【病例】魏某，女，49岁，农民。

患慢性纤维空洞型肺结核已八载，迭经中西药物治疗，迄未奏效。面色晦滞，形体羸瘦，咳呛气促，痰多而浊，偶或带血，胸痛隐隐，盗汗失眠，纳呆不馨。苔腻质紫，脉弦细而数。证属肺痨重候，乃肺体久损，痰瘀凝滞，邪稽不去，正虚难复之征。治宜开瘀解凝、培正补肺并进，予抗痨保肺丸一料，冀能应手。

药后精神较振，咳呛、咳痰均减，活动已不气促，盗汗、失眠亦见好转，纳呆渐香。胸透复查：病灶明显吸收，空洞略见缩小。上方续服两料，诸象悉除，体重增加。摄片：空洞闭合，炎症吸收。已能从事一般轻工作。

（四）消化系统疾病

1. 慢性肝炎、早期肝硬化　根据"久病多瘀、久病多虚"及肝郁气滞，血瘀癥积的机制，拟订"复肝丸"治疗慢性肝炎及早期肝硬化。因其寓攻于补，攻不伤正，补不壅中，可使虚弱、胁痛、肝脾大、肝功能异常逐渐减轻或消失，并能升高血浆蛋白总量，调整清、球蛋白比例的倒置。自 1963 年在《中医杂志》报道后，各地采用，均称收效满意，处方：

䗪虫 30g	太子参（或红参须）30g	紫河车 24g	广姜黄 18g
炮穿山甲 18g	广郁金 18g	三七 18g	鸡内金 18g

共研极细末。另用糯稻根、石见穿、虎杖、蒲公英各 120g，煎取浓汁泛丸如绿豆大，每服 3g，每日 3 次。

【病例】陈某，女，34 岁，农民。

宿患血吸虫病，近年来，形体消瘦，食欲渐差，腹部逐渐胀大，某医院确诊为肝硬化腹水，经中西药物治疗效果不显。顷诊：肝区刺痛，亢热体倦，腹大如鼓，小溲不多，大便尚调，月经虽行而量少，其色紫黑，舌质偏红、苔薄黄，脉弦数。肝功能检查：ALT60U/L，TTT 13U/L，白、球蛋白倒置。证属鼓胀。缘肝脾两伤，癥块癖积，疏泄失职，血瘀水停所致。当予调养肝脾、化癥消瘀、舒络行水为治。处方：

北沙参 15g	丹参 15g	泽兰 15g	泽泻 15g	制黄精 20g
石见穿 20g	生牡蛎 30g（先煎）		路路通 10g	炙䗪虫 10g

连进 5 剂，未见显效。仍予原方，每日 1 剂，另嘱每日觅鲤鱼一尾，去鳞甲、内脏，加赤小豆 60g，不放盐，煮服。第 2 日尿量显增，半月后腹水退净。续予原方去泽泻，加生黄芪 30g，嘱隔日服 1 剂，共进 20 余剂，此间未饮鲤鱼汤，但小便一直正常，后予复肝丸善后巩固，半年后复查，肝功能正常，基本治愈。

2. 肝硬化腹水 肝经疫毒已久，肝脾两伤，导致血瘀癖积，水湿停潴，而致肝腹水萌生，治宜疏肝解郁，化瘀软坚，渗湿利水。久病体虚者，还应兼顾培补脾肾。陈士铎《石室秘录》所载之"消胀除湿汤"（蜣螂、木瓜、通草、延胡索、佛手、郁金、丝瓜络各 8g，红花、茜草、远志各 4g，路路通 10 枚，生薏苡仁 24g，香橼皮半个）有活血散瘀、疏肝理气、消胀除湿之功，对肝腹水有较佳之效。或用葶苈子 18g，水蛭 6g，生牡蛎、白茅根、车前子各 30g，海藻、茯苓各 15g，肉桂 1.5g，沉香末、琥珀末各 2g（分吞），亦佳。

3. 肝炎胁痛 慢性肝炎之胁痛，多由肝郁血滞而引起，较为顽固，为患者精神上一大威胁。如仅以胁痛为主者，可径予"宁痛丸"（九香虫 150g，三七 200g，炙全蝎 100g，共研极细末，水泛为丸如绿豆大），每服 1.5g，早晚各服 1 次，一般 1～2 日后，疼痛即见减轻，痛减后，可改为每晨服 1 次，痛定即可停服。如症情复杂者，即以九香虫 4g 加于辨证论治的处方中，亦有较好之疗效。

4. 胆囊结石 湿热郁于胆经，结而为石，在三金汤（金钱草、鸡内金、广郁金）中加用善于疏肝郁、散滞气、促使排石的九香虫 6g，长于溶石的芒硝 4g（分 2 次冲），每收佳效。

5. 慢性萎缩性胃炎 相似于中医之胃痞，病因病机，错综复杂，既有胃失和降、脾胃湿热、胃阴不足之征象，又有脾胃虚寒、脾失健运，或脾不升清、肝气郁滞的证候。但病位在胃，其病理改变则一，根据"久病多虚，久病多瘀"之机制，组方坚守"补而不滞，滋而不腻，温而不燥，攻而不峻，行不耗阴"之原则。基本方：

生黄芪 20g	党参 15g	蒲公英 15g	徐长卿 15g	刺猬皮 10g
五灵脂 10g	莪术 6g	凤凰衣 6g	玉蝴蝶 6g	绿萼梅 8g
砂仁 3g	甘草 5g	水煎服，每日 1 剂。		

偏阴虚者加北沙参、枸杞子各 10g；偏阳虚者加高良姜、炒白术各 10g。伴见肠上皮化生或不典型增生者，要加重刺猬皮至 15g，蜂房 10g、炮穿山甲 10g（或穿山甲粉 3g 分吞），以软坚散结、消息肉、化瘀滞；白花蛇舌草 30g，解毒散结，从而促使肠化生和增生性病变的转化和吸收。党参、川厚朴、延胡索、黄连能杀灭幽门螺杆菌，可参用之。

6. 消化性溃疡　胃或十二指肠溃疡，乌凤散：

海螵蛸 60g	凤凰衣 50g	玉蝴蝶 50g	浙贝母 40g

共研极细末，每餐前半小时服 4g，每日 3 次。对溃疡有止痛、制酸、护膜生肌之功，善于促进溃疡之愈合，一般连服 2～3 个月，多可趋愈。

7. 慢性腹泻　包括过敏性结肠炎、溃疡性结肠炎等。腹痛，泄泻稀便，杂有黏液或脓血，时轻时剧，缠绵不已，呈反复发作。泄泻初期，属实属热，宜清宜导；久泻则多属虚属寒，故宜止宜敛。五倍子其性不仅收敛止泻，且有抗菌作用，对慢性泄泻甚合。《本草纲目》以之治泄泻之附方达 6 首之多，可知其效果。五倍子、炒白术各 60g，补骨脂、赤石脂各 40g，公丁香 30g，共研极细末，每服 3g，每日 2 次，连服 3～7 日多收良效。

8. 小儿消化不良　验方"蜈蚣儿茶散"治小儿消化不良之呕吐、泄泻，小便减少者甚效，但脱水显著者，应予补液。蜈蚣（文火烘干）62g、儿茶38g，共研极细末。6个月以下，每次服0.33g；6～12个月每服0.65g；1～2岁每服0.85g，每日3次，多于1～2日临床治愈。《名医别录》曾提到蜈蚣"疗心腹寒热积聚"，说明蜈蚣对胃肠功能有调整作用，今伍以收敛止泻之儿茶，一温一寒，一开一收，共奏和调中州之功。脾虚者，应加白术、木香之属。

9. 不全性肠梗阻　古人称之为"吐粪症"。因蛴螬有破结攻窜之功，能使肠之梗阻松解，故多以之为主药，但以不完全性肠梗阻初期为宜，如梗阻时间已长，形成肠道局部坏死者，则应手术治疗为是。

> 蛴螬10g　生枳实10g　炒槟榔10g　橘核10g　荔枝核10g
>
> 赭石30g　川黄连2g　干姜2g

上方每日2剂，分4次服用，多于次日松解。或用蛴螬7只、牵牛子9g、石菖蒲9g，治疗麻痹性肠梗阻亦有效。

（五）内分泌、泌尿、生殖系统疾病

1. 糖尿病

（1）蚕茧含丝纤维蛋白、丝胶素，有拟胆碱作用，并含铁、氟、锰、锌等微量元素，能降糖解渴，治小便过多。已出蛾的桑蚕茧10g，水煎，每日1剂，对消渴病之口渴、多食易饥、小便频数者，有生津止渴、降糖之功。

（2）炙僵蚕研细末，用0号胶囊装盛，每服8粒，每日3次，并取鲜萹蓄洗净，切碎捣烂取汁约50mL，温饮之，可提高疗效。一般1～2周即见症状改善，坚持服用，血糖、尿糖均可控制。因僵蚕

具有化痰消坚、活络通经之功，殆具有调节糖代谢紊乱之作用。

（3）卫矛科的鬼箭羽，性苦寒，本是行血通经、活络止痛治妇女闭经、风湿痹痛之品，近代实验证明，它还能刺激胰岛细胞，调整不正常的代谢，加强胰岛素分泌，从而降低血糖。由于它具活血化瘀功能，对糖尿病并发症如心脑血管、肾脏、眼底及神经系统等病变亦有帮助，每日 20～30g 加于辨治方中。

2. 急、慢性肾炎

（1）多以浮肿、蛋白尿、纳呆、腰酸、神疲及肌酐、尿素氮升高为主症，有效方药甚多，其中单方蜈蚣蛋疗效较好。蜈蚣 1 条，去头足，焙干为末，纳入鸡蛋内搅匀，外用湿纸及黄泥土糊住，放火上煨熟，剥去外壳取鸡蛋吃，每日吃 1 枚，7 日为 1 个疗程。病未愈，隔 3 日再进行下一个疗程。在治疗中患者应休息、低盐饮食，不配合其他药物，一般 2～3 个疗程好转，少数 4～6 个疗程始稳定。如仍不愈者，应改用辨治方药为是。此法对消退浮肿，控制尿蛋白，有较好疗效，肾功能亦有改善。但如服后有肤痒不适者，乃过敏反应，应予停服。

（2）慢性肾炎时肿时消，肾功能损害，尿蛋白持续不消，日久不愈者，用"海马健肾丸"（海马、砂仁、茯苓、山茱萸、党参各 30g，熟地黄 90g，怀山药 60g，薄荷叶 15g，共研细末，蜜丸如绿豆大，每服 7g，每日 2 次）有较佳疗效，能补益脾肾，温阳利水，固摄精微。一般服 2 周后，尿蛋白即逐步控制，1～2 个月后精神振奋，体重增加，肾功能正常。继后阴虚以六味地黄丸，阳虚用金匮肾气丸巩固之。

3. 肾病综合征　在常规治疗前提下，加用活血散瘀、涤痰泄浊的"蛭锦胶囊"（水蛭 100g，生大黄 50g，共研细末，装 0 号胶囊，每服5～8粒，每日2次），能显著提高疗效，对改善患者的血液流变学紊乱及脂质代谢异常，消退水肿，阻止病情进一步发展，改善肾功能，颇有帮助。

4. 阳痿 导致之原因甚多，扼其要可分之为二：一为劳倦思虑伤神，性欲过度，精血暗耗，下元亏损，而致肾虚阳痿不举，并有阴虚、阳虚之分；二为肝经湿热遏注下泄，致宗筋为之痿而不举，此类患者多为青年体质壮实者，用龙胆泻肝汤清其肝火，泄其湿热，甚易瘳复。肝肾虚而致之阳痿：偏阳虚者当温肾壮阳，以振其痿；偏阴虚者，宜补养肝肾，以复其损。下列数方，可选用之。

（1）蜘蜂丸（花蜘蛛30只，炙蜂房、紫河车、淫羊藿、肉苁蓉各60g，熟地黄90g，黄狗肾2具，共研细末，蜜丸如绿豆大，每服6g，每日2次），宜于体虚较甚者。目前花蜘蛛难觅，可以蛤蚧1只代之。

（2）温肾起痿汤（淫羊藿、熟地黄各15g，炙蟋蟀1对，锁阳、肉苁蓉各10g，紫河车6g，甘草4g，水煎），每日1剂，连服1～2个月。

（3）阳痿汤（蜈蚣3g，全当归、生白芍各15g，甘草6g）水煎，每日1剂；或作散剂（蜈蚣30g，当归、白芍各60g，甘草40g，共研细末，每服3g，每日2次）亦可，有温养肝肾、开瘀通络而治阳痿之功。

（4）补肾丸（蛤蚧1对，熟地黄、菟丝子、金樱子、巴戟天、肉苁蓉各45g，紫河车30g，共研极细末，水泛为丸如绿豆大，每服6g，每日2次）对肾阳不振、下元不固之阳痿、早泄有效。因蛤蚧温肾助阳，兴阳起废，余药固摄下元，温养肝肾，故奏效较好。但苔黄舌质红，下焦有湿热或相火炽盛者，不宜使用。

（5）对肾阳虚衰较甚者，面色白，形瘦，怯冷倍于常人，舌质淡，脉沉细之阳虚患者，可用蛤茸散（蛤蚧、鹿茸各等份，研极细末，每晚服 2g）以温壮肾阳，如有口干、舌红即应停服，勿使过之。

5. 不射精症 性交不射精症属中医"精闭"范畴，多责之肝郁气滞，疏泄失职，而致精窍不通。故应疏肝解郁，通络排精，药用柴胡、白芍、当归各 10g 以疏养肝木，而解郁结；蜈蚣 3g（研分吞），路路通、威灵仙各 15g 开启精窍，通络排精；甘草 5g 以协和诸药。每日 1 剂，2 周为 1 个疗程，一般多在 2～3 个疗程治愈。同时辅以心理疏导，收效更好。

6. 前列腺增生 多为湿热挟瘀，阻于下焦，致膀胱气化不利，小溲不爽，余沥不尽，甚则癃闭（尿潴留），伴有结石者，常合并尿血。治当化湿热、消瘀结，取蛭蟑散（水蛭 4g，蟑螂 1 对，共研细末，分 2 次吞），用当归尾、赤芍、桃仁、红花各 10g，刘寄奴、王不留行各 15g，败酱草 30g，生地黄、鸡内金各 15g，甘草 6g，煎汤送服，每日 1 剂，连用 7～14 剂，多收佳效。

7. 附睾炎 相似于"子痈"之疾，症见附睾硬结，阴囊下坠、胀痛，小腹有拘急感。多由瘀凝寒结所致，治当化瘀理疝，温经散寒。验方"蜈蝎白椒散"（蜈蚣、全蝎各 10g，白胡椒 2g，共研细末），每服 2.4g，黄酒送下，轻者 1 次见效，重者每隔 2 日服 1 次，多在 3～5 次治愈。

8. 术后尿潴留 腹部手术后膀胱麻痹引起的尿潴留，用蝼蛄（去头、足、翼）15 只煎汁约 100mL 顿服，1 小时后即可排尿。因蝼蛄含有硫胺素和碱性胺盐，故善于利尿，对其他水肿之实证者，亦可应用。

278

【病例】 谢某，男，28 岁，工人。

患者在腰麻下施行阑尾切除术，术后 3 小时少腹胀痛欲尿，历 4 小时仍不能排出，呻吟不已。给蝼蛄（去头、足、翼）20 只煎汤 1 小碗服，1 小时后排尿甚畅，腹胀痛随之缓解。

9. 肾阳虚馁，夜尿频繁 肾阳虚衰，而致肸气不固，夜尿频繁，常见于老人、虚人。药用熟地黄 15g，桑螵蛸、金樱子各 10g，煎汁送服海马 1.5g（研末，分 2 次吞服），一般多在 3～5 剂见效。海马温肾助阳，滋补强壮；熟地黄、桑螵蛸、金樱子补肾收敛，缩尿固下，故收效较佳。

10. 痛经 痛经应辨证论治，寒者宜温经散寒；气血虚弱者宜调补气血；气滞血瘀者，当活血行气、祛瘀止痛。药用失笑散加九香虫、当归、川芎、丹参、桃仁、生白芍、香附效佳。

11. 子宫肌瘤 属癥瘕范畴，多由"恶血当泻不泻，以留止，日以益大"而致。治当活血化瘀，消癥散结，药用水蛭、鬼箭羽、蒲黄活血散瘀；三棱、莪术破瘀结；穿山甲、鳖甲、牡蛎软坚消癥；人参、黄芪补气，使瘀血去而新血生。一般连服 1～2 个月，多能明显改善患者的临床症状，肌瘤逐步缩小，乃至消失。

12. 卵巢囊肿 用活血、化瘀、利水之水蛭粉，每服 3g，早晚各 1 次，经期暂停服用。一般连服 2～6 个月，包块可缩小或消失。

13. 宫颈糜烂 多见于慢性子宫颈炎患者，宫颈呈糜烂状，可用倍矾散（五倍子、枯矾等份为末），以纱布蘸药末贴塞于宫颈部，每日换药 1 次，有消炎止带、收敛生肌之功，连用 3 日带下显见减少；继用 1 周，带即净，糜烂可趋敛愈。

14. 预防子宫绒毛膜上皮癌 凡葡萄胎经过刮宫 1～3 次后，尿妊娠试验，仍为阳性者，需预防子宫绒毛膜上皮癌之萌生。可用复方蜂房汤（蜂房、当归、泽兰、炮穿山甲各 9g，丹参、生山楂各 15g，茯苓 12g）每日 1 剂，连服 5 剂为 1 个疗程，并做尿妊娠试验，如已转为阴性，即可停服。倘仍为阳性，可服第 2 个疗程，并加入半枝莲 20g。一般药后会出现不规则阴道流血，若量不多，无须停药，亦不需止血。如停药期间，阴道又见不规则出血，而尿妊娠试验仍为阴性者，可按月经不调辨治之。

15. 女子宫冷不孕 患者多为肾阳不振，冲任亏虚，怯冷倍于常人，少腹有冷感，性欲减退，苔薄质淡，脉细软弱，结婚数年而不孕者，用善于温壮肾阳、暖宫调经之"海马温肾散"（海马 4 对，炙研极细末，每服 1.5g，每日 2 次），连服 1～2 个月，多能收效。

16. 输卵管阻塞 婚后不孕，排除男方不育因素，经碘油造影证实为输卵管不通或不畅病变者，可用活血化瘀、散结通络之品如乌贼骨、茜草、当归、赤芍、三棱、莪术、穿山甲、路路通、水蛭粉，一般连服 1～2 个月多能奏效。经期暂停服用。

17. 宫外孕 属于少腹血瘀之实证，除休克型因阴血暴脱而导致阳气欲竭的危重证候，需中西医结合积极抢救外，其余不论未破损型或已破损型中之不稳型或包块型，均可采用化瘀消癥之品。如用失笑散（五灵脂、蒲黄）合胶艾汤（四物加阿胶、艾叶），或失笑散合活络效灵丹（当归、丹参、乳香、没药），并加服水蛭胶囊 1.5g，每日 2 次，收效更佳。

18. 产后癃闭（尿潴留） 产后因尿道括约肌痉挛而致潴留者，用验方"宣癃汤"（蝉蜕 30g，生黄芪 20g，当归、麦冬、王不留行各 10g，肉桂 3g，另用益母草 60g 煎汤代水煎药），一般多在服药 4 小时后自动排尿。蝉蜕本为散风热、定惊搐之佳品，但重用则利小便之功甚著。《本草纲目》有"退阴肿"之记述，张锡纯更明确指出有利小便之功。故认为是"开上泄下"、"提壶揭盖"的作用，经动物实验证实，蝉蜕能降低横纹肌紧张度，增强肌张力，因而促进排尿。我曾用蝉金散（蝉蜕、鸡内金、车前子等份为末）每服6g，每日2次，对风水及其他水肿，均有利水消肿作用。

（六）血液系统疾病

1. 脾切除后血小板增多症 因门静脉高压行脾切除术后而致血小板增多者，常呈发热、舌红、脉弦数等营血瘀热征象，故应凉血化瘀治之。上海仁济医院秦亮甫教授创用：

生地黄 30g	生蒲黄 15g	五灵脂 15g	牡丹皮 10g	赤芍 10g
蟅虫 10g	虻虫 6g	水蛭 3g（研分吞）		甘草 4g

每日1剂，连服3剂，血小板数即见下降。如未下降至300×109/L以下者，需续服之。方中虻虫有时易引起腹泻，性峻利，虚人可去之。

2. 急性白血病 此乃病程短、死亡率高的一种血液病，化疗疗效虽较好，但均有较强的毒副作用。为此，积极在中医药方面寻找治疗方药，是一个重要的途径。中国中医研究院中药研究所肿瘤组用"安露散"治疗急性白血病（包括急性淋巴细胞白血病、急性粒细胞白血病、急性单核细胞白血病、红白血病等）有一定疗效。安露散一号由全蝎、蜈蚣、僵蚕、蟅虫等量焙干研末，每服0.7g，每日3次；慢性粒细胞白血病未急变者，以每服0.3g，每日3次为好，和入鸡蛋蒸食。对合并感染高热者，可配合使用金银花、黄芪各30g，当归、甘草各15g，以补益气血、活血祛瘀，清热解毒。共观察29例，其总缓解率为48.3%，同时有45%～80%的患者有食欲、临床一般状况和血常规的改善，值得进一步探索。

3. 恶性淋巴瘤　包括霍奇金病、淋巴肉瘤。可用全蝎、蜈蚣、生水蛭、明雄黄、枯矾、血竭各 30g，乳香、没药、天花粉各 60g，飞朱砂、炉甘石、硇砂、苏合香油、硼砂、白及各 15g，轻粉 2g，共研极细末，水泛丸如绿豆大，按患者耐受情况，每服 2～10 丸，每日 3 次。其不良反应稍有恶心，但无肝肾、血常规等异常变化。据天津市红桥区第一防治院观察，认为本方有肯定疗效，起效时间20～30 日，至少口服 3 个月才能收到效果，连服 6 个月未见毒性反应。此药缓解期较长，对恶性淋巴瘤效果显著。

（七）骨与关节疾病

1. 类风湿关节炎、慢性风湿性关节炎、增生性脊柱炎　均属"痹证"范畴，凡症情较重、迭治缠绵不愈者，即非单纯祛风、散寒、逐湿之剂所能奏效。正如王肯堂对其病因所说的："有风，有寒，有湿，有热，有挫闪，有瘀血，有滞气，有痰积，皆标也；肾虚，其本也。"风、寒、湿仅是外在诱因，而肾虚才是内在的本质。此类"顽痹"之候，具有"久痛多瘀、久痛入络、久痛多虚、久必及肾"的特点，同时患者多有阳气先虚的因素，病邪遂乘虚袭踞经隧，气血为邪所阻，壅滞经脉，深入骨骱，胶着不去，痰瘀交阻，凝涩不通，邪正混淆，如油入面，肿痛以作。而骨为肾所主，故我提出"从肾论治"的观点，创制"益肾蠲痹丸"，经过中国中医研究院基础理论研究所的实验研究证实，动物病理模型出现骨质损害后，给予该丸喂饲，能使滑膜组织炎性细胞及纤维素渗出减少，胶原纤维减少，软骨细胞增生修复，脂酶阳性细胞下降，使实验性类风湿关节炎增生修复，得到显著改善，乃至治愈。从而提示了温阳补肾、搜风剔邪法对实验性类风湿关节炎有较好的疗效。在临床上我们得到同样的效果。过去认为该病骨质破坏是不可逆性的，但通过病理模型实验和临床观察证实，中药"益肾壮督"治本，"蠲痹通络"治标，确能阻止骨质破坏与进展，并使大部分患者得到修复。该丸由熟地黄、淫羊藿、鹿衔草、肉苁蓉、全当归、鸡血藤、蜂房、蕲蛇、虫、僵蚕、蜣螂、炮穿山甲、全蝎、蜈蚣、地龙、甘草等组成，已由清江和华南两制药厂生产供应。该丸需坚持服用，方可收效，病情复杂者，应结合辨治之汤药为是。

2. 重型风湿性关节炎 重型风湿性关节炎反复发作，久治未愈而寒湿偏盛者，宜温经散寒，祛风通络，可用验方"五虎汤"（炙僵蚕 10g，炙全蝎、蜈蚣各 3g，研末分吞，制川、草乌各 6～9g）每日 1 剂，连续服之，多能收效。血虚体弱者，制川、草乌用半量，并加生熟地黄各 15g，生白芍、全当归各 10g。本方加天麻、白芷、当归身、牛膝，可治小儿麻痹症，剂量酌减，制川、草乌用 1/3 量；加蒲公英、紫花地丁、千里光（功能清泄热毒，明目消翳，生肌去腐，治痈疔疮疡）可治痈疽。

3. 强直性脊柱炎 相似于"肾痹"，《内经》："肾痹者，尻以代踵，脊以代头"。X 线摄片及 HLA－B27 可以确诊。本病以肾督亏虚为本，邪侵络痹为标，所以在治疗上应侧重益肾壮督，补益气血，辅以蠲痹通络，散瘀止痛，用生地黄、淫羊藿、蜂房、补骨脂、肉苁蓉、葛根补肾壮督；黄芪、党参、当归、白芍补益气血；附子、桂枝、鸡血藤、鹿角片温经通痹；全蝎、䗪虫、地龙、延胡索、穿山甲活血定痛；甘草协和诸药，坚持服用，可以健复。

4. 颈椎病 从病理角度有神经根型、椎动脉型、交感神经型之分；从辨证有气滞血瘀型、风寒湿痹型、肾督亏虚型、痰湿互阻型之别。其实质是颈椎椎间盘组织退行性改变及其继发病理改变，累及周围组织结构而出现有关症状，故在治疗上应予活血化瘀，益肾壮督，祛风散寒，蠲痹通络。药取乌梢蛇、䗪虫、川芎、补骨脂、当归各 100g，生白芍、鹿衔草各 150g，研极细末，以葛根、威灵仙、干地黄各 200g 煎取浓汁泛丸如绿豆大，每服 5g，每日 2 次。一般服用 10 日左右即见症状改善，连服 2～3 个月，可以临床治愈。

5. 关节肿痛　肿痛是骨与关节疾病共有的主症，辅以外治，将收相得益彰之效。"蜂生搽剂"除红肿热痛者外，均可外搽。取蜂房（洗净，扯碎，晒干）180g，生川乌、生草乌、生南星、生半夏各 60g，以 60％乙醇 1500mL 浸泡 2 周，去渣，用 200mL 之瓶分装。以药棉蘸药液搽擦关节肿痛处，每日 3～4 次，有消肿止痛之效。

（八）肿瘤

肿瘤若能早期发现，及时手术治疗最为彻底，但临床发现时，多已中、晚期，则以中西医结合治疗，或纯中药治疗为是。

1. 颅内肿瘤　包括胶质瘤、垂体瘤、髓母细胞瘤、胆脂瘤、颅咽管瘤、脑膜瘤、桥小脑蛛网膜囊肿、蝶窦肿瘤、转移瘤等。山东医科院科苑医院创制"脑瘤消"方（水蛭、金银花、连翘、蒲公英、紫花地丁、夏枯草、半枝莲、白花蛇舌草、瓦楞子、牡蛎各 15g，茯苓 40g，礞石、瓜蒌各 20g，三棱、莪术各 12g，蜈蚣 3 条，水煎，每日 1 剂）共治疗 36 例，治愈 6 例，显效 15 例，稳定 11 例，无效 1 例，说明疗效是比较满意的。脑瘤的形成，主要为痰阻经络，气机郁塞，久而气血循环不畅，加之情志拂逆，气郁化火上逆头部而致，故治疗以化痰软坚、活血通络为主，清热解毒为辅。方中莪术、水蛭、蜈蚣、半枝莲、白花蛇舌草、茯苓等均有抗肿瘤作用。尤其是莪术，可用于多种肿瘤，不仅能直接破坏肿瘤细胞，而且还可增强细胞的免疫活性，从而促进机体对肿瘤的免疫作用。

2. 肺癌晚期 用清肺解毒、抗癌散结之品如壁虎、蜈蚣、䗪虫、干蟾皮各 2g（研细分 2 次吞），北沙参、天冬、麦冬、夏枯草、蒸百部、炙僵蚕各 12g，重楼、金荞麦、生薏苡仁、川百合、山海螺、白花蛇舌草各 30g，甘草 6g，水煎服，每日 1 剂。体虚者加参、芪以扶正，可以缓解症情，延长存活期。

3. 食管癌 相似于古之"噎膈"。在病理上有鳞癌、腺癌之不同；在辨证上有虚实之区分。早中期多表现为气滞、痰聚、血瘀、毒踞的实证；晚期则因病程缠延日久，进食困难，而致气阴两亏，虚实夹杂。在治疗时必须审证求因，从因论治。

（1）藻蛭散（海藻 30g，生水蛭 6g，研极细末，每服 6g，每日 2 次，黄酒、温水各半冲服）有软坚化瘀、消痰散结之功，服 5 日即自觉咽部松软，10 日咽部已无阻碍，1～2 个月可以渐复。本散适用于痰瘀互结，而苔腻、舌质衬紫、边有瘀斑，脉细滑或细涩者最合。

（2）用解毒消坚、通络起废的守宫粉（以壁虎与双倍量米炒至微黄研细，每次 4g，每日 2 次，黄酒调服），坚持使用，1～2 周即见吞咽困难改善，随后食量及体重增加，病灶缩小或消失。

（3）斑蝥蛋结合化疗治晚期食管癌有一定疗效。斑蝥 1 只（去头、足、翅、绒毛，此绒毛必须刷净，否则易引起呕吐），鸡蛋 1 枚，将蛋壳敲一小孔，纳入斑蝥粉，以湿纸贴盖，于锅中蒸约半小时，取出斑蝥，分 3 次吞服，鸡蛋也可切成小块同服。对晚期患者，因食管狭窄，吞咽困难，只能进流质的患者，可将斑蝥与糯米同炒（以糯米炒黄为准），然后将斑蝥研粉，每次 1 只，每日 1 次，用蜜水吞服。一般 7 日后即可吃粥，20 日左右可吃干饭。无锡市第二人民医院用此法治疗了 38 例，治愈 29 例，9 例因癌细胞转移而死亡，此 9 例在接受治疗前已是晚期，但服斑蝥蛋后都能进食，有的能吃干饭甚至粽子、汤团，无一例是饿死、痛死的。38 例经 X 线检查，无一例癌灶恶化的。服斑蝥蛋后，多数患者先出现小便刺痛和血尿，加服利尿解毒之品（车前子、木通、泽泻、滑石、大小蓟、败酱草、甘草梢）之后，症情大为缓和，以至可以耐受。同时结合化疗，注射环磷酰胺 100mg，或博来霉素 15mg，或氟尿嘧啶 250mg，每日 1次，一般用 15～80 针，并用维生素 C、维生素 E 作为辅助治疗。如白细胞降低即停用化疗，单用斑蝥蛋。

（4）复方乌蛇苡仁散：方用乌梢蛇、瓜蒌各 250g，蜈蚣、全蝎各 60g。生薏苡仁 500g，硇砂 7.5g，皂角刺 125g 组成，共研极细末，每服 3g，每日 3 次，温水送下。有化瘀消癥、解毒通利之功，对食管癌有较好的疗效。

（5）利膈散：壁虎、全蝎、僵蚕、蜂房、代赭石各 30g，共研细末，每服 4g，每日 2～3 次。

【病例】张某，男，54 岁，农民。

进食时食管有梗阻感已 3 个月余，近日加甚，进食困难，有时泛呕饮食及痰涎。经当地医院钡检：食管中下段肿瘤，约 1.5cm×3cm，食管明显狭窄，诊为食管癌，嘱其手术治疗，患者惧而不愿接受，由其子陪同前来诊治。面色晦滞，形体消瘦，苔白腻，脉细弦。痰瘀交阻，噎膈已深，勉方图之。予利膈散一料，嘱其试服之。药服 2 日后，即感泛呕痰涎减少，已能进稀粥，自觉较为爽利；继续服 1 周，续有好转，能进软食，精神较振，其子前来述症索方，嘱其仍将原方配服。1 个月后，患者精神渐复，饮食基本正常。钡餐复查癌块缩小，但未完全消失。3 年后因肺部感染而死亡。

4. 胃癌 多有暴饮暴食、过食辛辣、情志抑郁史，或在萎缩性胃炎伴肠上皮化生、增生的基础上发病。早、中期手术治疗最为彻底，晚期或不能手术者，可用中药治疗。

（1）消癌丸：僵蚕120g，蜈蚣、炮穿山甲各48g，制马钱子24g（浸润去皮，切片，麻油炸黄，砂土炒去油），硫黄9g，共研极细末，以炼蜜为丸如桂圆核大，每日1粒，服用10日后痛减而呕止，连服2～3个月，可趋愈。

（2）胃癌散：蛞蝓、硇砂、硼砂、硝石、虫各30g，蜈蚣、壁虎各30条，绿萼梅15g，冰片5g，共研极细末，每服1.5g，每日3次。功能理气止痛，攻毒制癌，破血祛瘀。体虚者以（1）方为宜，体较实者以（2）方为合。

5. 肝癌　原发性肝癌为常见的恶性肿瘤之一，进展甚速，需早期发现，及时治疗。临床就诊者多为中晚期，失去手术机会，实为可惜。

（1）蟾龙散：蟾酥5g，蜈蚣、儿茶各25g，三七、丹参、白英、龙葵、山豆根各250g，共研极细末，每服4g，每日3次。有活血化瘀、散结消癥、清热解毒之功，并能镇痛。

（2）壁虎100条，低温烘干，研极细末，每服2g，每日3次，有解毒消坚、通络定痛，并有强壮作用。少数病例服后有咽干、便秘现象，可取麦冬、决明子各10g水泡代茶饮之。

（3）蛞蛭散：蛞蝓、全蝎、蜈蚣、水蛭、僵蚕、壁虎、五灵脂等份，研极细末，每服4g，每日2次。有解毒消癥、化瘀止痛之功，抗癌药效较强。

6. 乳腺癌　《验方新编》所载"乳癌散"（炙蜂房、苦楝子、雄鼠粪各等份，研极细末），每次服9g，水送下，间日服1次，治乳癌初起，服本方1个月可使坚核趋向缩小。连服2～3个月，轻者即愈，稍重者则需连续服用，并加用山羊角，制成丸剂，每服 9g，每日 2 次，收效更佳。又壁虎研末，每服 2g，每日 2 次；或海马 5g、蜈蚣 30g、穿山甲 22g，研细末，每服 1.5g，每日 2 次；或蛇蜕、蜂房、全蝎等份，研细末，每服 3g，每日 3 次，均有解毒、软坚、消瘤之功。

7. 宫颈癌　宫颈癌延至中晚期而失去手术时机者，可用泄浊解毒、破坚化瘀、调理冲任之品，有一定疗效。

（1）山西医学院附院对此症之经验值得参用：

宫颈癌汤：蜈蚣 2 条，全蝎 3g，昆布、海藻、香附、白术、茯苓各 5g，白芍 9g，柴胡 3g，当归 6g，每日服 1～2 剂，并应随症稍作加减。

外用药粉：蜈蚣 2 条，轻粉 3g，冰片 0.3g，麝香 0.15g，黄柏 15g，或加雄黄 15g，共研极细末。用法：以大棉球蘸药粉送入穹隆部，紧贴宫颈，开始每日上药 1 次（经期暂停），以后根据病情逐步减少次数，直至活检转为阴性。效果：治疗 10 例均健在，最长者已达 9 年。本方对宫颈糜烂亦有效。

（2）外用方：蟾酥 0.6g，升药、雄黄各 6g，儿茶 5.5g，乳香、没药、血竭各 4.5g，冰片 7.5g，蛇床子 2g，轻粉 3g，白矾 270g，将上药各研极细末，先将白矾用开水溶化，和入药粉，最后加蛇床子、蟾酥、血竭，拌匀，制成 1 分钱币大小的药片。用法：每次 1 片放癌组织处，隔 2～3 天换 1 次。有抗癌消瘤、收敛愈疮之功。本方对宫颈癌、阴道癌、直肠癌之晚期患者有一定疗效。

8. 鼻咽癌早期　宜清热解毒、软坚散结。方用苍耳子、炮穿山甲各 9g，干蟾皮 6g，夏枯草、白英、海藻各 15g，蜂房、昆布各 12g，生南星、石见穿各 30g，水煎服，每日 1 剂，连服 2～3 个月，多可获效。

9. 喉癌、鼻咽癌、淋巴转移癌 以验方"消瘤丸"（全蝎 100g，壁虎、蜂房、僵蚕各 200g，共研极细末，水泛为丸如绿豆大）每服 5g，每日 3 次，有软坚消瘤、扶正解毒之功，坚持服用 3～6 个月，多能见效。

10. 多种恶性肿瘤 上海市普陀区中心医院用二白胶囊（白僵蚕、白附子、鳖甲、中国蝮蛇毒复合酶，胶囊装，每服 3 粒，每日 3 次）治疗多种恶性肿瘤（包括胃癌、食管癌、肝癌、肺癌等），具有养阴清热、软坚散结作用。经 38 例观察，对肿瘤病灶治疗后缓解率为 10.53％，稳定率 42.11％，生活状态评分有所提高；镇痛率达 90％，并起效时间早，缓解时间长，血检三项指标降低（$P<0.05$～0.01）。因此，本药不失为一种较有效的抗癌中药制剂。

11. 癌肿疼痛 癌肿由于肿块浸润、压迫每引起剧痛，蝎蛇散（全蝎 15g，金钱白花蛇 1 条，六轴子 4.5g，炙蜈蚣 10 条，钩藤 30g，共研极细末，分作 10 包，每服 1 包，第 1 日服 2 次，以后每晚服 1 包，服完 10 包为 1 个疗程）有较强的镇痛解痉、化瘀消癥作用，既能止痛，又有抗癌之功。并对类风湿关节炎、坐骨神经痛等亦有镇痛的作用。

（九）外科疾病

外科大型手术乃现代医学之所长，此处所列均为表浅之疾。

1. 丹毒 俗称"流火"，多发于小腿部，恒由肝火湿热郁遏肌肤所致，每以辛劳、受寒而引发，殊为顽缠，不易根除。"蝎甲散"（炙全蝎 30g，炮穿山甲 45g，共研极细末），每服 4.5g，每日 1 次，儿童、妇女或体弱者酌减其量，孕妇忌服。一般服药一次后寒热可趋缓解，随后局部肿痛及腹股沟之焮核，亦渐消退，多于 3 日左右缓解乃至痊愈。或辅以活蚯蚓加白糖之溶液外搽，收效更佳。

2. 血栓闭塞性脉管炎 多发于四肢末梢，肤色紫暗，发凉疼痛，日轻夜重，甚则坏死溃烂，中医称为"脱疽"，治宜活血通脉。

（1）单方：活蜗牛 30g，洗净，连壳捣为泥状，平敷于患处，以纱布包扎，1～2 日换药 1 次，有活血通脉、消肿解毒、生肌敛疮之功。

（2）炙蜂房研细末，以醋调搽，每日一换，并内服《石室秘录》之祛湿保脱汤（薏苡仁 90g，茯苓 60g，桂木 3g，白术 30g，车前子 15g），每日 1 剂，连服 10 剂，可提高疗效。

3. 淋巴结核 古称瘰疬，验方甚多，其中以消疬散之效最著。炙全蝎 20 只，炙蜈蚣 10 条，穿山甲 20 片（壁土炒），硝石 1g，僵蚕、壁虎各 15g，制白附子 10g，共研细末，0 号胶囊装，每服 2～3 粒，每日 3 次，幼儿、体弱者酌减，黄酒送下。连服 2 周为 1 个疗程。不论瘰疬病已溃未溃均能见效。一般 1 个疗程即可见效，以后改为间日服，直至痊愈。以上诸药均有消肿、散瘀、抗结核之功。

4. 骨与关节结核 下列数种虫类药，均有消肿、散瘀、排脓、敛疮及抗结核之功，故骨结核、关节结核均有著效。

（1）蝎蚣鳖散：全蝎、蜈蚣各 40g，䗪虫 60g，共研细末。每服 3g，每日 2 次，服时以药末混入鸡蛋内，蒸熟食之。儿童每日用 1 个鸡蛋，分 2 次食之。

（2）壁虎研末，每服 1.5g，每日 3 次，坚持服用，多可收效。

（3）四味解毒丸：蜂房、䗪虫、全蝎、蜈蚣各等份，研极细末，水泛为丸如绿豆大，每服 3g，每日 2 次。对骨结核、骨髓炎有解毒疗疮、散肿定痛及抗结核之功，故收效满意。

5. 慢性骨髓炎 发热、局部红肿、疼痛，久则溃破流脓，形成瘘管，久治不愈者，治宜化瘀解毒、祛腐生肌。

（1）蜈蚣参花散：蜈蚣 80g，三七 40g，金银花 60g，共研细末。一般每服 3.5g，每日 2 次。

（2）复方守宫散：壁虎 60g，丹参、牡丹皮、蒲公英、紫花地丁各 30g，人工牛黄 1.5g，共研细末，装入 0.3g 胶囊。每服 4～6 粒，每日 2 次。

6. 腱鞘囊肿 多发生于关节或肌腱附近，以腕关节为多见，压之酸胀、疼痛，单方：蛇蜕 6g，洗净，切成细丝，取鸡蛋 1 个搅匀，用油料炒熟食之，每早晚各食 1 次，有止痛消肿作用，坚持服之，可以消散。

7. 荨麻疹 古称"瘖"，多为风热客于营分而致，治宜祛风泄热，凉血活血；少数病例属脾虚风湿蕴于肌腠不化，则宜补脾祛风化湿为主；如反复发作，久治未愈，而气血亏虚者，又宜益气养血，兼去风湿。因僵蚕长于散风泄热，对风热型荨麻疹，用之多能奏效。处方：

【处方一】僵蚕 60g、蛇蜕 40g、生大黄 90g、广姜黄 40g，共研细末，每取 6g，以白糖开水送服，服后得微汗即愈，未愈者可续服数次，每日 1 次。

【处方二】僵蚕、姜黄、蝉蜕、乌梢蛇各等份为末，每服 5g，每日 2 次。

此两方功能祛风散热，活血祛瘀，对顽固性风疹块有佳效。但一方对体质壮实者最合，如体气偏虚而风热仍盛者，则以二方为宜。

【处方三】蚕沙饮（蚕沙、丹参各 30g，重楼、地肤子各 15g，蝉蜕 8g）治荨麻疹，连服 3 剂即愈。该方对皮肤瘙痒症、药疹、玫瑰糠疹、手部急性湿疹、日光性湿疹等均有一定疗效。

8. 固定性红斑型药疹 该药疹特别是唇部和外生殖器等处出现疱疹溃疡者，用下方疗效显著：鲜地龙 50 条，以冷开水洗净，加白糖 60g 捣烂，静置 2 小时后，将地龙渣弃去，取净液瓶储，存放冰箱内，以纱布蘸地龙液贴于溃疡部。如纱布稍干，即滴药液于纱布上，使之保持湿润，每日换纱布 1 次，一般多在 2～4 次痊愈。

9. 带状疱疹 俗称"蛇丹"、"缠腰火丹"，好发于背肋腰腹部，疼痛甚剧，多由肝经郁毒而致，应清热解毒，祛风止痛。外用"蕲冰散"：蕲蛇 30g，冰片 3g，研极细末，用麻油或菜油调为糊状，以棉球涂搽患处，每日 2～3 次，一般 2～4 日可愈。

10. 白癜风 乃皮肤（多见于面、上肢部）出现色素脱失斑之候，无痛苦，但影响美观。蛇蜕 50g，用水 150mL 煎汁，瓶储，以棉球蘸药汁外搽白斑部，每日 3～4 次，坚持搽涂 2～3 个月可以见效。因蛇蜕有祛风、通络、解毒之功。

11. 银屑病 俗称"牛皮癣"，多因风热之邪结聚于皮肤肌腠，而致气血运行不畅，郁而生热化燥，耗伤津血，肌肤失荣，鳞屑不断产生。故治疗多以祛风清热、凉血解毒、活血散瘀为主，久病则参用养血之品。

（1）验方"四白散"（白僵蚕、白花蛇、制白附子、白蒺藜各等份，研细末），每服 6g，每日 3 次。并用"黄升膏"（黄升药 20g，和蜂蜡、麻油调为糊状）外搽，每日 2 次（少数患者有局部过敏现象者即停用）。多数患者均有效果。

（2）白花蛇研粉，每服 3g，每日 2 次，温开水送下，连服 1 周，瘙痒即减，半月后脱屑亦少，连续服用 2～3 个月，可趋愈。

12. 腮腺炎 即"痄腮"，多责之风毒外侵所致，治当祛风、解毒、消肿。

（1）蛇蜕 6g，洗净扯碎，鸡蛋 1 枚，打破放入碗内调匀，置锅内，稍加香油炒熟，睡前食之，每日 1 次，连服 3～4 日可愈。

（2）全蝎 30g，洗净，晒干，用香油 60g，放锅内炸至焦黄取出，研细末，每服 3g，幼儿酌减，早晚各服 1 次。一般 2～5 次即可治愈。

13. 口疮　即复发性口疮，常于劳累、失眠、焦虑后出现，进食或说话时疼痛加剧，治法甚多，而以蜈蚣研粉，加少许冰片同研匀，用鸡蛋清调搽患处，每日 3～4 次，收效较速。

拓开动物药临床应用之新径

我国第一部药物专著《神农本草经》共收载药物 365 种，其中动物药 67 种。随后，东汉张仲景在《伤寒杂病论》中应用动物药达 38 种，并创制了以动物药为主的抵当汤（丸）、鳖甲煎丸、大黄䗪虫丸等著名方剂。迨至明代，李时珍编著《本草纲目》，搜载药物 1892 种，其中动物药达 444 种，加之清代赵学敏《本草纲目拾遗》又增加约 160 种，动物药总数已超过 600 种。但现在实际被使用的动物药品种和数量却很少，而且许多都只是一般应用，并没有发挥其潜在的特殊功效。为此，拓开动物药临床应用之新径，具有重要的现实意义。

一、动物药具有的特殊优势

1. 资源丰富　我国幅员辽阔，各地天然的动物药资源丰富，可以充分采集。如蛇类，目前全世界有近 3000 种蛇，其中毒蛇约 600 种，而我国就有近 170 种蛇，其中毒蛇 46 种。因此，利用蛇作为防病治病的药物，是颇有研究前途的。

2. 疗效卓著　由于动物药具有较强的生物活性，故临床运用疗效显著，非草木药所能比拟。但应注意与植物药合理配伍，才能相辅相成，提高疗效。如蜈蚣治疗阳痿确有效验，若与当归、白芍、甘草配伍运用，则其效更彰。

3. 功效广泛　动物药之功效极为广泛，概括起来主要有以下 10 个方面：①攻坚破积；②活血化瘀；③熄风定惊；④宣风泄热；⑤搜风解毒；⑥行气和血；⑦壮阳益肾；⑧消痈散肿；⑨收敛生肌；⑩补益培本。但在使用动物药时，要辨证明确，选药精当，注意配伍、剂量、疗程，特别是对有毒的斑蝥、蟾酥等，应当谨慎使用，以防产生毒副作用。

二、拓开动物药应用途径之我见

1. 古为今用，引申发展　前辈医家由于时代的限制，对许多药物的功用未能详尽阐发，尚有不少潜在的功效留待我们去发掘。故根据古籍文献之线索，加以引申发展，是拓开动物药应用的途径之一。如蜈蚣，古籍主要述其功用为熄风定惊、解毒消痈，仅《名医别录》提及其能"堕胎，去恶血"。我们就将其用于宫外孕孕卵未终绝者，以宫外孕方（丹参 15g，赤芍、桃仁各 9g，乳香、没药各 6g）加蜈蚣 3 条（研吞），三棱、莪术、怀牛膝各 6g，能使孕卵终绝而康复。而蜈蚣治阳痿，古籍未见记载，是在用之治疗肺结核、骨结核过程中，发现患者性功能有增强之现象，故以之治阳痿，疗效颇佳。蜂房是一味祛风定惊、攻毒疗疮、散肿止痛的佳药，但温阳益肾治阳痿之功用，仅《唐本草》有记载。在临床实践中，部分患者反映，服蜂房治慢性支气管炎时似有温肾壮阳作用，随后侧重用其治阳痿，确有疗效。曾创制"蜘蜂丸"（花蜘蛛、蜂房、熟地黄、紫河车、淫羊藿、肉苁蓉）用于劳倦伤神、思虑过度、精血暗耗、下元亏损之阳痿不举者，疗效显著。

2. 实践探索，发掘新药　有很多动物的药效作用，有待我们通过实践去探索，去发掘。如鱼鳞制成鱼鳞胶，就具有较强的补血、养阴作用，用于治疗结核病及血小板减少症，疗效很好。蚕蛹的蛋白质含量比肉类高 2～3 倍，且含多种人体必需的氨基酸，不仅是治疗小儿疳积病的佳品，而且也是治慢性疾病的滋补良药。蛇类入药，《神农本草经》即有记载，随后诸多本草均有论述，但仅用其躯体、胆、蜕皮，未及蛇毒，而蛇毒是很好的抗凝血药和镇痛药，它含有多种酶类的蛋白质、多肽类物质。国外从蝮蛇蛇毒中分离提取的去纤酶，作为一类新型抗凝血药用于治疗静脉血栓栓塞的疾病，比其他抗凝血药为优。我国从蝮蛇蛇毒中提取精氨酸酯酶组分与稀释剂、冷冻干燥制成"蝮蛇抗栓酶"，经动物实验与临床应用证明，它是治疗闭塞性脑血管病和心血管病的佳药，还可用于结缔组织疾病和断肢再植中的抗凝。此外，我国还提取眼镜蛇毒制成"克痛宁"注射液，镇痛效果比吗啡还要强，且作用持久。斑蝥本为逐瘀破积、蚀肌攻毒之品，近人实践，发现其对乙型肝炎及肿瘤也有较好的疗效。如白求恩医科大学第二附属医院李学中教授等与长春制药厂合作，以斑蝥等制成"乙肝宁"丸剂治疗乙型肝炎，总有效率达 89.5％，同时该丸还具有显著的阻滞乙肝癌变的作用。实验研究发现，苍蝇的体内有一种"抗菌活性蛋白"，具有强大的杀灭病原菌能力，只要达到 1/10000 的浓度，就可以杀灭各种细菌、病毒。且苍蝇身上的蛋白质、脂肪含量很高，蛆体内还含有丰富的钙、镁、磷等微量元素，是一味颇有前途的广谱抗生素动物源。

3. 改革剂型，便利使用 动物药多有一定腥味，且因其形体怪异，不易为人们所接受，患者易产生厌恶或恐惧心理，往往不敢服用，甚至勉强服下后，也易引起呕吐和不适。因此，改革其剂型是十分必要的。对动物药进行提炼与精制，制成丸、片、胶囊或针剂等均可，既节约药材，提高疗效，又方便服用，便于储运。目前国内已制成地龙、全蝎、蟾酥、蜈蚣、壁虎等注射液及斑蝥素片等。如北京五棵松中医门诊部李建生院长研制出鲜动物药，经基础生化、药效学和毒理学实验，结果表明，其活性物质、微量元素、氨基酸等含量均高于传统中药的干品，有的超过数倍。他创制的"扶正荡邪合剂"治疗晚期恶性肿瘤危重患者 197 例，总有效率达 95.94%；治疗系统性红斑狼疮，总有效率达 96.42%。这种既保持了传统中药特色，又吸收了现代科学技术成果的新制剂，是一个创新和突破，值得我们借鉴和推广运用。

4. 人工培养，保证药源　为了保证药源，有些紧缺动物药如麝香、鹿茸、蛤蚧等均可人工培养；䗪虫、全蝎、蜈蚣、蛇等，全国已有许多地区进行人工繁殖，可以满足供应。一些特别稀少和昂贵的动物药也可用代用品，如以水牛角代犀牛角，山羊角代羚羊角等，但用量需加大，一般用 30～45g。

〔原载于《中医药时代》1992 年第 2 期〕

中医药防控"人禽流感"浅识

人禽流行性感冒，简称"人禽流感"，是禽类传染病经一定的传播途径传染给人类的一种具有高致病性、高死亡率、易流行、易爆发和难以控制的传染性疾病，已经引起了世界各国的高度重视。中国历史上由于战乱、灾荒，曾有无数次的瘟疫大流行，给人民带来了深重的灾难，但由于中医药防治作用的发挥，瘟疫给疫区人民带来的损害并没有像西方国家那么严重。人们应当记得中医药在防治"SARS"过程中所起的重要作用。

一、中医对"人禽流感"的总体认识

我认为，人禽流行性感冒称为"人禽疫"，可能是对本病具有代表意义的中医病名。它概括了病原学、流行病学、病因学和疾病的主要特征，也具有中医病名的概念，如流行性和症状特征。

本病是由"疠气""杂气"加之"四时不正之气"（气候反常）侵入人体所引起的疾病传播，故其来势凶险，传播极快，属中医学的温病范畴，可致瘟疫流行。其发病特点是疫毒伤人，表里同病，直中脏腑，传变迅速。初起既有卫表症状，如高热、鼻塞、流涕、咽痛、头痛等，同时又有肺、胃二经的表现，如咳嗽、恶心、腹痛、腹泻等。进展迅速者，又有正气亏虚、邪毒深陷等内闭外脱的临床表现，即所谓多脏器功能衰退的危重现象。

二、主要特征

本病的特征表现在传播快、易感于人、传变快，正气不足之人（如儿童）感邪更易直中脏腑。疾病传播多从口鼻肌肤而入，虽然易发于春秋，但由于季节气候的反常，四时均可发病。

三、病因病机分析

中医学认为"正气存内，邪不可干；邪之所凑，其气必虚。"因此疫疠之气盛而伤人，人体正气亏虚而不胜邪，邪气易于深入于里，直伤脏腑气血功能，是本病主要的病因病机。

禽流感病毒，属中医温病中的"疠气""杂气"。温病学认为，邪气感人后是按"卫气营血"传变。邪伤卫表，首先表现出肺卫症状。由于本病的"疠气""杂气"传染力强，因此感人后多传变迅速或直中脏腑。若正气不足则邪气易于深入，短期内可邪入营血而见气血两燔、内闭外脱之象。

四、辨证论治

1. 辨治思路 按温病学"瘟疫"的辨证治疗理论，结合本病具有传变快、发病急的特点，治疗应针对性强，一般解表药恐力有不达，因此用药一定要击中要害，直捣病巢。要坚持辨证论治的指导原则，证变药亦变。我对瘟疫急症，早就推出"先发制病，先于机先"的观点，采用超前控制疫病的重要策略，"截断扭转"疾病的传变途径，达到姜春华教授所说的事半功倍的效果。辨证要准，用药要及时、专猛，不可犹豫。由于感病的患者多有正气不足，如儿童和体虚之人，为此，祛邪的同时还要顾及正气，防止疾病的传变。

2. 治则治法 ❶易感人群应扶助正气，防疫传染。治宜补益气血、固表解毒。❷初起以祛邪为主，治宜清热解毒、宣泄肺胃。❸重症则扶正祛邪，治宜清瘟泄毒、扶正固脱。

3. 治疗方案 一般治疗为增强营养，卧床休息。中药扶正祛邪治疗，可辨证加减，汤药、针剂以及外治法并用。治疗可按温病学卫气营血辨治，分初起和重症两型。

（1）初起：邪犯肺胃。主方：

> 苍耳子 15g　　一枝黄花 15g　　鱼腥草 30g　　金荞麦 30g　　金银花 30g
> 连翘 20g　　　葶苈子 10g　　　僵蚕 10g　　　蝉蜕 15g　　　生甘草 8g

〔加减〕热势高加生石膏 50g、知母 15g。也可静脉滴注清开灵注射液；若高热持续不退，加用人工牛黄、羚羊角粉、飞青黛各等份，每次 0.9g，每日 2～3 次冲服。

（2）重症：疫毒内陷，内闭外脱。主方：

> 西洋参 10g　　山茱萸 50g　　生石膏 60g　　知母 20g　　麦冬 15g
> 鱼腥草 30g　　金荞麦 30g　　生黄芩 20g　　人中黄 15g　葶苈子 20g
> 炙甘草 15g

〔加减〕汗出肢冷去石膏、知母，加红参 15g、制附子 30g，也可用参附注射液；热闭用安宫牛黄丸；寒闭用苏合香丸；发斑加用牡丹皮、赤芍、紫草、水牛角；高热神昏用紫雪丹。

五、并发症处理

1. 肾衰 可用直肠透析法：

| 穿山龙 50g | 制附子 15g | 生大黄 20g | 六月雪 30g | 接骨木 30g |
| 石韦 20g | 生槐花 15g | 生牡蛎 30g | 丹参 20g | 蒲公英 30g |

上药煎汁 200mL，过滤后点滴灌肠，每日 1～2 次，并可加用醒脑静静脉滴注，剧重者中西医结合治疗。

2. 肝损害　加服羚羊角粉 0.3g，一日 2 次。

3. 败血症　以综合治疗为主。配合静脉滴注清开灵注射液、醒脑静注射液，也可用安宫牛黄丸或紫雪丹。

4. 心衰　综合治疗为主，配合静脉滴注参附注射液。

5. 肺出血　加用仙鹤草 45g，生地榆 45g，煅花蕊石 20g。

6. 胸水　葶苈子用至 30g，加桑白皮 20g、炒白芥子 15g、车前子 20g。

六、预后转归

本病若早期正确积极地治疗，预后好。若体虚或失治误治则易出现多脏器功能衰竭和严重的并发症，则预后差。因此，应强调早期发现，积极预防，有效治疗，"先发制病，发于机先"，防患于未然，缩短疗程，提高疗效。

七、中医预防方案

易感人群应注意气候变化，劳逸结合，加强锻炼；饮食多样化，不奢食肥甘厚腻；有具体的防范措施和加强个人卫生的实施计划。在流行季节，更应注意上述问题，尤其应服用中药预防，利用中药扶助正气，增强易感人群的抗病能力。此外疫区和邻近疫区只要与禽类有较密切接触的人群，均应尽早服用扶正祛邪的防治药物：

> 黄芪 20g　　白术 15g　　防风 10g　　苍耳子 10g　　一枝黄花 15g
> 生甘草 6g　　每日 1 剂，连服 5～7 日。

【按语】 收到资料后仔细阅读，因未能直接接触患者，对该病尚缺乏感性认识，只能根据过去治疗温热病的体会，提出以上不成熟的意见，仅供参考。原则是采取中西医结合措施，以中医药防治为主，辨证论治，抢救病人于水火。党和国家对人民的健康十分关注，对中医药寄予了厚望，特别对中医药的地位给予高度认可。作为老中医，对国家寄予的厚望将尽力提出有效的治疗方法和可行的方案，让中医药对"人禽流感"的防治，作出应有的贡献。

在国家中医药管理局的正确领导下，以邓铁涛教授为首、广东省中医院为基地，集中老中医的智慧和高徒的努力工作，分赴各地，讨论治疗方案，态度积极认真，成效必将显著。希望在意见集中后，进一步综合筛选、优化，形成完整的治疗方案。

〔2015 年朱良春讲述，广东省中医院徐凯整理〕

图书在版编目(CIP)数据

国医大师朱良春全集·临证治验卷/朱良春著.
—长沙:中南大学出版社,2015.10
ISBN 978 – 7 – 5487 – 1964 – 9

Ⅰ.国... Ⅱ.朱... Ⅲ.中医学 – 临床医学 – 经验 – 中国 – 现代
Ⅳ. R2

中国版本图书馆 CIP 数据核字(2015)第 244122 号

国医大师朱良春全集·临证治验卷
GUOYI DASHI ZHULIANGCHUN QUANJI　　LINZHENG ZHIYAN JUAN

朱良春　著

□责任编辑	张碧金　　黄柯华	
□责任印制	易红卫	
□出版发行	中南大学出版社	
	社址:长沙市麓山南路	邮编:410083
	发行科电话:0731-88876770	传真:0731-88710482
□印　　装	湖南众鑫印务有限公司	

□开　　本	710×1000　1/16	□印张 22	□字数 251 千字
□版　　次	2015 年 10 月第 1 版	□印次	2018 年 7 月第 2 次印刷
□书　　号	ISBN 978 – 7 – 5487 – 1964 – 9		
□定　　价	78.00 元		

图书出现印装问题,请与经销商调换